CW00695276

# 1 MONTH OF
# FREE
# READING

## at
## www.ForgottenBooks.com

---

By purchasing this book you are eligible for one month membership to ForgottenBooks.com, giving you unlimited access to our entire collection of over 1,000,000 titles via our web site and mobile apps.

To claim your free month visit: www.forgottenbooks.com/free978765

ISBN 978-0-260-87129-9
PIBN 10978765

# RECUEIL

# D'OPHTHALMOLOGIE

## Janvier 1877.

## TROUBLES VISUELS

### OCCASIONNÉS PAR LE TABAC ET LA NICOTINE

**Par le Dr Galezowski.**

(Suite.) (1).

Pour bien comprendre les troubles qui proviennent de l'intoxication par le tabac, il faut connaître ses propriétés.

## ARTICLE I.

### PROPRIÉTÉS PHYSIQUES DU TABAC.

Le tabac appartient, comme on sait, à la classe des plantes solanées vireuses, malgré cela, les symptômes toxiques que produit cette plante ainsi que son alcaloïde, diffèrent complètement de ceux qu'on observe dans l'intoxication de la belladone, de la jusquiame, etc. Cette différence tient, évidemment, au principe âcre et virulent que contient le tabac, principe narcotique très-puissant, ayant, en outre, une force corrosive que rien n'égale.

(1) Voir le numéro d'octobre 1876.

Le tabac doit ses propriétés toxiques à son alcaloïde *nicotine*, qui constitue un liquide oléagineux, incolore, mais devenant rapidement jaune, puis brun au contact de l'air. Sa densité à l'état de liquide est 1,027, et à l'état de vapeur, elle devient 5,6. Sa composition chimique est représentée par la formule $C^{20}H^{14}A^2$. Il est très-soluble dans l'eau l'alcool, l'éther et les huiles grasses. Il bout à 250°, mais à 100° il émet déjà des vapeurs épaisses, tellement irritantes, qu'on respire avec peine dans une salle où l'on en a volatilisé quelques gouttes.

C'est dans les feuilles de tabac que la nicotine est contenue, mais sa proportion varie selon la qualité de la plante. Les tabacs français et américain contiennent jusqu'à 8 et 9 pour 100 de nicotine, tandis que ceux de Turquie et de la Havane n'accusent, d'après Schlaesinger, que 2 et 3 pour 100. Mais tous ces tabacs subissent des modifications considérables dans les manufactures, et ils perdent beaucoup de nicotine par les différentes manipulations auxquelles ils sont soumis.

Tardieu dit, que malgré son odeur forte, le tabac préparé contient bien moins de nicotine que les feuilles sèches.

Selon Melsens, Rabuteau, Ferrier et d'autres chimistes, la fumée de tabac contient aussi une certaine quantité de nicotine qui peut être évaluée jusqu'à 1 décigramme pour 16 grammes de tabac. Cette évaluation ne peut pas être la même pour toutes les qualités de tabacs, ni pour les différentes méthodes de fumer.

D'après Johnston, le tabac à fumer produit son action toxique au moyen de trois produits : 1° une huile volatile existant dans la plante fraîche, la nicotianine ; 2° un alcaloïde volatile, la nicotine ; et 3° une huile empyreumatique qui se formerait pendant la combustion.

On ne sait pas jusqu'à quel point ces assertions sont exactes, mais ce qui est possitif, c'est que lorsqu'on fume le tabac dans des pipes, on s'expose à absorber une plus grande quantité des principes narcotiques, que si on ne fume que les cigares et les cigarettes. D'autre part, l'habitude d'avaler la fumée, qui est assez répandue parmi les jeunes gens, est aussi très-nuisible et elle expose davantage à l'empoisonnement nicotique.

# ARTICLE II.

## PROPRIÉTÉS PHYSIOLOGIQUES DU TABAC.

### Quel est l'effet physiologique de la nicotine sur l'organisme ?

Administrée à une forte dose, elle produit une contraction tétanique, comme le démontre Claude Bernard. Au déclin de la phase tétanique, on voit se produire un tremblement. D'après Vulpian, ces mouvements convulsifs ont pour cause une irritation de la protubérance ; mais comme il y a aussi des phénomènes d'excitation du pneumogastrique et du phrénique, on doit donc admettre avec le professeur G. Sée, que la nicotine agit aussi sur la moelle allongée. Des centres nerveux, l'action de ce poison s'étend successivement sur les différents nerfs, sensitifs et moteurs.

C'est sur les muscles lisses que la nicotine agit d'une manière la plus constante et y provoque des contractions spasmodiques. Cela se voit plus particulièrement du côté de l'iris, dont la pupille prend l'apparence *myotique*, comme cela avait été prouvé par les expériences physiologiques. Des nouvelles recherches viennent d'être faites à ce sujet en Amérique, que nous croyons utile de reproduire.

Il résulte, en effet, des expériences qui ont été instituées au Chili, par le Dr William Benham, de Santiago (1), que toutes les fois qu'il a fait des injections hypodermiques de nicotine, ou qu'il l'a administrée par la bouche, la pupille se contractait immédiatement et cette contraction durait un temps plus ou moins long.

Une solution de $\frac{1}{250}$ de nicotine pure dans deux gouttes d'eau, instillée dans l'œil de l'homme, amenait immédiatement une contraction de la pupille, suivie d'une forte douleur, d'une

(1) William Benham, *Accion de la nicotina* (*Revista medica de Chile*, 15 août 1876, p. 53).

augmentation de la sécrétion lacrymale et d'une injection du globe de l'œil.

Voici, du reste, le tableau que donne M. Benham dans son travail, et d'après lequel on peut juger du dégrès de la contraction pupillaire. On y voit, en même temps, que l'instillation n'étant faite que dans un œil, la pupille, néanmoins, s'est contractée dans les deux yeux.

$\frac{1}{15}$ de nicotine a été instillée dans l'œil droit.

|  | Pupille droite. | Pupille gauche. |
|---|---|---|
|  | 16 normale. | 16 normale |
| En 20 secondes | 15 | » |
| — 60 — | 12,6 | » |
| En 10 minutes | 11 | 15 |
| — 15 — | 12,6 | 15 |
| — 30 — | 14 | 16 |
| — 50 — | 16,6 | 16 |

Ces expériences démontrent donc, d'une manière incontestable, que la nicotine appliquée localement produit une contraction de la pupille. Administrée par la bouche, l'action est la même, mais elle est moins prononcée et moins durable, comme cela est démontré par William Benham.

Mais, outre l'étude physiologique, il y a aussi les observations toxicologiques qui démontrent la même action du poison sur l'œil.

L'histoire de l'empoisonnement par la nicotine n'est bien connue que depuis 1850, époque de l'empoisonnement de Gustave Fougnées par le comte de Bocarmé, qui a donné|naissance à un des travaux les plus remarquables de médecine légale, entrepris par M. Stas à ce sujet.

Les expériences qui ont été faites depuis avec ce poison et les observations d'empoisonnement accidentel qu'on a recueillies, nous démontrent que l'usage du tabac, soit comme médicament, soit pour fumer, peut donner lieu à des accidents toxiques qui, sans être aussi désastreux que ceux d'empoisonnement par la nicotine, n'en constituent pas moins des symptômes nerveux d'une certaine gravité, qui exigent une intervention prompte et énergique.

Tardieu (1) et le D<sup>r</sup> Gallavardin (2) ont réuni de nombreux exemples d'intoxication que peut produire le tabac, employé extérieurement soit comme moyen thérapeutique, soit dans tout autre but.

Ainsi, d'après ces auteurs, le D<sup>r</sup> Namias (de Venise) avait observé un fait très-intéressant sur *un contrebandier* qui se couvrait toute la peau nue de feuilles de tabac, qu'il voulait soustraire au paiement de l'impôt. Le tabac mouillé par la sueur, excita un véritable empoisonnement.

Les accidents toxiques de tabac, employé en fumée, peuvent être quelquefois tout aussi violents que ceux qui résultent de l'administration par la peau et la bouche. Il suffit de citer l'observation qui a été rapportée par Tardieu, et que nous reproduisons en entier.

OBSERVATION (3). — *Empoisonnement accidentel, non suivi de mort, par la fumée du tabac (Journal de Van der Monde, 1759, p. 68).*

Un vigneron, qui avait été soldat, et qui était âgé environ de quarante-deux ans, fit la gageure avec un de ses voisins, de fumer dans une après-midi, et de suite, *vingt-cinq pipes de tabac,* quoiqu'il n'en fumât constamment que trois ou quatre par jour. Il gagna son pari ; mais la fumée que cet homme avala, ou ce qui est la même chose, la salive empreinte des parties subtiles de cette substance, fit un tel désordre dans son corps, qu'au bout de quelques heures, il fut saisi d'un étourdissement, suivi de perte de connaissance, qui ne lui revint qu'après des vomissements très-violents et continuels, et qu'on apaisa à force de lui faire boire du petit-lait. Malgré le prompt soulagement que le petit-lait procura à cette homme, il lui

---

(1) Tardieu, *Etude médico-légale sur l'empoisonnement.* Paris, 1875, p. 927.

(2) Gallavardin, *Empoisonnement par l'application des feuilles de tabac sur la peau (Gazette des hôpitaux,* 20 août 1864).

(3) Tardieu, *loc. cit.,* p. 953.

resta, pendant l'espace de dix-huit mois, de grands maux de tête et du vertige qui l'obsédaient de temps en temps, avec beaucoup de violence; et ce qu'il y a de particulier, c'est qu'il a eu, depuis cet accident, une telle aversion pour la fumée de tabac, qu'il disait que la vue d'une pipe lui faisait mal à la tête.

Dans les observations d'empoisonnement par le tabac, qui se trouvent rapportées dans les traités de *Médecine légale*, rien n'a été signalé en ce qui concerne les yeux et la vue. Ce n'est que dans un seul fait reproduit par le professeur Tardieu, que nous trouvons indiqué l'état de la pupille, qui a été très-fortement contractée. Voici ce fait, dont nous ne donnons qu'un court extrait :

OBSERVATION. — *Empoisonnement volontaire, suivi de mort, par le tabac (Edinb. medic. Journal*, 1855-56, p. 643).

Au mois d'octobre 1855, un aliéné avala 30 ou 40 grammes de tabac. On le plaça de suite dans un bain tiède : il était insensible et sans mouvements, dans la résolution la plus complète; la respiration était faible, le pouls à peine perceptible.

Les *pupilles* étaient très-contractées. Au bout d'une demi-heure, il a eu des convulsions tétaniques violentes, des évacuation alvines abondantes, qui renfermaient des débris de feuilles de tabac. On se servit de la pompe stomacale; mais on ne produisit que peu de soulagement; il y eut un peu de rémission : les *pupilles se dilatèrent*.

Les accidents convulsifs revinrent de nouveau, s'accompagnant de vomissements. La roideur tétanique se prononça de plus en plus. Les *pupilles se contractèrent* de nouveau et devinrent insensibles. Ces accidents durèrent environ pendant sept heures, et le malade mourut dans une syncope.

Cette observation est digne de tout intérêt, au point de vue de l'action du poison nicotinique sur la pupille. Cette dernière membrane a été trouvée très-fortement contractée dès le début de l'empoisonnement, elle s'était élargie un peu pendant la période de rémission, puis elle s'est contractée de nouveau au moment des crises convulsives et tétaniques, qui se prolongèrent jusqu'à sa mort.

Ce fait, à lui seul, est très-important, et quoique isolé, il démontre, néanmoins, que toutes les fois que chez cet individu le poison nicotique exerçait son action sur le système nerveux, il y a eu contraction de la pupille.

Le myosis est dû, d'après Hirschmann, à la paralysie du grand sympathique, tandis que pour Gruenhague et Martin Damourette, il y a tantôt myosis dû à l'excitation de la troisième paire, tantôt dilatation de la pupille par ce même nerf. C'est l'explication donnée par Hirschmann qui nous paraît la plus vraisemblable.

## ARTICLE III.

### DE L'AMBLYOPIE NICOTIQUE EN GÉNÉRAL.

Maintenant que nous avons résumé les connaissances physiques et physiologiques sur ce poison, nous abordons la pathologie oculaire nicotique.

L'influence nuisible de tabac à fumer sur la vue a été signalée, pour la première fois, par Mackenzie et Desmarres. Mais la première description de l'amblyopie nicotique a été faite, en 1863, par Sichel père, en 1866, par Hutchinson. Pour compléter l'historique de cette amblyopie, il faut ajouter le mémoire de Woodworth, la thèse de doctorat d'Apostili, et plusieurs autres mémoires publiés par Hutchinson dans l'*Ophthalmic Hospital Reports*. Sichel père, le premier, et après lui tous les autres auteurs ont insisté sur l'analogie qui existe entre l'amblyopie nicotique et alcoolique.

Selon moi, les formes d'amblyopie nicotique ne sont pas toujours les mêmes, c'est pourquoi nous croyons utile d'examiner successivement chaque variété de ces troubles visuels que j'ai rencontrés chez les fumeurs de tabac.

## ARTICLE IV.

### AMBLYOPIE NICOTIQUE BINOCULAIRE.

Cette forme d'amblyopie nicotique est la plus commune et, je dirai plus, c'est la seule forme d'emblyopie que les auteurs ont signalée. Elle est complètement identique aux amblyopies alcooliques, de sorte qu'il est très-difficile de ne pas confondre l'une avec l'autre. Et lorsqu'on examine attentivement les mémoires de Sichel et de Hutchinson, on est tenté de se demander si les auteurs n'ont pas confondu les deux maladies ensemble. Pour Sichel, en effet, peu de personnes peuvent consommer pendant longtemps plus de 20 grammes à fumer par jour, sans que la vision et souvent même la mémoire s'affaiblisse. Cette assertion me paraît trop arbitraire; de même, j'ai acquis la conviction que, parmi les 75 cas d'amblyopies nicotiques que contient le tableau rapporté par Hutchinson dans le dernier numéro de *Ophthalmic Hospital Reports* (1) un certain nombre étaient tout aussi bien sous l'influence de l'intoxication alcoolique que du tabac, et devraient par conséquent être exclus de la statistique d'amblyopies nicotiques.

En me rapportant à mes propres observations, je puis dire que le nombre d'amblyopies occasionnées uniquement par l'abus du tabac est très-restreint, je ne l'ai rencontrée jusqu'à présent que sept fois. Je dois ajouter pourtant que je ne parle ici que des faits où il n'y a pas eu chez les malades aucune autre cause d'intoxication que celle du tabac. Certainement je ne veux pas nier pour cela l'existence d'amblyopies mixtes, qui sont produites simultanément par l'alcool et le tabac, mais comment peut-on reconnaître que chez tel individu c'est [plutôt l'alcool et chez tel autre le tabac qui a amené l'amblyopie? C'est difficile, si ce n'est pas impossible. Peut-être pourra-t-on

---

(1) Hutchinson, *Ophth. Hosp. Report*, May 1876, p. 457.

se rapporter dans ces cas à l'état de la pupille, car, comme nous l'avons démontré plus haut, la nicotine exerce une action myotique sur l'iris, tandis que l'alcool amène plutôt une dilatation des pupilles quoiqu'à des degrès différents dans les deux yeux.

Jusqu'à nouvel ordre nous préférons suspendre notre jugement en cette matière et nous rapporterons ces cas aux *amblyopies mixtes* où l'alcool et le tabac ont exercé une action identique et simultanée.

SYMPTOMATOLOGIE. — Cette forme d'amblyopie se développe lentement, et le malade reste souvent plusieurs mois, comme dit ,Hutchinson, avec un affaiblissement de la vue avant qu'il vienne nous consulter.

Voici les symptômes que présentent ces malades.

I. *Vision au loin diminuée.* — Peu à peu les malades s'aperçoivent que leur vue devient moins perçante, un brouillard grisâtre recouvre les objets, ce qui empêche de les distinguer surtout le soir, et contrairement à l'amblyopie alcoolique, le soir les malades ne distinguent pas mieux que le jour.

II. *Chromopsies ou visions colorées.* — L'intoxication nicotique prédispose à des sensations lumineuses des couleurs très-variées. Tantôt les individus voient tous les objets teints en rouge, en vert on en bleu, comme s'ils étaient éclairés par des feux de Bengale; tantôt ce sont des taches rouges, bleues ou violettes qui se voient sur les murs, sur la figure des personnes et en général sur tous les objets que l'on regarde. Ces phénomènes n'existent pas seulement dans une amblyopie, mais ils s'observent chez des personnes qui jouissent d'une intégrité parfaite de cet organe. Mon ami, le docteur E. Paul, m'a déclaré que toutes les fois qu'il fume un peu plus et surtout à jeun, il éprouve ces phénomènes colorés devant les yeux.

III. *Diminution de l'acuité visuelle.* — L'affaiblissement de l'acuité visuelle ne suit pas toujours la même marche régulière que l'on observe dans les amblyopies alcooliques; j'ai vu, en effet, des individus qui pouvaient lire quoique avec grande peine les caractères du n° 3 ou 4, d'autres, au contraire, dès le début ne peuvent reconnaître même les plus gros caractères. En même temps la portée de la vue diminue à distance au point que c'est à peine si le n° 100 est vu à cinq ou six pas.

Les deux observations suivantes que nous tirons de notre clientèle particulière peuvent servir d'exemples, elles nous montrent jusqu'à quel degré de dépression fonctionnelle peut arriver la membrane visuelle, et combien, d'autre part, la guérison devient facile, si les malades se soumettent au régime le plus sévère et à une abstention la plus absolue de tabac sous toutes ses formes, ce que je considère comme une condition *sine qua non.*

OBSERVATION. — M. C..., capitaine de navire, demeurant à Saint-Malo, âgé de 33 ans, vint me consulter le 18 janvier 1875, pour une amblyopie très-forte des deux yeux. Cette affection s'est déclarée d'une manière lente depuis deux mois; au début il s'apercevait d'un léger brouillard devant les yeux, qui ne le gênait que très-peu ; mais dans les derniers temps le trouble augmenta d'une manière tellement rapide, qu'il lui était impossible de reconnaitre les hommes de son équipage. Se trouvant à quelques pas seulement de l'entrée du port de Saint-Malo, il n'osait pas s'avancer, craignant à chaque instant de faire une fausse manœuvre, car pendant que les autres voyaient les rivages, lui, il était plongé dans de grandes ténèbres et des brouillards grisâtres. Sous l'influence des émotions vives qu'il avait éprouvées dans les derniers jours de sa navigation, il tomba malade, perdit l'appétit et le sommeil. La maladie des yeux évidemment dominait tout, c'est pourquoi il se décida à venir à Paris pour me consulter.

A l'extérieur, les yeux étaient fortement congestionnés, aussi bien les globes oculaires que les conjonctives palpébrales. Les pupilles étaient, en outre, fortement contractées. Le malade distinguait difficilement les caractères n° 6 de l'échelle typographique; les yeux étaient très-fortement injectés, comme dans une conjonctivite, mais sans sécrétion exagérée. Le fond de l'œil ne présentait point de lésion, et les pupilles étaient pâles, les artères un peu minces, le champ visuel n'était nullement diminué. C'était, comme on voit, tous les signes d'une amblyopie toxique, et voici les renseignements que m'avait fournis le malade. Il ne buvait que très-peu, un demi-litre de vin par jour; mais par contre il faisait un abus extraordinaire de tabac, et pendant son dernier voyage qui a duré cinq mois, il fumait jusqu'à 200 grammes de tabac par jour. Par moments il éprouvait des vertiges, des maux de tête et des nausées, surtout le jour où il fumait plus que d'habitude.

Je lui ai prescrit un régime très-sévère, une abstention complète de tabac et des alcooliques, des fréquents purgatifs, et le bromure de potassium à la dose de 2 grammes par jour. Sous l'influence de ces moyens, le malade a complètement guéri au bout de quatre mois de traitement. Le 2 mai de la même année il m'annonça par lettre sa complète guérison.

L'histoire suivante est encore plus concluante, et il s'agit d'un malade venu de la Havane pour me consulter; il n'avait jamais usé d'alcooliques, et chez lequel la cause de l'intoxication ne peut être mise en doute.

OBSERVATION. — M..., âgé de 27 ans, habitant la Havane, avait toujours joui d'une excellente santé et d'une bonne et longue vue, lorsqu'il y a sept mois il s'était aperçu que sa vue a baissé d'une manière très-sensible; au commencement il pouvait encore lire, mais au bout de deux mois il ne pouvait plus lire même les plus gros caractères et ne distinguait plus les personnes même à quelques pas de distance. Il quitta la Havane et vint me consulter le 25 mai 1876, et à l'examen j'ai pu constater les symptômes suivants:

A l'extérieur les yeux ne présentent aucun changement, les pupilles sont presque normales. Le malade ne distingue que les caractères n° 12 de l'échelle typographique. Il distingue toutes les couleurs principales, excepté le vert qui lui paraissait gris ou noir selon l'intensité de la couleur. A l'examen ophthalmoscopique nous ne constatons aucune lésion, les pupilles sont normales, et il n'y a qu'une intoxication nicotique. Et en effet,

le malade déclare qu'il a fait beaucoup d'excès de tabac, il
fumait jusqu'à quinze à vingt cigares par jour. Au commencement le malade éprouvait des vertiges et des douleurs de
tête, il voyait par moment tous les objets éclairés en rouge et
violet. C'était une amblyopie toxique. Je lui ai prescrit un régime sévère, qui consistait surtout en une abstention absolue
de tabac; sous l'influence de ce régime et du traitement
tonique, fortifiant, institué pour cette circonstance, sa vue est
revenue totalement. Le malade passa deux mois à Plombières
et retourna complètement guéri.

Ces deux observations et cinq autres malades que j'ai vues
jusqu'à présent, me prouvent que la vue peut revenir d'une
manière complète et absolue, si le malade se résigne à suspendre d'une manière absolue l'usage du tabac, sous quelque
forme que ce soit. Mais, l'issue de cette amblyopie n'est pas
toujours aussi favorable, et Hutchinson (1) rapporte des faits,
dans lesquels, l'abus de tabac n'a pas été interrompu, et l'affection s'est terminée par la cécité absolue. C'est pourquoi on
doit être très-sévère dans les prescriptions qu'on donne à ces
malades, et ce n'est pas la diminution de la quantité de tabac,
mais une abstention complète et absolue de ce toxique qu'il faut
recommander, autrement on ne peut pas être assuré de la
réussite dans le traitement de cette affection toxique.

## ARTICLE V.

### AMBLYOPIE MONOCULAIRE AVEC SCOTÔME CENTRAL.

Une seconde variété d'amblyopie nicotique, est celle que
nous avons observée et signalée pour la première fois en 1872, et

---

(1) Hutchinson, *Ophthalmic Hospit. Reports,* May 1876, p. 457.

dont le premier exemple se retrouve rapporté dans la thèse inaugurale du docteur Apostoli (1).

Chez ce malade, qui fumait beaucoup, le trouble de la vue se déclara dans un seul œil, sous forme d'un scotôme central, puis peu à peu, la vue baissa de plus en plus, le scotôme augmenta, et s'étendit sur tout le champ visuel, au point que la vue de cet œil se trouva complètement couverte, l'autre œil resta toujours intact. L'abstention complète de tabac amena une guérison complète, comme on peut en juger par l'observation suivante que j'emprunte à l'excellente thèse du docteur Apostoli. Cette amblyopie était accompagnée de douleurs névralgiques très-violentes occupant toute la moitié de la tête, et qui n'ont cessé qu'au moment où la vue est revenue.

OBSERVATION. — Paul Meugnot, âgé de 47 ans, garçon en librairie, habitant rue Tournefort, 25, Paris, se présenta à la clinique de M. Galezowski le 14 mai 1872. Cet homme, d'un tempérament bilieux, d'une bonne santé habituelle, menant une vie active et laborieuse, se plaignit de voir trouble de l'œil gauche, depuis l'avant-veille seulement; n'ayant jamais souffert des yeux. Doué d'une très-bonne vue, il fut fort surpris, le 12 mai, en se réveillant, d'avoir un sentiment de gêne dans l'œil gauche et une perte sensible de la vue de ce côté; en fermant l'œil, il s'aperçut qu'il ne pouvait distinguer nettement les objets qui l'entouraient et qu'ils lui paraissaient confus, enveloppés par une sorte de brouillard.

Ces symptômes persistèrent toute la journée et grandirent encore ; ils se compliquèrent en même temps de douleurs névralgiques occupant toute la partie gauche de la tête, sans point fixe ni limite, mais donnant la sensation pénible d'une constriction générale et douloureuse de tout ce côté de la tête.

Le 14, il se présenta à la clinique, et voici ce qui résulta de l'examen auquel il fut soumis :

---

(1) Apostoli, *Des amblyopies et amauroses cérébrales sans lésions visibles à l'ophthalmoscope.* Paris, 1872, p. 50.

Œil droit, normal.

Œil gauche : pupille large, dilatée, immobile ; scotôme central peu large. — Champ visuel conservé. — A l'ophthalmoscope on ne tronve aucune lésion.

Le malade, interrogé sur ses antécédents, déclara ne pas boire, mais il avoua qu'il fumait beaucoup, de 30 à 40 centimes de tabac par jour, et même beaucoup plus quelquefois ; il fumait la pipe à court tuyau.

Il fut prescrit deux sangsues à l'anus ; de plus un collyre à l'iodure de potassium pour bassiner l'œil. Le tabac fut proscrit d'une manière absolue.

Le 16 mai, le malade revint à la clinique, disant que son état avait empiré. — La vue était presque abolie de l'œil gauche, tandis que le droit était toujours normal. — Le scotôme central s'était, en effet, considérablement agrandi ; la partie périphérique, ou le champ visuel, était encore intacte, avait diminué très-sensiblement.

Le 17. — *Amaurose complète.* Le malade ne distingue qu'avec peine de son œil le jour de la nuit, la présence d'une lumière ; il ne peut plus compter les doigts et ne distingue aucune couleur. — Toujours rien à l'ophthalmoscope.

Le 21 mai. — La vue était toujours abolie. On prescrit un gramme d'iodure de potassium.

Le 24. — Même état. Pour calmer les douleurs névralgiques, on prescrit des injections hypodermiques de chlorhydrate de morphine et on donne de l'ipéca 2 grammes, jusqu'à dose vomitive.

Le 26. — Le malade déclare que depuis le matin il a commencé à s'apercevoir d'une légère amélioration. — Il avait cessé complètement l'usage du tabac depuis la première consultation.

Le 31. — L'amélioration continue ; il commence à distinguer un peu les objets qui l'entourent ; il ne peut encore lire les gros caractères.

On renouvelle les injections de morphine. — La névralgie avait diminué.

Le 3 juin. — L'amélioration a marché avec une merveilleuse

rapidité. Le malade peut lire même les caractères de moyenne grandeur; il distingue les personnes qui l'entourent; il ne se plaint plus que d'un léger brouillard ; les douleurs névralgiques calmées. Il continue à prendre l'iodure de potassium.

Le 7 juin. — Les névralgies ont totalement disparu. Le brouillard, qui subsiste encore devant les yeux, a tellement diminué que le malade nous dit pouvoir de l'œil malade reconnaître une épingle par terre.

Il est prescrit des frictions sur le front et les tempes avec : alcoolat de mélisse, 100 grammes, essence de térébenthine, 1 gramme.

A la fin du mois de juin, la vue du malade était complètement revenue, sans que l'amaurose qu'il avait éprouvée eût laissé aucune trace de son passage.

En présence de ce cas remarquable, des habitudes antérieures du malade et de la cessation de l'amaurose après l'abstention complète de l'usage du tabac, le diagnostic d'amaurose nicotique nous est imposé. — Ce qui forme la caractéristique et l'intérêt de cette observation, c'est l'invasion subite d'une amblyopie qui est arrivée au degré d'amaurose absolue dans l'espace de cinq jours, qui n'a envahi qu'un seul œil et qui a cédé complètement au bout de deux mois, après l'abstention complète de l'usage du tabac.

Nous devons avouer que ces faits doivent être très-rares, puisque nous ne l'avons rencontré jusqu'à présent que deux fois.

L'intoxication nicotique générale peut survenir non-seulement chez les fumeurs, mais chez tous ceux qui absorberont le poison par quelque voie que ce soit. Ainsi, Tardieu rapporte des faits où les contrebandiers qui enveloppaient leurs corps avec des feuilles de tabac, ont été empoisonnés. Il en est de même des ouvriers qui travaillent dans les manufactures de tabac et qui sont exposés à absorber toute la journée les poussières de la plante qu'ils manipulent. Tandis que certains d'entre eux éprouvent des phénomènes d'intoxication générale, d'autres n'accusent que des troubles visuels.

Les troubles de la vue peuvent tenir quelquefois à une simple irritation des conjonctives par des poussières corrosives, et alors il ne s'agit que de simples conjonctivites sans importance. Dans d'autres cas, les ouvriers éprouvent des troubles visuels dus à une amblyopie nicotique, semblable à celle que nous avons décrite chez les fumeurs.

L'observation suivante montre combien cette forme d'amblyopie diffère peu de l'amblyopie des fumeurs, et il n'y a que la dilatation des pupilles qui en constitue la différence.

OBSERVATION. — M. O..., âgé de 36 ans, ouvrier de la manufacture de tabac à Paris, vint me consulter pour la vue au commencement de juin 1876. Il raconte que depuis plus de cinq ans, il éprouvait des migraines et des élancements dans la tête comme des coups de canif ; de temps en temps il était pris de coliques fortes qui duraient plusieurs jours, accompagnées de nausées et de vertiges. Peu à peu sa vue commença à s'affaiblir, au point que depuis deux ans il ne peut plus ni lire ni écrire. Je constate, en effet, que son acuité visuelle est sensiblement diminuée, et c'est à peine s'il peut lire les caractères du n° 12. Son champ visuel reste intact, et il distingue toutes les couleurs. Les pupilles sont larges et elles se contractent difficilement. A l'examen ophthalmoscopique, j'ai pu reconnaître une anémie des deux papilles, et des contractions spasmodiques des artères, et même des veines par place. Ainsi les branches supérieures artérielles de la rétine droite formaient de vrais varicosités ; dans le même œil les artères et les veines situés en bas et en dehors étaient devenues presque filiformes. Les mêmes altérations, mais bien moins accentuées, s'observaient dans l'œil gauche.

D'après mes conseils, le malade changea d'occupation dans la même manufacture et il prit un emploi qui ne l'exposa pas à respirer la poussière nicotique, ce qui a contribué puisamment à amener sa guérison.

Si nous examinons dans leur ensemble tous les phénomènes oculaires que peut occasionner l'abus du tabac, nous pouvons en tirer les conclusions suivantes :

1º Que les troubles visuels occasionnés par le tabac ne sont pas graves, et qu'on obtient leur guérison, en mettant les malades à l'abri d'une nouvelle influence toxique.

2º Que les ouvriers qui travaillent dans les manufactures de tabac sont exposés à avoir des troubles visuels par absorption des poussières nicotiques. En conséquence une grande aération et des changements d'occupation doivent être quelquefois prescrits à ceux d'entre eux qui sont plus particulièrement exposés à l'absorption des poussières et des vapeurs imprégnées de nicotine.

# DU TRAUMATISME

## DES BLESSURES ET DES CORPS ÉTRANGERS

## DU GLOBE DE L'ŒIL

(SUITE) (1).

### Par le Dr A. Yvert,
Médecin aide-major.

Nous avons noté également une fois le ramollissement de la cornée, coïncidant avec un hypopion très-prononcé. Ce fait se présente principalement dans les cas de réaction inflammatoire très-vive, avec formation très-abondante de pus ; et a comme particularité de se montrer de préférence dans les observations de blessures de la cornée, avec lambeau flottant et plus ou moins pédiculé. Il est, en effet, facile de comprendre que dans ces circonstances, un pareil lambeau, n'ayant plus qu'une très-faible vitalité, et se trouvant constamment plongé au milieu du foyer purulent, subit une sorte de macération, et finit par être éliminé. Il en résulte fatalement une perte de substance assez considé-

---

(1) Voir le numéro d'octobre 1876.

rable et qui ne pourra être oblitérée que par la disparition à peu-près complète de la chambre antérieure et la formation d'un vaste leucôme qui se substituera aux lames transparentes de la cornée.

D'autres fois enfin, les symptômes inflammatoires peuvent augmenter encore en intensité, et la suppuration, au lieu de rester limitée à l'hémisphère antérieur du globe de l'œil, peut s'étendre en profondeur : en un mot, on peut voir éclater l'ophthal-mite avec ses terribles conséquences. A ce sujet, nous ferons cette remarque, très-importante au point de vue pratique : ce n'est ordinairement que dans les blessures de la cornée accom-pagnées d'un certain degré de contusion du globe de l'œil que l'on voit survenir cette suppuration généralisée. Aussi se pré-sente-t-elle le plus habituellement à la suite des traumatismes de la cornée par projectiles de guerre. Nous en avons recueilli un bel exemple, dans la thèse du Dr Vaslin sur les plaies par armes à feu publiée en 1872, que nous allons résumer à cause de son importance.

Obs. XVI. — Plaie contuse de le cornée droite ; ophthalmite consé-cutive ; prothèse oculaire.

L. Gaudron, 21 ans, soldat au 70e de ligne, blessé à l'œil droit dans la journée du 24 mai, entre le jour même dans le service de M. le professeur Richet. Les deux paupières sont considérablement tumé-fiées, violacées, avec déchirure transversale d'un demi-centimètre à la supérieure. Cornée obliquement fendue dans toute la longueur de son diamètre ; iris propulsé entre les lèvres de la plaie, sortie de l'humeur vitrée. Eau froide, atropine, compression, ophthalmie dé-butant par la cornée, atteignant son maximum le douzième jour après la blessure. Le globe de l'œil est fendu, suivant son diametre vertical, à l'aide d'un kératotome ; atrophie ; œil artificiel.

Il est bien évident que dans un cas pareil nous avons plutôt affaire à ce que nous appelons une blessure du globe de l'œil, qu'à une blessure de la cornée proprement dite ; et nous range-rions beaucoup plus volontiers cette observation dans cette pre-mière catégorie. Mais, comme l'auteur l'a définie plaie contuse de la cornée, nous n'avons pas cru devoir en changer le titre ;

et d'ailleurs son intérêt est assez grand pour que nous la citions à propos des traumatismes de cette membrane.

Nous ne pouvons point, à propos de cette complication, faire la symptomatologie complète de l'ophthalmite; nous dirons cependant que si, en pleine suppuration d'une blessure de la cornée, on voit tout à coup les paupières devenir le siége d'un gonflement considérable ; si des douleurs atroces, lancinantes, surtout marquées pendant la nuit, se développent simultanément ; si enfin l'écoulement du pus devient très-abondant ; et qu'à ces symptômes locaux se joigne un état général caractérisé par une flèvre intense, par des frissons répétés, par du délire même assez souvent, on peut affirmer que la suppuration a envahi le globe de l'œil tout entier. La fonte de cet organe en est la conséquence à peu près fatale.

Mais les complications ne se bornent point à celles déjà trop fréquentes que nous venons d'énumérer ; quand tous les accidents primitifs ont été conjurés, quand la plaie de la cornée est en voie de cicatrisation, et que tout semble annoncer un résultat favorable, le chirurgien peut avoir à lutter avec bien d'autres mécomptes.

Le premier cas qui puisse se présenter est celui de la persistance d'une fistule de la chambre antérieure ; fait qui ne nous paraît pas devoir être bien fréquent, puisque nous ne trouvons pas cette complication mentionnée une seule fois dans les 22 observations que nous avons dépouillées. Cependant elle a été vue par d'autres, et cet écoulement continuel d'humeur aqueuse à la surface du globe de l'œil amène une gêne assez considérable de vision pour que les chirurgiens se soient préoccupés avec soin du traitement qui lui est applicable.

Admettons maintenant que la cicatrisation soit complète et que les lèvres de la solution de continuité soient exactement réunies ; dans ces cas, à moins que nous ne supposions la guérison par première intention, ce qui est une rareté pathologique, le tissu de nouvelle formation qui a servi à la réparation est d'un blanc nacré, plus ou moins opaque, et suivant sa position pourra gêner sensiblement la vision. Si nous ajoutons à ce premier fait qu'il existe constamment au pourtour de la cicatrice une infiltration plastique dans l'épaisseur des lames de la cornée, il est facile de conclure que les leucômes sont une des complications presque obligées des blessures de cette membrane. Il ne faut pas trop se hâter cependant de porter un pronostic défavorable, car ces opacités peuvent à la longue se dissiper en grande partie ; fait d'autant plus fréquent que les blessés sont moins avancés en âge. Il est, en effet, d'observation journalière que des taies de la cornée se dissipent parfois assez facilement chez les jeunes enfants : ce qui peut s'expliquer par la suractivité de la nutrition à cette époque de la vie ; mais surtout par cette considération du développement de la cornée et de l'étalement, pour ainsi dire, de l'opacité, qui occupant une plus large surface, en paraît d'autant moins prononcée.

Enfin, la cicatrice, quand elle n'a point acquis un développement et une épaisseur suffisants. peut être distendue par l'humeur aqueuse et on assiste ainsi à la formation progressive d'un staphylôme. Sur les 22 cas de blessure de la cornée réunis dans notre statistique de 1875, nous trouvons un staphylôme simple, et un double staphylôme conique transparent d'un côté et opaque de l'autre. Si nous ajoutons à ces trois faits celui de l'observation 15 que nous avons rapportée, nous aurons un total de 4 staphylômes sur 23 cas de blessures simples de la cornée, proportion relativement élevée. Aussi, pouvons-nous dire que cette complication est une des plus à redouter dans cette espèce de traumatisme.

Jusqu'à présent, nous n'avons examiné ces complications qu'au point de vue des troubles qui peuvent survenir dans l'état de la vision de l'organe affecté, et le pronostic nous a toujours paru subordonné à la marche plus ou moins favorable de ces complications elles-mêmes. Mais il peut se présenter des cas, fort heureusement exceptionnels, dans lesquels les blessures de la cornée compromettent l'existence et peuvent même causer la mort du blessé. C'est ainsi que nous trouvons dans la *Presse médicale* de Dublin pour l'année 1846 et dans le n° 441, une observation rapportée par Pollac de rupture de la cornée par un coup de fouet, suivie de tétanos et de mort. Nous n'avons point à insister sur des faits aussi rares.

*Traitement.* — Au point de vue clinique, nous étudierons les moyens de traitement applicables aux blessures de la cornée, sous trois chefs essentiellement différents, et basés sur l'époque à laquelle remonte la blessure. Nous verrons ainsi quelle doit être la conduite du chirurgien : 1° quand le blessé se présente à lui aussitôt après l'accident ; 2° quand il vient réclamer les secours de l'art seulement à la période inflammatoire ; 3° et enfin, quand il demande une opération susceptible de lui rendre la vision troublée par un staphylôme ou un leucôme.

Quand le blessé vient trouver le chirurgien immédiatement ou quelques heures seulement après l'accident, l'indication formelle est de faire tous ses efforts pour obtenir une réunion immédiate et empêcher la suppuration de la solution de continuité. Dans ce but, il faut d'abord mettre en coaptation aussi exacte que possible les lèvres de la plaie et empêcher ainsi l'écoulement continuel de l'humeur aqueuse. La compression dans ces cas rendra d'immenses services, et il n'est pas inutile de dire en quelques mots de quelle façon elle doit être pratiquée. Certains oculistes donnent la préférence à la ouate et à la bande de flanelle ; mais un des inconvénients de ce mode de pansement est de favoriser la congestion. Aussi préférons-nous celui beaucoup plus simple et moins coûteux d'ailleurs du D<sup>r</sup> Galezowski, qui consiste uniquement dans une double compresse arrondie, ayant à peu près les dimensions de l'orbite et contenant un gâteau plus ou moins épais de charpie, le tout fixé sur l'œil malade au moyen d'une bande de linge ordinaire médiocrement serrée.

Une indication non moins importante est d'empêcher ou tout au moins de modérer la réaction inflammatoire ; et pour remplir ce but le moyen de beaucoup le plus efficace consistera dans l'application sur l'œil, par-dessus le pansement, d'eau glacée ou très-fraîche constamment renouvelée. Les petits sachets de baudruche remplis de fragments de glace, seront très-utiles en pareille circonstance. L'instillation dans l'œil de 4 gouttes par jour du collyre au sulfate neutre d'atropine, sera également indispensable.

Si un morceau de la cornée détaché flotte au bord de la plaie et ne tient plus au reste de cette membrane que par un petit pédicule, il ne faut point hésiter à l'enlever d'un coup de ciseaux. Après quoi on appliquera la compression, l'eau froide ou glacée, jointe aux instillations des gouttes du collyre à l'atropine.

On aura quelquefois, grâce à l'emploi bien dirigé d'un pareil traitement, le bonheur d'entraver tous les accidents et de voir les blessures de la cornée se réunir par première intention. Malheureusement ce résultat se présente trop rarement, et malgré tous les efforts du chirurgien, les symptômes inflammatoires surviennent et la suppuration a lieu. Les antiphlogistiques doivent alors faire tous les frais du traitement, et l'application de 6, 8 et même 10 sangsues à la tempe correspondante à l'œil blessé pourra donner d'excellents résultats et rendre de grands services. Si elles ne font bien souvent que diminuer la durée de la maladie, elles ont au moins l'immense avantage d'amener une sédation immédiate des douleurs, qui sont à cette période de l'affection le symptôme le plus insupportable pour le blessé. On continuera d'ailleurs les instillations du collyre à l'atropine et la compression. Si la conjonctive bulbaire s'injecte trop vivement et que le chémosis survienne, il sera bon d'avoir recours, tous les deux ou trois jours, à de légères scarifications, moyen que nous avons vu parfaitement réussir plusieurs fois. Enfin de légers purgatifs administrés deux ou trois fois par semaine, un verre d'eau de Sedlitz, par exemple, achèveront l'énumération des moyens employés en pareille circonstance.

Quand la suppuration ne se limite plus aux lèvres de la plaie et à la chambre antérieure, mais gagne les parties plus profondes de l'œil, quand, en un mot, survient le phlegmon du globe oculaire, le seul moyen de calmer les douleurs réellement atroces qui rendent au malheureux patient la vie parfois intolérable, est le débridement qu'on pratique le plus ordinairement comme nous l'avons vu dans l'observation 16, en fendant directement l'œil suivant un de ses diamètres, ou en enlevant tout l'hémisphère antérieur d'un coup de ciseaux ou avec l'aide du ténaculum et d'un bistouri passé à plein tranchant en arrière de celui-ci.

Dans le cas de fistule cornéenne, il faut d'abord recourir pendant un temps suffisamment prolongé à l'occlusion des paupières pratiquée avec le taffetas ou le collodion, en même temps qu'à une compression assez énergique. Ces moyens réussissent ordirement dans les cas les plus simples. Mais, si malgré cela, l'écoulement de l'humeur aqueuse persiste et que la fistule n'ait aucune tendance à l'oblitération, le moyen par excellence consistera dans des cautérisations renouvelées deux fois par semaine avec un crayon de nitrate d'argent bien pointu et introduit dans l'intérieur même du trajet fistuleux.

Pour ce qui est des leucômes résultant de la cicatrisation, et placés précisément sur le trajet des rayons visuels, on ne peut les attaquer directement à cause de leur épaisseur : le seul traitement applicable consistera dans une opération de pupille artificielle pratiquée au niveau de la partie la plus transparente de la cornée. Si, une fois la vision ainsi rétablie, le blessé désire voir disparaître la difformité produite par la présence d'une tache blanche au centre de la cornée, on pourra lui proposer le tatouage de la partie opaque et centrale de ces leucômes, qui répond exactement à l'indication.

Quant à la complication qui consiste dans le développement au niveau de la cicatrice d'un staphylôme, il y a deux cas à considérer au point de vue de la thérapeutique de cette affection. Si ce staphylôme est peu développé et ne paraît pas en voie de progression rapide, le meilleur conseil à donner au blessé est de ne point intervenir chirurgicalement, et d'insister sur la compression régulièrement et méthodiquement faite. Dans le cas, au contraire, où le staphylôme prend un accroissement excessif, continu, au point de gêner l'occlusion des paupières et de faire craindre une rupture de la cornée, il ne faut point hésiter à faire l'excision. C'est la conduite que nous avons vu suivre par M. Galezowski, dans un cas de staphylôme très-prononcé de la moitié inférieure de la cornée droite, consécutif à une ancienne blessure avec des ciseaux chez une jeune fille de 14 ans. Cette tumeur avait bien acquis le volume d'une petite noisette. L'opération fut ainsi pratiquée : ponction et contre-ponction de la cornée, à la base du staphylôme, avec un couteau de Graefe, et formation d'un large lambeau à peu près hémisphérique comprenant toute l'étendue du staphylôme. Puis section avec les ciseaux du large lambeau ainsi isolé, et compression de l'œil avec application d'eau glacée en permanence. La réaction inflammatoire fut très-modérée, et cinq ou six jours après, la réunion des lèvres de la perte de substance avait eu lieu et la difformité n'existait plus.

Nous n'avons résumé cette observation que pour donner au lecteur la marche à suivre dans un cas analogue.

Si par un hasard heureusement bien exceptionnel, une blessure de la cornée venait à se compliquer de tétanos, comme cela a eu lieu dans le cas de Pollac, les moyens employés en pareille circonstance seraient complètement indiqués; et nous recommandons surtout l'administration de l'hydrate de chloral donné à doses massives.

### Blessures de la cornée avec hernie de l'iris.

Nous avons cru devoir faire une classe à part des blessures de la cornée avec hernie de l'iris, à cause de l'importance pratique d'une pareille complication, et dans la crainte que, mêlée à celles déjà très-nombreuses dont nous avons parlé dans le chapitre précédent, elle ne passe inaperçue ou ne fixe pas l'attention autant qu'elle le mérite.

*Fréquence et étiologie.*—La hernie de l'iris dans les cas de blessures de la cornée est relativement fréquente, puisque dans le relevé que nous avons fait, nous en trouvons 5 cas. Or, le nombre des blessures simples étant, pour la même année 1875, de 22, il en résulte donc que sur 27 cas de blessures de la cornée, 5 ont été compliqués de hernie de l'iris, ce qui donne une proportion d'un peu plus de 1/5.

Dans 1 cas, le traumatisme avait porté sur l'œil droit; dans 3, la lésion siégeait à gauche; dans le cinquième, le côté n'est point indiqué. 2 des observations se rapportent à des hommes; les 3 autres concernent des enfants. Il n'en faudrait point conclure que les femmes en sont exemptes ou du moins y sont très-peu prédisposées. Ce fait tient uniquement, d'abord à ce que celles-ci sont d'une manière générale beaucoup moins exposées aux blessures de la cornée que les hommes et les enfants, en raison de leur genre de vie particulière ; et en second lieu à ce que notre statistique a porté sur une série spéciale. Nous citerons en effet, tout à l'heure, une observation du D<sup>r</sup> Galezowski, recueillie chez une femme d'un certain âge.

Les causes que nous trouvons énumérées pour les 5 cas de notre statistique sont les suivantes : une fois la lésion a été produite par une branche d'arbre chez un chasseur ; une autre fois c'est un morceau de fer qui a déterminé la blessure ; dans d'autres observations, ce sont des morceaux de pierre qui ont occasionné la hernie de l'iris entre les lèvres de la plaie de la cornée. Nous devons ajouter à ces causes des fragments de verre projetés au loin par une explosion, comme cela a lieu pour les syphons d'eau de Seltz qui éclatent ; ou venant frapper directement le globe de l'œil, comme le fait se produit dans les cas de chute et de passage de la tête au travers d'un carreau de vitre. Enfin la hernie de l'iris entre les lèvres de la solution de continuité se rencontre assez fréquemment dans les blessures de l'œil par coup de feu, qui déterminent une rupture plus ou moins compliquée de la cornée.

*Symptomatologie.* — Le symptôme pathognomonique de la lésion que nous étudions actuellement, celui qui en est la caractéristique, est l'engagement d'une partie de l'iris entre les lèvres de la plaie. Ce fait est, du reste, bien facile à constater à la seule inspection de l'œil blessé ; car on voit, outre les symptômes ordinaires des blessures cornéennes et qui consistent dans la solution de continuité de cette membrane, dans l'écoulement de l'humeur aqueuse et dans la disparition de la chambre antérieure, la saillie dans la plaie d'une petite tumeur variant de la grosseur d'une tête d'épingle à celle d'un grain de chènevis, d'une coloration noire particulière et qu'on reconnaît certainement pour être l'iris au caractère spécial de la déformation pupillaire. La pupille, en effet, dans ce cas, au lieu de rester parfaitement arrondie, prend une forme allongée, elliptique, se rapprochant assez de celle du chat et dont le sommet se trouve précisément au point d'engagement de l'iris dans la cornée. Elle est d'ailleurs moins contractile qu'à l'état normal et peut même n'être modifiée en aucune façon sous l'influence des alternatives de lumière et d'obscurité. La seule constatation de ces symptômes, hernie d'une petite tumeur noirâtre, déformation de la pupille, et paresse de l'iris, suffit pour affirmer l'existence de l'engagement de cette membrane entre les lèvres de la solution de continuité.

*Diagnostic.*— Le diagnostic est évidemment fondé sur l'étude symptomatologique que nous venons de faire, et sera, dans tous les cas, d'une facilité extrême. Aussi n'est-il pas besoin de nous arrêter plus longuement sur cette partie de la question.

*Complications et pronostic.* — Dans les blessures de la cornée avec hernie de l'iris, le cas le plus favorable qui puisse se rencontrer, soit spontanément, soit à la suite d'un traitement bien dirigé, consiste dans la réduction de la portion herniée de l'iris et dans la réunion simple des lèvres de la plaie. Mais malheureusement, un pareil résultat est loin de constituer l'état normal, et deux complications principales peuvent survenir. La partie de l'iris engagée dans la solution de continuité y restera fixée et deviendra le siége d'une inflammation plus ou moins intense ; des adhérences s'établiront entre elle et les bords de la plaie, tandis que la portion excédante devenue plus volumineuse par le fait de la congestion sanguine, subira une sorte d'étranglement et se sphacélera fatalement. Il en résultera, au moment de la cicatrisation de la plaie, un leucôme profond adhérent de la cornée, qui est le mode de terminaison le plus habituel de ce genre de lésion, et qui entraîne des troubles relativement peu prononcés de la vision.

Mais, dans d'autres circonstances heureusement plus rares, le traumatisme de la cornée et la hernie de l'iris amènent comme conséquence, une inflammation très-violente de cette dernière membrane ; des adhérences se développent entre la face postérieure de l'iris et la cristalloïde antérieure, et on voit survenir une oblitération de la pupille, pouvant quelquefois, quand elle est absolue, déterminer l'apparition d'une irido-choroïdite et l'atrophie complète du globe de l'œil. Les deux observations suivantes nous donneront un type exact de chacune de ces complications.

OBS. XVII. — (Citée par le Dr Galezowski dans son *Traité pratique de la maladie des yeux.*) — Hernie de l'iris avec staphylome ; oblitération de la pupille.

Il s'agit d'une femme d'un certain âge qui, en tombant dans un escalier, avait brisé un carreau dont un morceau lui coupa la cornée. Un lambeau de cette tunique faisait saillie en avant, ainsi que l'iris hernié. Compression et collyre au sulfate neutre d'atropine, qui amenèrent la cicatrisation et la disparition complète des douleurs. Mais la pupille se referma.

OBS. XVIII. — Blessure de la cornée droite par un morceau de verre avec hernie de l'iris. Irido-choroïdite. Atrophie du globe de l'œil.

Mlle H..., 9 ans et demi, 144, rue d'Allemagne, se présente le 16 mai 1876 à la consultation du Dr Galezowski. La mère de cette enfant nous raconte que la veille dans la soirée, sa fille a reçu un morceau de verre dans l'œil droit, et que depuis ce moment elle n'a pu ouvrir l'œil. L'écartement des paupières pratiqué avec précaution nous permet de voir, en effet, une blessure assez nette, partant du centre de la cornée et dirigée, sous forme de rayon, obliquement en haut et en dedans, empiétant même un peu sur la sclérotique. Cette plaie cornéenne est parfaitement rectiligne et à peu près régulière, mais entre ses lèvres existe une petite tumeur d'un brun noirâtre, de la grosseur d'un grain de millet, et qu'on reconnaît facilement pour être une hernie de l'iris à la déformation caractéristique de la pupille et à la paresse de l'iris. Traitement : Compression du globe de l'œil. Application permanente de compresses d'eau froide par-dessus le pansement ; 3 sangsues à la tempe droite ; instillation de 4 gouttes par jour dans l'œil du collyre ordinaire au sulfate neutre d'atropine.

Ces moyens réussirent bien à empêcher la suppuration des lèvres de la plaie ; mais l'adhérence de l'iris avec ces dernières n'en persista pas moins, et il se développa peu après une irido-choroïdite plastique, sans symptômes inflammatoires bien accentués, qui amena comme conséquence l'atrophie du globe de l'œil. Le 10 août 1876, l'œil blessé avait déjà diminué d'un tiers environ, comme volume, et était d'une consistance bien inférieure à celle de l'œil gauche correspondant. La blessure était remplacée par une dépression cicatricielle en forme de sillon, adhérente à l'iris ; la pupille avait complètement disparu et était réduite à un point par suite de la fusion des exsudats du bord pupillaire de l'iris. Il n'y avait plus la moindre communication possible entre la chambre postérieure et la chambre antérieure ; cette dernière était d'ailleurs en grande partie comblée par la projection, en avant de l'iris qui paraissait bombé. Aucune douleur ; mais vision totalement abolie de ce côté.

Le pronostic, relativement bénin dans les cas de leucôme adhérent, peut donc devenir excessivement grave dans les observations analogues à celles que nous venons de citer. Aussi peut-on dire, d'une façon générale, que la hernie de l'iris est une complication sérieuse des blessures de la cornée.

*Traitement.* — Nous devons avant tout faire remarquer que, pour que le traitement ait quelque chance d'amener la réduction de la hernie de l'iris, il faut absolument que le blessé se présente dans les premières heures qui suivent immédiatement l'accident, ou au moins avant vingt-quatre heures écoulées. Car au delà de cette limite, des adhérences se seront déjà établies entre les lèvres de la plaie et la portion de l'iris herniée, et celles-ci résisteront presque toujours à l'emploi des moyens de réduction les plus rationnels.

Il faut distinguer en clinique deux formes principales de hernie de l'iris, car le traitement consécutif est, comme nous allons le voir, complètement différent dans un cas et dans l'autre : nous rangerons dans la première les hernies du bord pupillaire de l'iris ; et dans la seconde, celle des parties voisines du grand cercle de cette membrane.

La première chose à faire, quand on se trouve en présence d'une hernie de l'iris récente, est d'en tenter la réduction soit avec un stylet mousse (Follin), soit avec une curette (Galezowski). Si la réduction réussit, il faut instiller 4 gouttes par jour dans l'œil du collyre suivant : sulfate neutre d'atropine, 5 centigr. ; eau distillée, 10 gr., dans les cas seulement où c'est le bord pupillaire de l'iris qui faisait saillie dans la plaie. Au contraire on doit employer le collyre suivant : sulfate neutre d'ésérine, 2 centigr. ; eau distillée, 10 gr., et en instiller également 4 gouttes par jour dans l'œil dans les cas d'engagement dans la plaie de la partie de l'iris voisine de la sclérotique. L'emploi de ces collyres essentiellement différents d'action a pour but dans les deux cas d'empêcher la reproduction de la hernie, ce même but est assez facile à saisir pour que nous n'y insistions pas. Ajoutons, dans ces cas heureux de réduction, la compression et les applications sur l'œil d'eau froide ou de sachets de baudruche remplis de glace, et nous aurons ainsi la liste des moyens à employer dans ces blessures de la cornée. Jusqu'ici pas le moindre doute, et tout le monde est d'accord.

Mais il nous reste à aborder les cas dans lesquels la réduction, tout en étant possible, ne peut être maintenue et se reproduit sans cesse ; et ceux, plus fréquents encore, dans lesquels le blessé ne vient demander conseil qu'après l'établissement d'adhérences plus ou moins solides entre l'iris et la plaie. Ici les opinions diffèrent.

Ainsi, tandis que M. Wecker donne comme règle pratique d'enlever le prolapsus irien avec des ciseaux courbes, après l'avoir traversé avec le couteau de Græfe, et cela, même plusieurs jours après l'accident en ayant soin de recourir immédiatement après l'opération aux applications de glace sur l'œil ; Follin recommande d'exciser très-rarement l'iris hernié, mais de chercher à la réduire au moyen de cautérisations avec un crayon de nitrate d'argent bien effilé, répétées tous les deux ou trois jours.

M. Galezowski, au contraire, se déclare tout à fait opposé à la pratique des auteurs qui conseillent d'enlever d'un coup de ciseaux la tumeur de l'iris ; opération qu'il regarde comme pouvant avoir les conséquences les plus fâcheuses. Et dans ces cas, il se contente de la compression et de l'application d'un sachet de baudruche rempli de glace sur l'œil blessé.

Il est bien évident que nous n'avons pas d'avis personnel à émettre dans un pareil débat, et nous ne saurions mieux faire que de laisser à chaque chirurgien le choix du procédé qui lui paraîtra le meilleur et le plus facilement applicable dans les différents cas qui se présenteront à son observation.

Nous terminerons là l'étude complète des blessures de la cornée, pour aborder maintenant celle non moins importante des corps étrangers de cette membrane.

### Corps étrangers de la cornée.

L'étude des corps étrangers de la cornée a toujours eu le privilége d'attirer d'une façon toute particulière l'attention des chirurgiens et des ophthalmologistes ; et de tout temps les praticiens se sont ingéniés à trouver le procédé le plus simple pour leur extraction. C'est ainsi qu'en 1843, Cemier publiait dans les *Annales d'oculistique* un travail intitulé : Description d'un nouvel instrument pour l'extraction des corps étrangers fixés dans la cornée transparente.

Aux mois de mars et de mai 1852, paraissait dans le journal de médecine de province, un article de Voze-Salomon sur les corps étrangers et les abcès de la cornée.

La même année, dans le n° 56 de la *Gazette des hôpitaux*, Chassaignac s'occupait également de la question de l'extraction des corps étrangers de la cornée.

En 1863, dans la même *Gazette des hôpitaux*, au n° 108, Magne revenait sur le même sujet et traitait également de l'extraction des corps étrangers de la cornée.

Desmarres père s'occupa plus spécialement des corps étrangers profondément implantés dans la membrane transparente, et décrivit le procédé d'extraction qui prit son nom et que nous aurons à étudier à propos du traitement.

Enfin, dans le n° 37 de son journal d'oculistique paru le 25 mars 1876, le Dr Fano publie une note sur un moyen fort simple pour faciliter l'extraction des corps étrangers de la cornée.

Nous voyons par cette seule énumération des principaux travaux écrits sur ce sujet, quelle en est l'importance pratique. Mais l'intérêt qui se rattache à cette question, paraîtra encore bien plus grand quand nous aurons donné un aperçu de l'extrême fréquence de cette espèce de traumatisme.

*Fréquence et Étiologie.* — Sur les 5,465 observations de maladies des yeux que nous avons relevées pour l'année 1875, nous avons noté, avons-nous déja dit précédemment, 342 cas de traumatismes, blessures ou corps étrangers du globe de l'œil. Or, sur ce nombre de 342, comprenant les lésions des différentes membranes qui entrent dans la composition du globule oculaire, 142 se rapportent aux corps étrangers de la cornée ; c'est-à-dire un peu moins de la moitié, ou plus exactement 41,462 pour 100.

Ce qui revient à dire que sur 100 cas, dans lesquels le praticien aura à intervenir pour une blessure quelconque de l'œil,
un peu plus de 41 fois son intervention sera réclamée pour des
corps étrangers de la membrane transparente. A ceux qui trou-
veraient une telle proportion exagérée, nous répondrons que
notre statistique, reposant sur un total de 5,465 observations,
et ayant été faite d'ailleurs aussi consciencieusement que possible, nous croyons pouvoir affirmer que cette moyenne est
bien exacte et donne une idée suffisamment nette de la généra-
lité des faits journellement observés.

Une autre conclusion ressort de cette étude statistique : c'est
la fréquence extrême de ces corps étrangers chez l'homme et sa
plus grande fréquence sur la cornée droite que sur la cornée
gauche. Ainsi sur 142 observations de corps étrangers de la
cornée, nous trouvons notés : 126 cas chez l'homme, 8 cas
chez la femme et 8 également chez les enfants. C'est-à-dire que
sur 100 observations recueillies indistinctement, près de 89 se
rencontrent chez des hommes ; les femmes et les enfants y
étant à peu près également prédisposés.

Un autre point digne d'attention, avons-nous dit, est la plus
grande fréquence de l'affection à droite qu'à gauche. Ainsi la
même statistique nous montre que sur un total de 142 cas, 80
fois c'est la cornée droite qui a été atteinte, et 62 fois seulement
la cornée gauche, autrement dit, sur 100 observations de corps
étrangers, un peu plus de 56 porteront sur l'œil droit, et un peu
plus de 43 sur l'œil gauche ; différence, comme on peut en
juger, assez notable.

Or, l'étude des causes et des conditions dans lesquelles se produit cette espèce de traumatisme, nous permet-elle d'expliquer
une pareille différence et de nous en rendre un compte exact?
L'étiologie répond affirmativement à cette question. Dans la
plupart des cas, en effet, nous pourions même dire au moins
98 fois sur 100, les corps étrangers de la cornée ne sont autres
que des particules de fer ou de cuivre, plus rarement d'autres
métaux, qui ont été projetés.

Nous ne parlons, il est vrai, en ce moment que sous l'impression qui nous est restée de nos observations, et des très-nom-

breux cas que nous avons pu voir à la clinique du Dr Galezowski;
mais, comme des esprits critiques pourraient bien exiger quelque chose de plus précis, les éléments de notre statistique vont
encore nous permettre de leur fournir ce renseignement exact.
Nous avons remarqué, en effet, que dans les cas de corps étrangers de la cornée consistant en paillettes de fer ou de cuivre,
M. Galezowski faisait simplement porter sur ses registres statistiques le diagnostic de corps étranger de la cornée; tandis
que pour les autres espèces, il a toujours bien soin de faire spé-
cifier la nature de ce corps étranger. Or, partant de ce fait,
nous trouvons sur les 142 observations relevées pendant l'année 1875, seulement 5 cas dans lesquels le corps étranger est
spécifié; ce qui nous laisse tout lieu de supposer que dans les
137 autres, il s'agissait bien réellement de particules métalliques. Nous aurions ainsi une proportion de plus de 96 pour
100; c'est-à-dire que sur 100 corps étrangers de la cornée pris
au hasard, on aurait à faire dans 96 cas à des paillettes de fer
ou de cuivre. Si nous voulions même pousser plus loin l'analyse
clinique et rechercher les proportions différentes pour la cornée
droite et pour la cornée gauche, nous trouverions les résultats
suivants : sur 80 cas de corps étrangers à droite, 75 fois il s'a-
gissait de particules métalliques, c'est-à-dire 97.5 pour 100,
presque 98, ce qui se rapproche beaucoup de la moyenne ap-
proximative que nous donnions plus haut. A gauche, au contraire, sur 62 cas nous trouvons 59 particules métalliques, soit
un peu plus de 95 pour 100.

Tous ces faits, comme nous allons le voir maintenant, s'expliquent de la manière la plus simple en interprétant bien les
causes étiologiques.

Ce sont les hommes, en effet, qui passent leur existence dans
les ateliers à manier le fer, le cuivre, à travailler et à ciseler ces
métaux; ce sont eux encore qu'on retrouve dans les fonderies,
et qui sont ainsi constamment exposés aux éclats projetés dans
toutes les directions par le fait même de leurs occupations.
Aussi n'y a-t-il pas lieu de s'étonner quand on voit la quantité
considérable de corps étrangers métalliques que l'on rencontre

dans certaines classes d'ouvriers; le contraire nous paraîtrait seul inadmissible.

Pourquoi aussi, nous dira-t-on, la proportion bien plus grande de corps étrangers métalliques sur l'œil droit que sur l'œil gauche ? Nous croyons avoir trouvé la différence dans ce premier fait : que la plupart des ouvriers qui travaillent les métaux sont droitiers ; et sur le second fait, de la saillie formée par le nez. Si l'on veut bien, en effet, se représenter pour un instant la position dans laquelle travaille l'ouvrier droitier, on comprendra facilement que les particules métalliques projetées à chaque instant par les coups de ciseaux qu'il donne, sont lancées presque toujours vers la droite. D'ailleurs dans cette position, la saillie du dos du nez forme comme un écran qui protége l'œil gauche ; et la plus grande partie des éclats qui par leur direction pouvaient aller atteindre cet organe, sont arrêtés en chemin par la racine du nez. Aussi, les cas où la cornée gauche est frappée, s'expliquent pour nous de deux façons : d'abord parce que les ouvriers sont gauchers, ce que leur dire a assez souvent confirmé ; et ensuite par ce fait, que les particules métalliques qui les ont frappés provenaient de la pièce travaillée à côté par un de leurs camarades. Voilà, croyons-nous, autant de faits bien établis pour la statistique, et dont l'interprétation nous paraît évidente.

Mais, voyons actuellement, avant de quitter cette étude étiologique, quels sont, en dehors des paillettes de fer et de cuivre en particulier, et métalliques d'une façon plus générale, les autres corps étrangers qu'on peut trouver à la surface de la cornée ou implantés dans son épaisseur.

Dans la première catégorie, comprenant les corps simplement déposés à la surface de la membrane transparente, nous citerons des coques de millet, de chènevis, fait qui se voit assez souvent relativement chez les enfants et les femmes ; des particules de charbon de terre, ce qui se rencontre principalement chez les chauffeurs et les mécaniciens du chemin de fer.

Dans une de nos observations, nous voyons mentionné comme corps étranger un dépôt de vernis à la surface de la cornée ; et déjà, à propos des brûlures, nous avons parlé d'un

cas où de la poix étalée sur la membrane transparente n'avait pu
être enlevée qu'avec de l'huile.

Quant à la liste des corps étrangers qu'on trouve implantés
dans l'épaisseur même de la cornée, elle est considérable ; et
nous citerons principalement : des fragments de verre (une
fois dans notre statistique); des petits morceaux de pierre ou
de marbre, fréquents surtout chez les tailleurs de pierre et chez
les sculpteurs (nous en avons observé deux cas) ; des brins de
paille (une fois) ; des débris de capsule ; des parcelles de bois.
Follin parle de piquants de marron d'Inde fixés dans la cornée.
Un cas plus rare, et dont nous trouvons une observation dans
les 142 que nous avons dépouillées, est l'infiltration de fuschine
dans l'épaisseur même de la cornée.

Une autre source assez fréquente de corps étrangers de cette
membrane se trouve dans l'emploi de la poudre que manient
les mineurs et les artilleurs ; on peut même rencontrer cet accident chez les chasseurs, ainsi que le fait nous est arrivé il y a
quelques jours encore. Dans ces conditions, tous les grains de
poudre qui ont échappé à la combustion et à la déflagration
sont projetés au loin et viennent s'implanter plus ou moins profondément dans les lames de la cornée. Ils offrent cette particularité, de former une sorte de tatouage accidentel. Dans un
cas cité par Mackenzie, le sujet était penché vers la terre au
moment où la poudre fit explosion ; et il en résulta une opacité
complète des moitiés supérieures, des deux cornées qui étaient
comme tatouées.

Enfin, une dernière espèce de corps étrangers sur laquelle
nous avons déjà attiré l'attention, et que Deval a étudiée d'une
façon toute spéciale dans un article publié en 1849 dans les
*Annales d'oculistique*, sous ce titre : « Nouvel exemple d'incrustations métalliques dans la substance de la cornée », pro-
vient du traitement employé contre certains ulcères de la
cornée, et est le fait même du chirurgien qui en endosse toute
la responsabilité. Nous en avons parlé accessoirement à propos
des piqûres de la cornée ; mais comme cette question est d'un
intérêt pratique immense, nous allons citer l'observation suivante :

Obs. XIX. — Ulcère rongeant de la cornée gauche en forme de croissant à concavité inférieure; incrustation blanche de la partie ulcérée consécutive à l'emploi d'un collyre au sous-acétate de plomb.

Mme X..., 62 ans, à Paris, se présente le 23 août 1876 à la consultation du Dr Galezowski. Cette malade nous raconte qu'elle souffre énormément depuis une quinzaine de jours de l'œil gauche, et que depuis cette époque celui-ci n'a pas cessé d'être très-rouge. Le médecin qui l'a traitée lui a prescrit l'instillation dans l'œil de gouttes d'un collyre à l'atropine, et d'un autre au sous-acétate de plomb. Mais comme elle n'a constaté aucune amélioration, elle vient demander conseil. Etat actuel : conjonctives bulbaire et palpébrale très-fortement vascularisées à gauche, avec une injection périkératique très-intense et d'une teinte vineuse très-prononcée à la partie supérieure de la cornée ; à quelques millimètres seulement au-dessous de l'union de cette membrane avec la sclérotique, on voit une ulcération très-manifeste, ayant exactement la forme d'un croissant très-allongé à concavité inférieure, et mesurant en moyenne 3 millimètres de hauteur à la partie médiane sur 8 millimètres de longueur. Toute la région de cet ulcère, intermédiaire aux deux extrémités, est le siège d'une incrustation d'un blanc mat, absolument opaque et due certainement à l'emploi du collyre au sous-acétate de plomb. Douleurs atroces, surtout augmentées par l'impression de la lumière. La pupille est dilatée par suite des instillations du collyre à l'atropine. Traitement : application de 6 sangsues à la tempe gauche; instillations toutes les 2 heures dans l'œil d'une goutte du collyre au sulfate neutre d'atropine; compresses trempées dans la solution chaude ordinaire d'extrait de belladone et de jusquiame, en permanence sur l'œil; porter des conserves teinte fumée en forme de coquilles au dehors et à la lumière; repos le plus absolu de l'organe.

Nous ne nous étendrons pas plus longuement sur cette observation intéressante à bien d'autres égards ; car notre but en la citant était uniquement de graver dans la mémoire ce fait malheureusement encore trop fréquent de l'incrustation métallique par certains collyres dans le traitement des ulcères cornéens. Nous allons passer de suite à la question non moins capitale de la symptomatologie clinique des autres corps étrangers de la cornée.

*Symptomatologie.* — Nous classerons pour cette étude les corps étrangers dans trois catégories principales, que nous re-

trouverons d'ailleurs encore bien plus nettement séparées à
propos des complications, et surtout, ce qui importe par-dessus
tout en pratique, au point de vue du traitement. Ces trois
classes comprendront : 1° les corps étrangers déposés à la surface de la cornée ; 2° les corps étrangers implantés dans la
membrane de Bowmann et faisant saillie à la surface de la
cornée ; 3° enfin les corps étrangers profondément situés et
comme enfouis dans l'épaisseur de la membrane transparente.

Parmi les corps étrangers simplement déposés à la surface
de la cornée, nous attirerons uniquement l'attention sur les
coques de millet, surtout au point de vue du diagnostic différentiel, souvent très-difficile à établir, entre l'existence d'un
corps étranger ou celui d'un abcès spontané de la cornée. Il y
a là un point délicat qui peut tromper même des esprits préve-
nus ; ainsi que nous avons vu le fait se présenter deux fois de
suite à la clinique du Dr Galezowski. Après avoir rapporté des
observations de cette espèce de corps étrangers, nous insiste-
rons sur les symptômes qui permettent de ne point tomber
dans l'erreur. La première, que nous empruntons à l'ouvrage
de M. Galezowski, nous montrera en même temps avec quelle
facilité parfois ces corps arrondis peuvent être supportés.

Obs. XX. — Il s'agit d'une malade de 52 ans chez laquelle M. Galezowski a extrait à la fin du mois de décembre 1866 une demi-
coque de millet implantée à la partie inférieure et externe de la cornée
droite. Cette malade gardait ce corps étranger, depuis un an, fixé
dans ce point où il était venu en soufflant dans une cage. Elle en
souffrait très-peu ; mais l'œil par moment était rouge et sensible à
la lumière. On voyait à l'endroit malade une petite tumeur saillante,
arrondie, luisante, entourée d'un cercle vasculaire très-distinct. Ce
qui est remarquable, c'est qu'après avoir enlevé la coque de millet,
sur l'endroit ulcéré il y avait un cercle vasculaire interne, communiquant avec l'externe.

L'observation suivante, que nous avons recueillie nous-
même, est de tout point identique à la précédente, sauf cependant le temps moins long écoulé depuis le dépôt du corps

étranger sur la cornée. Elle n'en offre pas moins beaucoup d'intérêt, comme on va voir.

OBS. XXI. — Coque de millet à l'union de la cornée et de la conjonctive droites, simulant un abcès périphérique de la cornée. Extraction du corps étranger.

M. Ec..., 38 ans, n° 5, impasse Bugeaud, se présente le 10 mai 1876 à la consultation du D<sup>r</sup> Galezowski. Il nous raconte qu'il a remarqué sur l'œil droit depuis quelques jours une petite tumeur blanchâtre, et que, tout en ne souffrant pas, il n'est pas sans avoir quelque inquiétude; et c'est principalement ce motif qui l'a déterminé à venir consulter. En effet, à la partie inférieure et externe de la cornée, à l'union de cette membrane avec la conjonctive, existe une petite saillie d'un blanc jaunâtre, parfaitement sphérique, entourée de tous côtés d'une vascularisation très-prononcée, mais plus particulièrement limitée à ce point de la cornée. Douleurs à peu près nulles. Gêne très-peu accentuée, cependant depuis trois ou quatre jours, il y a comme une vague sensation de tension oculaire. La plupart des médecins présents à la consultation diagnostiquent un abcès de la cornée. M. Galezowski affirme l'existence d'un corps étranger; l'enlève sur le champ avec l'aiguille à cataracte, et recommande simplement l'application de compresses chaudes sur l'œil.

Or, dans ce cas, sur quels motifs était donc fondée une pareille affirmation? Quels sont donc, en un mot, les symptômes particuliers qui permettent de reconnaître l'existence de ce corps étranger? C'est ce que nous allons rechercher. Même avant d'avoir examiné avec attention la petite tumeur en question, un symptôme doit immédiatement donner l'éveil et faire, sinon affirmer, tout au moins soupçonner ce corps étranger; nous voulons parler de la faible intensité des douleurs accusées par le malade, qui souvent n'en parle même point. Ce symptôme, négatif si l'on veut, est d'une grande importance; car il est absolument impossible d'admettre qu'un abcès de la cornée ait pu atteindre les dimensions d'une coque de millet sans amener de retentissement plus marqué du côté de la sensibilité. Par contre, l'examen local nous fournit deux symptômes positifs qu'on peut regarder comme pathognomoniques de cette lésion: le premier consiste dans le fait bien constaté, au moyen de l'œil armé de la loupe, de la forme parfaitement sphérique,

de l'état très-lisse et et de la couleur jaunâtre particulière de
ce corps étranger. Le second repose sur la constatation de la
localisation de l'injection périkératique, limitée ordinairement
à la région de la cornée occupée par le corps étranger ; et surtout de cette sorte de couronne vasculaire entourant la coque de
millet, si facilement visible chez le sujet de l'observation XX.
Dans les abcès, au contraire, la couleur est d'abord un peu différente et se rapproche plutôt du blanc grisâtre que du jaune ;
de plus les abcès n'ont pas cette forme parfaitement sphérique
ni ce luisant particulier, sur lesquels nous avons insisté. Et
d'ailleurs, dans les cas de formation de foyers purulents dans
l'épaisseur de la cornée, l'injection périkératique est généralisée à tout le pourtour de cette membrane, et jamais on ne re-
trouvera localement le cercle complet de petits vaisseaux que
nous avons décrit plus haut. Enfin, s'il pouvait rester encore
quelque doute, le symptôme le plus probant serait l'ablation du
corps étranger. Ce sont là certainement des signes qui n'échap-
peront jamais à un esprit prévenu et attentif, ni au chirurgien
qui aura une fois commis ou vu commettre l'erreur. Mais, nous
ne craignons point de trop nous avancer en affirmant, que sur
100 médecins, qui n'auront point une première fois constaté le
fait par eux-mêmes, 90 au moins porteront un diagnostic
erroné. Aussi pensons-nous que leur importance nous fera pardonner les longs détails dans lesquels nous sommes entré au
sujet de cette question spéciale, et qui pourraient au premier
abord paraître des minuties.

L'étude de la symptomatologie des corps étrangers, implantés dans la membrane de Bowmann, va maintenant nous occuper. Il est un fait sur lequel nous allons tout d'abord attirer
l'attention : c'est le peu de réaction de certaines cornées ;
l'espèce d'indifférence, qu'elles affectent pour les corps étrangers ; de telle sorte qu'on voit des sujets portant depuis très-
longtemps, des mois, des années quelquefois, des corps étrangers
implantés dans l'épaisseur de cette membrane transparente, et
qui ne s'en plaignent aucunement ; à peine aperçoit-on une
très-légère injection périkératique, disparaissant même complétement à certains moments ; et c'est le hasard seul qui fait

découvrir la lésion. Nous avons été à même d'observer déjà
plusieurs cas analogues, et un entre autres, chez un ouvrier de
24 ans qui portait depuis deux mois une paillette de fer dans la
cornée gauche, sans en éprouver la moindre gêne, ni le
moindre trouble pour la vision. Nous notons également, dans
les observations que nous avons dépouillées, le fait d'une
femme qui supportait parfaitement depuis deux mois une
barbe d'épi de blé piquée dans la cornée. Ces cas exceptionnels,
dont nous avons déjà parlé à propos des coques de millet, ne
peuvent s'expliquer que par une tolérance particulière de la
cornée; et aussi par la forme du corps étranger, qui, au lieu
d'être couvert d'aspérités ou de présenter des angles pointus
susceptibles d'irriter très-fortement les tissus voisins, sont arrondis, régulièrement taillés, et mieux disposés ainsi à l'enkystement. Quelle que soit, d'ailleurs l'explication qu'on veuille
en donner, le fait existe au point de vue pratique; et non pas
seulement pour les corps étrangers de la cornée. Nous verrons
en effet, plus tard, des observations analogues de corps étrangers du cristallin, de la choroïde qui ont pu s'enkyster et de-
meurer ainsi pendant des années et même jusqu'à 17 ans, sans
amener le moindre trouble, ni la plus petite réaction inflammatoire.

Malheureusement ce ne sont la que des faits trop rares, et on
pourrait dire des curiosités pathologiques. Dans l'immense
majorité des cas, au contraire, les corps étrangers de la cornée
donnent lieu à une réaction très-vive et immédiate, surtout dans
les observations de fragments métalliques irréguliers, angu-
leux et faisant saillie à la surface du globe de l'œil; le blessé se
présente alors constamment au chirurgien avec un bandeau sur
l'œil, afin d'éviter l'impression de la lumière qui lui est insupportable ; les paupières sont souvent contracturées, et le moindre mouvement de celles-ci occasionne au patient les plus vives
douleurs. Il les rapporte d'ailleurs, de la manière la plus nette,
à la sensation d'un corps étranger situé dans une position fixe,
et qui correspond précisément au summum de la douleur en
un point toujours le même. Il y a habituellement un calme
relatif pendant le repos de l'organe et l'immobilité des pau-

pières. Si l'on passe alors à l'examen local, les symptômes sont non moins caractéristiques, et variables d'ailleurs suivant l'époque à laquelle remonte l'implantation du corps étranger. Si l'accident n'a eu lieu que depuis quelques heures, le seul symptôme appréciable consistera dans une injection périkératique médiocrement développée ; uniformément répartie si le corps occupe le centre de la cornée; plus marquée au niveau de la partie qu'il occupe, s'il est périphérique. Cette vascularisation perikératique affecte une forme, impossible à bien dépeindre, qui n'est ni celle de l'iritis, ni celle des kératites ordinaires, mais qu'on n'oublie pas quand on l'a vue plusieurs fois, et qui suffit souvent pour faire affirmer l'existence d'un corps étranger de la cornée, alors même qu'on n'a pas encore reconnu sa présence. Dans les cas, en effet, où le corps étranger est assez gros pour être vu à l'œil nu, et de coloration foncée, le diagnostic ne saurait être douteux ; mais il est d'autres circonstances dans lesquelles il faut beaucoup d'habitude et d'attention de la part de l'observateur armé de la loupe, pour pouvoir en constater l'existence. Parfois même, il sera obligé de joindre aux précautions précédentes, l'emploi de l'éclairage oblique. Le corps étranger sera ainsi parfaitement visible, en même temps que le chirurgien pourra se rendre un compte exact de la profondeur à laquelle il a pénétré et des altérations qu'il aura déterminées dans le tissu cornéen. Celles-ci, dans les premières heures, seront à peine appréciables et consisteront uniquement dans un léger trouble, dans une très-légère infiltration de la région circonvoisine. Mais peu à peu d'autres symptômes apparaîtront: le lendemain et les jours suivants, en même temps que l'injection périkératique augmentera d'intensité et prendra une teinte vineuse plus prononcée, on verra se développer autour du corps étranger comme un petit anneau blanchâtre, constitué d'abord par une simple augmentation du trouble de la cornée, mais qui ne sera bientôt autre qu'un foyer de suppuration. Nous assisterons donc ainsi à la formation d'un abcès de la cornée d'origine traumatique. Il est toutefois un symptôme, qui n'existe que dans les cas d'incrustation de paillette de fer, et qui a une grande importance diagnos-

tique : nous voulons parler de cette coloration brune particulière de l'infiltration cornéenne, et qui est produite par l'oxyde
de fer.

Les observations suivantes nous donneront une idée parfaitement nette des différents degrés que nous avons admis et que
nous venons de décrire.

OBS. XXII. — Corps étranger de la cornée gauche (paillette de fer).
Infiltration avec léger trouble de cette membrane. — Extraction du
corps étranger.

M. L..., 24 ans, 146, rue de Vanves, se présente le 4 septembre 1876
à la consultation du D<sup>r</sup> Galezowski. Il nous raconte que le 2 septembre dans la soirée, il a reçu une paillette de fer dans l'œil, et
que depuis ce moment il a été obligé de suspendre son travail à cause
de douleurs tellement vives qu'il n'a pu reposer la nuit précédente.
Il ne peut absolument pas supporter l'impression de la lumière.
L'examen local montre une très-forte injection perikératique, d'un
rouge vineux très-accentué ; et l'existence au centre de la cornée
d'une petite paillette de fer de 1 à 2 millimètres de diamètre environ. Tout autour de ce corps étranger, dans une étendue à peu près
de 4 millimètres, et disposée concentriquement, existe une légère
infiltration de la cornée, d'un blanc grisâtre et plutôt nuageuse que
réellement trouble. Traitement : extraction du corps étranger avec
l'aiguille à cataracte ; application de compresses d'eau froide sur
l'œil.

OBS. XXIII. — Corps étranger de la cornée droite (paillette de fer).
Abcès consécutif. Extraction du corps étranger.

M. Ch..., 22 ans, ouvrier demeurant à Grenelle, se présente le
10 août 1876 à la consultation de l'Hôtel des Invalides. Cet homme
nous dit qu'il y a une dizaine de jours il a reçu dans l'œil droit une
paillette de fer. Il n'a d'abord pas fait grande attention à cette lésion
qui est habituelle dans son métier ; mais quelques jours après l'œil
commença à rougir et des douleurs assez marquées survinrent principalement pendant la nuit. Il a été obligé de suspendre son travail
il y a deux jours ; et comme il s'aperçoit que le mal va constamment
en augmentant, il s'est décidé à venir demander des soins. Nous
trouvons, en effet, une très-forte injection périkératique, avec teinte
vineuse accentuée. De plus, le centre de la cornée est le siége d'un
abcès assez étendu, à peu près régulièrement circulaire et mesurant
3 millimètres de diamètre environ ; au milieu de la coloration d'un
blanc grisâtre caractéristique de la formation du pus, on remarque

un corps étranger noirâtre qu'on reconnaît facilement pour être un morceau de fer, et qui est entouré lui-même d'une petite zone brune résultant du mélange avec le pus de l'oxyde de fer formé au contact de ce métal. Traitement : extraction du corps étranger avec l'aiguille à cataracte; instillation de 4 gouttes dans l'œil du collyre au sulfate neutre d'atropine; application de 6 sangsues à la tempe droite, et de compresses sur l'œil trempées dans une solution chaude d'extrait de belladone et de jusquiame; porter des conserves teinte fumée; suspendre tout travail.

Jusqu'à présent, nous ne nous sommes occupé que des corps étrangers superficiels de la cornée; nous devons dire quelques mots maintenant de ceux qui sont implantés profondément et des symptômes spéciaux qui les caractérisent. Un fait, qui pourrait paraître inadmissible au premier abord, mais qui est cependant parfaitement exact et d'ailleurs très-facile à expliquer, est celui-ci : les corps étrangers profondément incrustés et comme enfouis dans les lames de la cornée, produisent des douleurs beaucoup moins vives que les corps étrangers superficiels. Cette proposition est vraie d'une manière générale, mais à la condition toutefois que ces corps étrangers soient assez petits pour ne point faire saillie à la surface de la membrane transparente, sans quoi ils rentreraient sous ce rapport dans la classe précédente. Ce qui explique, en effet, l'acuité moindre des douleurs dans les observations de corps étrangers profonds, c'est que, ne formant point ordinairement de saillie à la surface du globe de l'œil, ils ne sont point constamment mis en mouvement par le clignement des paupières, et par suite le traumatisme est en réalité moindre. Mais cet avantage est bien compensé et au delà par les inconvénients qui peuvent malheureusement en résulter. Les blessés, en effet, n'éprouvant que des douleurs facilement supportables, ne se préoccupent pas trop de leur état; ils continuent leurs travaux, et si la réaction inflammatoire ne prend pas une forme aiguë, leur attention n'est éveillée que par la formation d'un abcès profond communiquant le plus souvent avec la chambre antérieure. Car le symptôme par excellence des corps étrangers profonds de la cornée, est la constatation de l'hypopion. L'observation suivante va nous en fournir un exemple.

Obs. XXIV. — Corps étrangers profonds de la cornée droite (morceau de marbre). Abcès central avec hypopion. Extraction des corps étrangers.

M. L..., 25 ans, 153, rue de Vaugirard, se présente le 4 septembre 1876 à la consultation du Dr Galezowski. Cet ouvrier nous rapporte que le 31 août, pendant qu'il était occupé à tailler un bloc de marbre, il avait subitement ressenti une douleur dans l'œil droit, mais momentanée et qui ne l'avait point empêché de continuer son travail. Mais le 3 septembre, il commença à souffrir beaucoup, et tout sommeil pendant la nuit fut impossible. L'examen local donne les résultats suivants : très-forte injection périkératique, étendue à tout le pourtour de la cornée; un abcès de la grosseur d'un grain de chènevis occupe le centre de cette membrane; une couche de plus de 2 millimètres de hauteur remplit la partie inférieure de la chambre antérieure. Au moyen de la loupe on distingue au milieu de l'abcès trois très petits fragments de marbre, complètement invisibles à l'œil nu. Les douleurs persistent encore avec une grande intensité, moindre cependant que la nuit précédente. La photophobie est extrême. Traitement : extraction des corps étrangers avec l'aiguille à cataracte; application de 6 sangsues à la tempe droite; instillation de 4 gouttes par jour dans l'œil du collyre au sulfate neutre d'atropine; compresses chaudes d'extrait de belladone et de jusquiame en permanence sur les paupières. Repos absolu de l'organe. Conserves teinte fumée en forme de coquille.

*Diagnostic.* — Il sera le plus ordinairement très facile, en se basant sur les symptômes que nous venons de passer en revue, de porter le diagnostic de corps étranger, surtout quand celui-ci aura des dimensions suffisantes pour être reconnu à l'œil nu. Dans le cas contraire, la combinaison de l'éclairage oblique et de l'examen direct à l'aide d'une forte loupe, de 2 pouces 1/2 environ, permettra toujours de reconnaître la nature de ce corps étranger, et son ablation viendra lever tous les doutes. Nous croyons cependant devoir citer l'observation suivante, dans laquelle nous avons cru, au premier abord, avoir affaire à un corps étranger, et où le diagnostic n'a pu être posé qu'à l'aide des procédés indiqués plus haut : il s'agissait d'un de ces kystes ou tumeurs séreuses de la lame élastique antérieure de la cornée, sur lesquelles Bowmann et Desmarres ont attiré l'attention.

Obs. XXV. — Kyste séreux de la lame élastique antérieure de la cornée, simulant un corps étranger de cette membrane.

M. C..., sergent invalide, 70 ans, se présente le 12 août 1876 à la visite pour une ulcération épithéliale de la joue droite. En examinant ce malade, nous remarquons sur l'œil gauche une petite saillie qui attire immédiatement notre attention et que nous croyons être un corps étranger. Mais, comme il n'y a point la moindre trace d'injection périkératique, pas de douleurs, pas d'infiltration cornéenne autour; et que d'ailleurs ce sergent nous affirme n'avoir rien reçu dans l'œil, nous y regardons plus attentivement et à l'aide de la loupe. Nous voyons ainsi qu'il s'agit d'une petite tumeur de la grosseur d'une tête d'épingle, vésiculeuse, blanchâtre et faisant une saillie de 2 millimètres à la partie inférieure et externe de la surface de la cornée. Cette tumeur nous paraît due au soulèvement de la membrane élastique antérieure, et nous portons le diagnostic de kyste de cette membrane. Comme d'ailleurs il n'en est jamais résulté la moindre gêne, et que le malade ne peut même pas nous fixer l'époque de sa formation, nous croyons prudent de n'y point toucher et nous ne lui en faisons même pas la proposition.

Une circonstance dans laquelle le diagnostic de corps étranger pourrait soulever les doutes, est celle-ci : un homme se présente au chirurgien avec un abcès de la cornée, consécutif à l'implantation d'un corps étranger, mais ce dernier à été entraîné par la suppuration. La question est alors de savoir s'il s'agit d'un abcès spontané de cette membrane ou d'un abcès symptomatique : sur qui fonder le diagnostic différentiel, et comment se prononcer ? Dans la plupart des cas, les commémoratifs et l'âge du sujet permettront d'arriver à une conclusion certaine. S'il s'agit, en effet, d'un ouvrier travaillant le fer ou le cuivre et chez lequel les accidents inflammatoires du côté de la cornée ont débuté subitement, il y a tout lieu de supposer qu'on est en présence d'une lésion traumatique. De plus, l'âge du blessé sera toujours d'un grand poids, car les abcès spontanés se rencontrent ordinairement chez les enfants et particulièrement dans les cas de constitution lymphatique. Il pourra se présenter certainement des observations dans lesquelles toute affirmation devra être suspendue; mais comme heureusement le mode de traitement est identique dans les deux hypothèses, il ne s'agit en somme que d'une question purement théorique; aussi ne nous arrêtera-t-elle pas plus longtemps, et nous allons passer de suite à l'étude des complications des corps étrangers de la cornée.

*Complications et pronostic.* — Il est bien évident, que si les corps étrangers sont enlevés immédiatement ou quelques heures seulement après le traumatisme, il n'en résulte aucune complication, à la condition cependant qu'ils ne soient pas trop profonds, car, dans ces cas, comme nous le verrons tout à l'heure, leur extension peut être la cause d'accidents. Mais on peut dire, d'une manière générale, que ceux qui sont superficiels et qui ne séjournent pas longtemps dans l cornée n'entraînent à leur suite aucun trouble de la vision.

Quand ils restent plusieurs jours implantés, ils provoquent habituellement de la suppuration et la formation d'un abcès ; mais on a pu voir, à propos de la symptomatologie, que nous ne regardions point cette formation comme une complication des corps étrangers. Elle en est la conséquence presque fatale, si l'intervention n'a pas lieu assez hâtivement ; et c'est pour ce motif que nous avons cru devoir classer les abcès au nombre des symptômes.

Nous rapporterons à trois chefs principaux ces complications : le premier comprendra celles qui surviennent au moment de la réaction inflammatoire ; le second, les conséquences de ces inflammations elles-mêmes ; enfin, nous ferons une troisième classe des accidents qui peuvent résulter du traitement même le mieux dirigé.

Dans la première catégorie, nous trouvons l'inflammation de l'iris. Cette complication n'est pas très-fréquente, puisque sur les 142 cas de corps étrangers de la cornée que nous avons relevés, nous voyons notéé 4 fois seulement l'iritis ; ce qui donne une proportion de 2,816 pour 100, et ce qui revient à dire qu'il y a environ 3 cas d'iritis sur 100 observations de corps étrangers cornéens. Cette rareté relative s'explique d'ailleurs par les deux considérations suivantes qui nous sont fournies par l'expérience clinique : ce n'est ordinairement qu'après un certain temps de séjour du corps étranger dans la membrane transparente qu'on voit se développer l'iritis ; et en second lieu, cette inflammation accompagne surtout les corps étrangers

profondément implantés et très-voisins de la chambre antérieure; or, ces deux considérations se trouvent rarement réunies, car l'ablation immédiate des corps étrangers est de règle
aussitôt après la constatation de leur présence; et de plus, les
corps étrangers 'profondément situés constituent l'exception,
arrêtés qu'ils sont le plus souvent par la membrane élastique
de Bowmann. Il ne faudrait cependant pas faire de ces conditions une règle sans exception, car parfois l'iritis débute au bout
de vingt-quatre ou de quarante-huit heures. Dans l'observation
suivante, deux signes certains pouvaient faire affirmer le début
de l'inflammation de l'iris après vingt-quatre heures seulement
de séjour du corps étranger.

Obs. XXVI. — Corps étranger de la cornée droite (paillette de fer).
Iritis au début. Extraction du corps étranger.

M. Ra..., 17 ans, 268, rue du faubourg Saint-Honoré, ciseleur sur
acier, se présente le 7 septembre 1876 à la consultation du Dr Galezowski. Il nous rapporte que hier soir en travaillant, il a reçu une
paillette de fer dans l'œil droit, et qu'il n'a pu reprendre son travail
ce matin. L'examen local montre à la partie inférieure de la cornée
droite une petite paillette de fer d'un millimètre de diamètre environ,
bien caractérisée par sa coloration noire et son aspect métallique. Il
n'y a pas autour la moindre infiltration de la cornée. Injection périkératique généralisée, d'une teinte lie de vin assez accentuée. Mais
ce qui frappe surtout, c'est l'état de la pupille dont le diamètre est
environ moitié plus petit que celui du côté opposé, de plus, la coloration de l'iris est un peu modifiée et plus terne. Douleurs et photophobie cependant peu marquées. Le corps étranger est profondément
et solidement incrusté, ainsi que le prouve l'extraction qui en est
faite immédiatement avec l'aiguille à cataracte. Application d'eau
fraiche sur l'œil.

Dans d'autres cas, l'affection paraît suivre une marche régulière, et la période inflammatoire ne présente aucun symptôme
anormal. Le corps étranger, qui a déterminé autour de lui une
petite zone de suppuration, a été éliminé spontanément ou enlevé par la main du chirurgien, et tout semble indiquer une
guérison rapide. Mais, il n'en est rien, et l'on voit peu à peu
la perte de substance de la cornée, au lieu de tendre à la cicatrisation, s'accroître en profondeur et en surface, et donner

naissance à une ulcération dont la guérison exigera le plus
souvent un traitement très-long et n'aura lieu que par la formation d'un leucôme. La fréquence d'une pareille complication est sensiblement la même que celle des inflammations de
l'iris, puisque nous trouvons mentionnés, sur le même nombre d'observations de corps étrangers de la cornée, 3 cas d'ulcérations consécutives, dont 1 vasculaire ; et un quatrième fait
d'ulcération avec infiltration cornéenne et synéchies postérieures. Nous avons observé dernièrement encore un fait identique chez un ouvrier de 42 ans, qui s'est présenté le 15 août à
la clinique de l'Hôtel des Invalides, et dont nous résumerons
ainsi l'observation.

Obs. XXVII. — Corps étranger de la cornée gauche (paillette de
fer) depuis 20 jours. Tentative d'extraction immédiate inutile à l'Hôpital Necker. Abcès central avec ramollissement et ulcération de la
cornée autour du corps étranger. Atrésie considérable de la pupille
avec synéchies postérieures. Très-forte injection périkératique.
Extraction du corps étranger le 15 août avec l'aiguille à cataracte.
Ouverture de la chambre antérieure et sortie de l'humeur aqueuse.

Une conséquence possible de ces ulcérations secondaires,
qu'on voit principalement chez les enfants, et dont M. Cunier
nous paraît avoir donné le premier la véritable explication, est
la production du strabisme convergent. Pour cet savant ophthalmologiste, la déviation du globe de l'œil en haut et en dedans
n'est pas due, comme on l'a cru longtemps, à la taie elle-même,
mais uniquement à la photophobie extrême qui résulte de l'ulcération; le patient tournant instinctivement son œil en haut
et en dedans pour le mettre ainsi à l'abri du contact de la lumière.

Mais, fort heureusement, ces complications sont exceptionnelles et ne surviennent qu'à la suite du trop long séjour du
corps étranger dans l'épaisseur des lames de la cornée.

Quant aux leucômes et aux opacités suffisamment développés
pour gêner la vision, ils se présentent encore bien plus rarement, puisque sur 142 cas, nous avons noté deux fois la présence
d'un leucôme, exactement central, une fois seulement.

Enfin, nous devons dire un mot des complications qui peuvent résulter du traitement, et qui sont le fait, non pas du chirurgien, mais de la difficulté d'extraction du corps étranger lui-même, qui, toujours dans ces - cas, est très-profondément situé. La première, que nous avons constatée une fois, et dont l'observation XXVII nous a fourni un exemple, consiste dans l'ouverture, au moment de l'extraction du corps étranger, de la chambre antérieure et dans la sortie de l'humeur aqueuse avec affaissement de la cornée. Ces cas ne s'observent que pour les corps étrangers profondément implantés dans la membrane de Descemet, et sont d'ailleurs sans la moindre gravité.

Une autre complication, dont nous n'avons point du reste observé de cas, peut résulter de la chute du corps étranger dans la chambre antérieure, au moment où le chirurgien cherche à le saisir avec une pince ou à le faire basculer avec la pointe de l'aiguille à cataracte. Ce contre-temps est toujours fâcheux, et nécessite une intervention spéciale sur laquelle nous aurons à nous étendre à propos du traitement.

Enfin, nous avons observé un cas de blessure du cristallin pendant l'extraction d'un corps étranger de la cornée, qui donna naissance à une cataracte traumatique. Nous allons citer cette observation tout au long à cause de son importance ; elle nous montrera en même temps toutes les difficultés avec lesquelles peut se trouver aux prises dans la pratique le chirurgien même le plus adroit.

OBS. XXVIII. — Corps étranger de la cornée gauche (paillette de fer) implanté dans la membrane de Descemet. Blessure du cristallin pendant l'extraction. Cataracte traumatique consécutive.

M. J..., 17 ans, demeurant à la Chapelle, se présente le 16 août 1876 à la consultation du Dr Galezowski. Trois jours auparavant, dans la soirée du 13, il a reçu une paillette de fer dans l'œil gauche, et depuis ce temps il n'a pu reprendre son travail. L'examen local montre, en effet, à la partie interne de la cornée gauche, à son union avec la sclérotique, et correspondant à peu près au grand diamètre horizontal, une petite plaie linéaire par laquelle a pénétré le corps étranger, qu'on retrouve très-nettement sous forme d'un point noir à quelques millimètres de l'ouverture d'entrée. Celui-ci a cheminé ainsi obliquement dans l'épaisseur des lames de la cornée, pour aller finalement se fixer dans la membrane de Descemet. Le trajet qu'il a suivi est très-facile à reconnaître, délimité qu'il est par une opacité linéaire partant de la plaie d'entrée et allant aboutir à la particule métallique. Injection périkératique, très-développée, d'un rouge vineux accentué, avec douleurs périorbitaires très-violentes. M. Galezowski prévient que l'extraction du corps étranger présentera de grandes difficultés, et pour ce motif dit au blessé de revenir le lendemain 17 août, jour d'opération. En attendant, le traitement suivant est prescrit : application de 6 sangsues à la tempe gauche; instillation de 4 gouttes par jour dans l'œil du collyre suivant : sulfate neutre d'atropine 10 centigrammes, eau distillée 10 grammes. Compresses d'eau fraiche en permanence sur l'œil. Le lendemain 17 août, l'extraction est pratiquée. M. Galezowski eut recours au procédé suivant : il commença par introduire de la main gauche à l'union de la cornée et de la sclérotique la lame d'un couteau lancéolaire courbe qu'il fit pénétrer jusque derrière le corps étranger, dans l'intention de s'en servir comme point d'appui et d'empêcher la chute de celui-ci dans la chambre antérieure. En même temps de la main droite, armée d'un bistouri très-pointu, il incisa d'avant en arrière la cornée dans la direction du corps étranger. Mais à ce moment, un mouvement brusque du patient détermina la sortie d'une partie notable de l'humeur aqueuse, et il fallut retirer le couteau lancéolaire. M. Galezowski chercha bien alors à saisir directement la paillette de fer avec une pince très-fine, mais il ne put y parvenir Ayant alors attendu quelques minutes le rétablissement de la chambre antérieure par la sécrétion de l'humeur aqueuse, il introduit de nouveau son couteau lancéolaire par l'incision première en arrière de la cornée, et est cette fois assez heureux pour pouvoir extraire le corps étranger avec la pointe du bistouri. Mais, au moment où le couteau lancéolaire fut retiré, une petite portion de l'iris s'engagea dans la plaie, et la réduction en fut impossible. L'excision immédiate de l'iris hernié est pratiquée. Eau froide sur l'œil et instillation de 4 gouttes par jour du collyre à l'atropine. Compression du globe oculaire.

Le 21 août, 4 jours après l'opération, Jaudot se présentait à la consultation avec une cataracte molle, d'un blanc laiteux, à peu près complète, et ayant même de la tendance à envahir la chambre antérieure par suite de son énorme développement.

Nous arrêterons là cette observation, dont nous reparlerons d'ailleurs à propos des traumatismes du cristallin, mais nous ne saurions trop insister sur son importance pratique.

De l'ensemble des considérations dans lesquelles nous venons d'entrer, il est facile de tirer des conclusions touchant le **pro-nostic des corps étrangers de la cornée**. On peut dire, d'**une manière générale**, qu'il est excessivement bénin ; et que, d'**au-tre part**, les complications à redouter ont d'autant moins de chance de survenir que le corps étranger est moins profondé-ment incrusté, et qu'il reste moins longtemps dans l'épaisseur de la cornée. Enfin, dans tous les cas de pénétration jusqu'au niveau de la membrane de Descemet, il ne faudra jamais ou-blier, afin de mettre sa responsabilité à couvert, de prévenir le blessé des difficultés de l'extraction et des accidents qui peu-vent en être la conséquence.

*Traitement.* — Ces précautions prises, il ne reste plus qu'à aborder la question pratique par excellence, c'est-à-dire l'étude du traitement des corps étrangers de la cornée : que nous divi-serons en deux grandes classes, le traitement prophylactique et le traitement curatif.

La prophylaxie, en effet, ne nous paraît point avoir préoc-cupé suffisamment les ouvriers qui passent leur existence à manier les métaux tels que le fer et le cuivre, pas plus que les directeurs de ces grandes manufactures. Et cependant, quand il s'agit de la vue, la question vaut bien qu'on s'en oc-cupe. Pourquoi ne pas exiger de chaque ouvrier exposé, par le genre spécial de travail qu'il exécute, à cette espèce de trau-matisme, le port de conserves capables d'arrêter les corps étran-gers et de protéger ainsi le globe de l'œil ? Encore, quand les particules métalliques s'arrêtent dans l'épaisseur de la cornée, les inconvénients sont relativement d'une importance médio-cre, et le blessé en sera quitte le plus souvent pour quelques jours de repos : la vision sera rarement compromise. Mais quand nous verrons plus tard tous les accidents qui peuvent survenir à la suite de la pénétration de ces corps étrangers dans les membranes profondes du globe de l'œil ; quand nous saurons que l'organe blessé est presque fatalement perdu, et que souvent, si l'intervention chirurgicale a lieu trop tard, l'autre œil peut devenir le siége d'altérations irrémédiables, on comprendra mieux, sans doute, toute l'importance de la ques-tion qui nous occupe actuellement. Aussi, croyons-nous pou-

voir affirmer que le nombre des aveugles diminuerait sensiblement si les prescriptions, dont nous réclamons l'exécution,
étaient rigoureusement suivies dans toutes les grandes usines
et dans les ateliers importants.

Toutefois, nous ne devons pas oublier que nous nous sommes,
dans le cours de ce travail, placé au point de vue pratique; et
qu'en conséquence nous aurons le plus habituellement, non
pas à donner des conseils, mais à intervenir pour le fait accompli. En un mot, nous devons maintenant voir devant nous un
blessé qui vient réclamer nos soins, et nous poser la question
de savoir quel est le traitement curatif à instituer.

Dans tous les cas de corps étranger de la cornée, la première indication, l'indication capitale est d'enlever le corps
étranger, quelles que soient les difficultés que puisse présenter
son extraction; c'est là une règle formelle et dont il ne faut
jamais se départir.

On a conseillé pour atteindre ce but différents moyens; et
certains auteurs ont proposé de se servir d'un fort aimant pour
l'extirpation des paillettes de fer et des morceaux d'acier. Quelques-uns ont même été jusqu'à vouloir dissoudre ces particules
métalliques à l'acide de collyres iodurés. Nous ne nous arrêterons point à discuter la valeur de pareils procédés, dont le
temps a fait justice, et nous passerons de suite à l'étude des
modes de traitement réellement pratiques.

On a pu voir, par les travaux, que nous avons mentionnés
en tête de ce chapitre, combien cette question du traitement avait
toujours fixé l'attention des praticiens; les conclusions qui
vont suivre ne seront que le résumé de toutes ces recherches.

Et d'abord l'extraction des corps étrangers doit toujours être
pratiquée avec l'aiguille à cataracte. Pour ce qui est de la position respective de l'opérateur et du patient, les opinions varient
avec les différents auteurs, et suivant qu'ils ont ou non à leur
disposition un aide sur lequel ils peuvent compter.

Quand l'opérateur est seul, dit M. Wecker, il doit faire asseoir
le blessé devant lui, en face d'une fenêtre bien éclairée, la tête
appuyée contre une chaise ou contre un mur; et écarter lui-
même les paupières avec le pouce et l'index de la main gauche,

en fixant l'œil par une légère compression, tandis que de la main droite il tient l'aiguille à cataracte.

Quand le chirurgien a un aide à sa disposition, ce qui est indispensable dans les cas d'indocilité de la part du patient, M. Wecker l'engage à faire écarter les paupières par l'aide au moyen des élévateurs, tandis qu'il fixe lui-même le globe de l'œil avec une pince à fixer tenue de la main gauche, la droite armée de l'aiguille.

M. Fano, dans l'aticle que nous avons cité plus haut, s'est occupé plus particulièrement de l'extraction des corps étrangers de très-petit volume, et à peine visibles à l'œil nu ; les règles pratiques qu'il a données se résument ainsi. Il veut que le patient soit assis sur une chaise basse, et qu'il soit placé non pas en face, mais perpendiculairement à une fenêtre, l'œil blessé tourné de profil vers celle-ci, de manière à éviter tout reflet. Mais le point essentiel, et celui sur lequel il insiste tout spécialement, est le suivant : les yeux du chirurgien doivent être armés des lunottes pourvues de verres convexes n° 10 ; de telle façon que sa tête, étant à une distance de 6 pouces environ de celle du blessé, n'intercepte point l'arrivée des rayons lumineux, et que les lunettes jouent le rôle de loupes par rapport au corps étranger, qui paraît ainsi beaucoup plus gros.

Nous avons expérimenté par nous-même ces différents procédés, mais celui de tous auquel nous donnons la préférence, celui que nous recommandons tout particulièrement aux praticiens, est le suivant, que M. Galezowski met journellement en pratique, et qui convient pour tous les cas de corps étrangers situés en avant de la membrane de Descemet. Il exige, il est vrai, la présence d'un aide ; mais il est bien peu de circonstances dans lesquelles le chirurgien se trouvera absolument seul ; et d'ailleurs, au besoin, un blépharostat suffira pour écarter les paupières, et l'opérateur aura ainsi ses deux mains complètement libres. Voici comment procède M. Galezowski : le sujet est placé sur une chaise, en face d'une fenêtre bien éclairée ; derrière la chaise se place l'aide qui appuie contre sa poitrine la tête du patient en même temps qu'il maintient les paupières écartées à l'aide des doigts simplement, ce qui demande une certaine habitude, ou avec les élévateurs s'il n'est pas exercé. Le chirurgien placé en face du blessé, regarde le corps étranger au moyen d'une forte loupe de 2 pouces ou 2 pouces 1/2 tenue de la main gauche, tandis que de la main droite il se sert de l'aiguille à cataracte pour en opérer l'extraction.

C'est là certainement un procédé très-pratique et qui permet, en raison même du grossissement, d'agir toujours avec sécurité et sans crainte d'érailler inutilement la cornée, en grattant avec l'aiguille là ou n'est pas le corps étranger.

La substitution à la loupe ordinaire tenue de la main gauche de la loupe dite des horlogers, aurait l'avantage de laisser libre la main gauche, qui peut être utile, dans certains cas très-difficiles, pour fixer le globe de l'œil au moyen de la pince fixatrice.

Mais ces procédés, qui conviennent parfaitement pour les corps étrangers superficiels ou peu profondément implantés, ne sauraient être applicables dans les cas, heureusement assez rares, où ceux-ci sont très-profondément incrustés et susceptibles de tomber dans la chambre antérieure au moment des tentatives d'extraction. Le procédé décrit pour la première fois par Desmarres père est alors le seul à employer. Il consiste à traverser la cornée avec une aiguille à paracentèse derrière le corps étranger, de manière à servir de point d'appui à ce dernier ; et à inciser la cornée avec un couteau à cataracte jusqu'au corps étranger qu'on entraîne avec la pointe de cet instrument ou qu'on saisit avec une pince très-fine.

Il est enfin des circonstances où, malgré toutes ces précautions, le corps étranger tombera dans la chambre antérieure ; quelle sera alors la conduite à suivre ? Comme dans ces cas, il y a toujours, au moment de la chute du corps dans la chambre antérieure, une sortie abondante de l'humeur aqueuse et une diminution assez notable de la capacité de la chambre antérieure, il faut attendre quelques minutes que celle-ci ait eu le temps de se remplir à nouveau. On fera alors avec une aiguille à paracentèse une ponction de 3 à 4 millimètres dans le point de la cornée le plus rapproché du corps étranger ; et ou retirera par un mouvement brusque l'instrument. A ce moment, il y aura une nouvelle et brusque sortie de l'humeur aqueuse, qui entraînera le plus habituellement le corps étranger. Sinon, il restera un seul parti à prendre, et qui consistera dans l'excision de la partie de l'iris sur laquelle est appliqué le corps étranger. Cette excision de l'iris est indispensable, car si l'on veut chercher à saisir le corps étranger sans attirer l'iris au-dehors, on échouera constamment.

Une fois cette première indication de l'extraction du corps étranger remplie, quel devra être le traitement complémentaire ? Si le corps étranger a été enlevé dans les premières heures qui suivent son implantation dans la cornée, et que d'ailleurs il soit superficiel, il suffira de conseiller au blessé des applications d'eau fraîche sur l'œil. Si l'on a eu affaire à un corps étranger profond, avec ouverture de la chambre antérieure, il faudra aux indications précédentes ajouter une légère compression du globe de l'œil.

Si le sujet se présente à une époque où les symptômes inflammatoires sont déjà très-développés, avec un abcès ou une iritis, il faudra recourir d'emblée aux antiphlogistiques, et particulièrement aux applications de sangsues à la tempe correspondante à l'œil blessé ; au collyre au sulfate neutre d'atropine ; et aux compresses chaudes d'extrait de belladone et de jusquiame. La paracentèse de la cornée pourra quelquefois rendre de très-grands services dans les cas d'abcès profonds avec hypopion.

Si des synéchies postérieures existent déjà au moment où le blessé vient demander conseil, il ne faudra pas hésiter à chercher à rompre les adhérences de l'iris en employant des collyres avec sulfate neutre d'atropine 10 ou 15 centigrammes, même 20 quelquefois et eau distillée 10 grammes, dont on instillera 4 ou 5 gouttes par jour dans l'œil.

S'il résulte de la présence des corps étrangers des ulcérations rebelles de la cornée, les compresses trempées dans des solutions chaudes stimulantes, telles que l'infusion de camomille, devront être appliquées en permanence sur les paupières, et les douches de vapeur trouveront leur indication la plus précise.

Quant aux taies et aux leucômes, leur traitement ne pourra être malheureusement que palliatif le plus ordinairement, et la seule intervention chirurgicale consistera dans le tatouage et la formation d'une pupille artificielle, dans les cas d'opacités centrales. La première opération aura pour but de parer à la difformité, et la seconde de rétablir la vision.

Il est une classe d'affections de la cornée, qui rentrent jusqu'à un certain point dans les affections traumatiques, ou qui du moins ont de grands rapports avec ces dernières ; nous ne pouvions les passer sous silence. Ce sont : les kératites granuleuses, forme si caractéristique au point de vue symptomatique, et qui résultent du frottement continuel des granulations à la surface de la cornée ; les kératites qui surviennent à la suite de déviation des cils, et qui constituent ce qu'on est convenu de désigner en ophthalmologie du nom de distichiasis, produites également par l'irritation permanente de la cornée par les cils déviés ; enfin les kératites qui ne sont que trop souvent la conséquence de l'ectropion. Nous n'avons cité ces formes spéciales d'altérations de la cornée que pour les écarter de la question qui nous occupe actuellement. Ce qui pour nous, en effet, constitue le caractère essentiel du traumatisme, est le fait d'une lésion résultant d'une action subite, immédiate, momentanée et existant en dehors du sujet atteint. Or, aucun de ces caractères ne se rencontre dans les cas que nous venons d'examiner, où la cause initiale est, au contraire, permanente et agit d'une façon chronique. Ces affections spéciales appartiennent d'ailleurs à une autre série de faits, dont n'avons point à nous préoccuper actuellement.

*Du traumatisme chirurgical de la cornée.*

Nous ne penserions pas avoir été complet dans l'étude des traumatismes de la cornée, si nous ne disions quelques mots au moins de ce qu'on peut appeler le traumatisme chirurgical,

qui ne diffère du traumatisme accidentel que par la manière
intelligente, régulière avec laquelle agit le chirurgien, et par la
perfection des instruments dont il se sert. Nous trouvons là
ce qu'on pourrait appeler le type des blessures de la cornée ; et
nous pourrons voir ainsi avec quelle facilité a lieu la réparation dans tous les cas de plaies parfaitement nettes et non compliquées de contusion ou de la présence de corps étrangers.
Nous admettrons d'ailleurs les grandes divisions que nous
avons établies pour les traumatismes accidentels, et nous rapporterons de même les lésions chirurgicales de la cornée aux
cinq catégories suivantes :

Blessures non pénétrantes de la cornée.

Piqûres de la cornée.

Blessures simples de la cornée.

Blessures de la cornée avec hernie de l'iris.

Corps étrangers de la cornée.

L'abrasion d'une partie plus ou moins étendue de la cornée,
dans les cas d'infiltration superficielle de cette membrane et
d'opacité consécutive, rentrera naturellement dans notre première division. Mais nous devons avouer que cette opération,
vantée surtout par Malgaigne, et applicable seulement aux
opacités tout à fait superficielles, n'a pas souvent donné de résultats bien avantageux ; et qu'habituellement on voit se reproduire l'opacité à la suite d'une réaction plus ou moins vive.
L'amincissement des lames de la cornée fait toujours craindre,
d'ailleurs, le développement d'un staphylôme. Dans tous les cas
où on aura décidé cette opération, il faudra toujours avoir soin
de prévenir le sujet des récidives possibles. Le traitement immédiat consistera dans une compression médiocre du glode de
l'œil, et dans l'application d'eau froide en permanence ; il sera
bon également d'avoir recours aux instillations du collyre à
l'atropine.

Le type des piqûres de la cornée nous est fourni par l'opéra-
ration de la discision dans les cas de cataractes molles, et de
cataractes congénitales incomplètes. Toutes les personnes qui
ont quelque habitude de la pratique ophthalmologique, savent
quelle est la bénignité d'une pareille opération, dont tout le

traitement consiste dans le repos de l'organe pendant quelques jours, dans l'instillation de quelques gouttes du collyre à l'atropine, ét dans des applications de compresses froides quand on a lieu de craindre une réaction trop vive. La plaie de la cornée produite par l'aiguille se réunit en quelques heures, et il est presque toujours impossible de reconnaître plus tard le point par lequel a eu lieu la pénétration.

Les blessures simples de la cornée se rencontrent dans tous les procédés d'opération de cataracte par extraction, pour lesquels l'incision porte sur cette membrane; procédés d'ailleurs préférables sous tous les rapports à celui qui consiste à entamer la sclérotique. L'instrument dont on se sert ordinairement pour pratiquer cette incision est le couteau de Grœfe; aussi les lèvres de la plaie sont-elles d'une netteté remarquable ; et la réunion par première intention, la règle. Nous devons, à ce propos, dire un mot du mode de pansement employé par M. Galezowski pour ce genre d'opération ; pansement auquel il croit devoir attribuer la proportion beaucoup plus grande de succès qu'il a obtenus depuis quelques années, Il consiste simplement dans une compression médiocre du globe de l'œil au moyen d'un petit gâteau de charpie, fixé lui-même à l'aide d'une bande ordinaire formant monocle ; et dans l'application permanente, pendant les quarante-huit premières heures qui suivent l'opération, de compresses d'eau très-fraîche par-dessus le pansement. Des instillations du collyre à l'atropine sont de plus faites toutes les deux heures dans l'œil. Grâce à ces précautions, nous avons rarement vu survenir une réaction inflammatoire très-intense; le plus souvent la réunion de la plaie est complète au bout de quelques jours, et la suppuration est l'exception. Quelquefois, surtout à l'époque des fortes chaleurs, M. Galezowski se contente de l'occlusion des paupières et de leur immobilisation au moyen du taffetas d'Angleterre ; en recommandant toujours l'application permanente d'eau froide par-dessus. Ce pansement, de la plus grande simplicité, est à la portée de tout le monde, donne d'excellents résultats et nous ne saurions trop le recommander.

Quant au type des blessures de la cornée avec hernie de l'iris, nous le trouvons dans l'opération de l'iridectomie pour la création d'une pupille artificielle. Dans ces cas, en effet, une fois l'incision de la cornée faite avec le couteau lancéolaire droit ou courbe, le chirurgien produit lui-même volontairement la hernie de l'iris, qu'il est obligé d'attirer entre les lèvres de la plaie pour en faire l'excision. Et cependant, les conséquences en sont toujours d'une simplicité remarquable ; puisqu'une légère compression, combinée aux applications d'eau froide et aux instillations de gouttes du collyre à l'atropine, suffit pour arrêter la réaction inflammatoire.

Nous en dirons autant des cas dans lesquels le chirurgien introduit lui-même, et de propos délibéré, un corps étranger dans l'épaisseur de la cornée, ou au travers même de cette membrane en forme de séton. Le premier fait, qui se présente assez souvent, dans le tatouage de la cornée, et qui consiste dans l'incrustation de cette membrane avec l'encre de Chine pour masquer les opacités existant en avant de la pupille, détermine rarement d'accidents inflammatoires. Et nous pouvons dire, que si le chirurgien a la patience d'espacer suffisamment les séances et de ne pas trop prolonger chacune d'elles, l'eau froide et l'atropine suffiront dans tous les cas pour prévenir une réaction trop intense. Si, au contraire, il y met trop de précipitation, il pourra en résulter la formation d'abcès et même des symptômes d'iritis, comme nous avons pu le voir chez un jeune homme porteur d'un leucôme central de la cornée droite et qui, pressé de s'embarquer pour le Brésil, voulait absolument être débarrassé de cette difformité avant son départ. Il fallut dans ce cas suspendre les séances et recourir au traitement antiphlogistique.

Enfin, les ophthalmologistes ne se sont pas contentés de pareilles tentatives, et dernièrement M. Wecker, voulant voir jusqu'où pouvait aller la tolérance du globe de l'œil pour les corps étrangers, entreprit une série d'expériences sur ce qu'il appelle aujourd'hui le drainage du globe oculaire. Et ce n'est pas sans quelque étonnement que nous avons pu voir à sa consultation des malades atteints de staphylôme et d'hydrophthalmie, portant depuis une quinzaine de jour un fil d'or au travers de la cornée, à la manière d'un séton, sans qu'il en résultât la moindre inflammation ni la moindre injection périkératique.

Tous ces faits que nous venons de passer en revue, nous prouvent donc suffisamment de quelle utilité peut être une intervention chirurgicale bien dirigée, et nous montrent en même temps la marche à suivre dans les cas de traumatismes accidentels de la cornée.

(*A suivre.*)

---

## KÉRATOSCOPIE.

### Par le Dʳ Cuignet (de Lille).

Je veux montrer pas un exemple très-remarquable jusqu'à quel point l'examen de la surface méridienne de la cornée par le réflecteur seul peut fournir au médecin des renseignements importants et très-précis sur l'état de cette cornée et sur les anomalies de la vision qui en dérivent.

Le 1ᵉʳ septembre se présente avec la demande d'une prolongation de congé de convalescence, un chasseur à cheval ayant obtenu ce congé par suite d'une albuminurie avec hématurie qui avait entraîné une altération prononcée de l'économie. Je voulus voir si la rétine n'avait point souffert de cette maladie qui avait été longue et à rechutes ; quoi que le sujet m'affirmât n'avoir ressenti aucun affaiblissement de vision, je l'examinai à l'ophthalmoscope. Je n'aperçus rien d'anormal au fond de l'œil; mais en recherchant l'état des cornées par le réflecteur seul, je reconnus que l'une et l'autre étaient atteintes d'altérations intéressantes. Je procédai aussitôt à un examen complet et à une démonstration détaillée devant nos nombreux étudiants engagés conditionnels d'un an, afin de les perfectionner dans les procédés et dans les moyens propres à fournir les vérifications anatomiques et fonctionnelles que nécessitent les questions de troubles occulaires.

Donc, en projetant sur les cornées, avec le réflecteur seul,

un disque de lumière rendu diffus et large d'environ **5 à 6 cen**-
timètres par l'éloignement, et en imprimant à ce disque **des**
mouvements tantôt de latéralité et tantôt de rotation, **voici**
ce que je reconnus sur l'une et l'autre cornée, et ce que je **fis**
successivement constater par mes auditeurs et ssistants.

Et d'abord, sur la cornée gauche, dans toute la partie **qui**
recouvre la pupille et qui est très-visible en avant du **disque**
pupillaire rouge et brillant, cette cornée étincelle, par places **ir**-
régulières, d'éclats et de miroitements très-vifs; par d'autres **en**-
droits elle est altérée d'ombres irrégulières qui jouent au milieu
des éclats, les unes et les autres se déformant, se déplaçant,
tournant inégalement et même prenant la place les unes **des**
autres selon qu'on fait mouvoir l'œil ou le miroir, par **consé**-
quent le disque de lumière projetée.

D'après ce seul aspect j'annonce que la vision est affaiblie
dans cet œil et que, probablement, le sujet y a eu mal **antérieu**-
rement. Quoiqu'il le nie, je constate et fais constater de **suite**,
par l'éclairage latéral, que la surface de la cornée est parsemée
de nuages multiples qui sont les traces de kératites pustuleuses
anciennes et récidivées, dont le sujet a souffert dans son enfance.

Ceci n'offre rien de bien particulier, ni de spécialement intéressant. Mais le spectacle de la cornée droite nous a procuré des
résultats, des déductions et des constatations bien autrement
curieuses, d'une analyse complexe, difficile, mais précise,
autant qu'elle doit l'être quand elle s'attache à des phénomènes
physiques.

Sous le miroir cette cornée donne une image confuse et qui
se compose de parties ombrées et de parties éclatantes, en
teintes qui se voient très-bien sur le centre en rapport avec le
fond rouge de la pupille. Mais en procédant avec attention on
ne tarde pas à saisir ce qu'il y a de régulier dans cette irrégularité même du jeu des ombres et des éclats. Ainsi, si l'on fait
tourner le disque de lumière projetée, on s'aperçoit que ces
teintes différentes tournent, non pas dans le sens du mouvement imprimé au disque, mais en sens contraire. En second
lieu, elles tournent régulièrement autour du pôle de la cornée ;

en troisième lieu l'éclat apparaît toujours au même endroit et l'ombre à l'endroit opposé, quelque mouvement que je fasse exécuter à l'œil, ou que j'exécute moi-même. Ce n'est plus le jeu désordonné de la cornée gauche : c'est un jeu régulier, malgré son apparence extraordinaire. Pour l'avoir souvent rencontré et en avoir vérifié ensuite la signification, je sais que ce spectacle spécial de teintes partielles tournant en sens contraire du mouvement suivi par le disque de lumière projetée, correspond ordinairement à de l'astigmatisme.

J'en annonçai la présomption à mes auditeurs et je crus même pouvoir aller plus loin et déclarer que j'indiquerais avec une certitude suffisante quel était le genre d'astigmatisme dont cette cornée était affectée.

Pour cela j'imprimai à mon miroir des petits mouvements directs de haut en bas, de droite à gauche et réciproquement, de manière à porter dans ces sens divers la lumière envoyée par l'instrument. Or, voici ce que je remarquai alors et qui fixa mon opinion sur le genre d'irrégularité donnant lieu à l'aspect spécial de la surface cornéenne. Quand je transportai l'éclairage en travers, l'éclat occupait le côté de la cornée correspondant au centre du disque éclairant ; il avait la forme d'un triangle à sommet situé à la périphérie de l'orifice pupillaire ; au côté opposé se trouvait l'ombre ayant la forme d'un croissant, et enfin j'apercevais, sous cet éclat, des vaisseaux du fond de l'œil tant que je me tenais éloigné et ces vaisseaux s'effaçaient si je me rapprochais du sujet en observation. C'est absolument, dans tous ses détails, l'aspect offert par les cornées myopes ; par conséquent le méridien transversal ainsi observé était myope.

Je m'appliquai ensuite à l'exploration du méridien vertical. Or, quand je transportai l'éclairage de haut en bas, puis de bas en haut directement, l'ombre occupait le côté de la cornée correspondant au centre du disque éclairant ; elle avait la forme d'un épais croissant, elle occupait la périphérie du cercle pupillaire et avait, à son opposé, un vaste triangle étincelant. Enfin, quand j'approchai mon miroir je pus apercevoir, en image droite, la partie du fond de l'œil correspondant aux côtés supérieur et inférieur de la pupille. Ce sont là, ainsi que je l'ai indiqué dans des observations et études précédentes, tous les signes physiques de l'hypermétropie. Donc le méridien vertical était hypermétrope.

Ces conclusions péremptoires basées sur des phénomènes très-délicats d'observation pourront sembler audacieuses ; mais on va voir qu'elles s'appuient d'une manière très-décisive sur les expériences relatives à l'état fonctionnel de la vue.

Et d'abord, la vision de cet œil droit est imparfaite en acuité et en portée, car il ne distingue des signes faits sur le tableau qu'aux 2/3 de la distance à laquelle les vues normales les reconnaissent. Il a donc un déficit de 1/3. De plus il est péniblement impressionné par les vives lumières, et il se fatigue vite dans l'exercice de la vision ; quand il fixe des objets menus pendant quelque temps leur perception se trouble. Pour préciser tout à fait et saisir le caractère défectueux de cet œil je trace à la craie, sur un tableau noir, deux groupes de deux lignes parallèles, les unes verticales, les autres horizontales ; puis, plaçant le sujet à 7 ou 8 pas de distance je lui demande ce que j'ai marqué au tableau. Il me répond que ce sont des lignes et qu'il y en a *une* verticale et deux horizontales. Il se trompe manifestement sur les verticales puisqu'il n'en compte qu'une là où il y en a deux voisines et parallèles ; mais il ne se trompe pas sur les horizontales qui sont également deux, voisines et parallèles. Pourquoi cette erreur sur les verticales ? Evidemment c'est parce qu'il les voit mal. Pourquoi les voit-il mal ? parce qu'il est ou myope, ou hypermétrope dans le méridien chargé de compter les verticales. Lequel de ces deux défauts est-il la cause de son erreur ? J'avais précédemment annoncé que son méridien horizontal était myope. Or, comme c'est lui qui est chargé d'apprécier les verticales, j'en concluais que le défaut de vision rendant les verticales obscures était la myopie. Je ne me trompais pas. En éloignant le sujet le groupe des deux verticales devenait de plus en plus confus ; en les rapprochant il arriva bientôt à les compter toutes les deux. De plus, l'apposition d'un verre concave n° 24 permit aussitôt à mon examiné de compter les verticales avec sûreté. Je ne m'étais donc pas trompé dans ma première appréciation sur la signification des teintes rencontrées sur le méridien transversal de la cornée droite.

Restait à faire la vérification expérimentale du méridien vertical. J'avais annoncé qu'il était hypermétrope. Etait-ce vrai et à quel degré ? Les deux lignes horizontales du tableau ne pouvaient plus être distinguées par le sujet quand on l'éloignait de quelques pas au delà de sa première position. Si, alors on apposait un convexe n° 47, ces lignes pouvaient être comptées de nouveau et le sujet déclarait les voir bien mieux. Toute expérience faite avec des verres contraires, ou avec des numéros positifs plus écartés de celui-là donnait des résultats contraires.

Le méridien vertical de cette cornée, chargé d'apprécier les lignes transversales, était donc hypermétrope. Et pour rendre à la vision des qualités normales d'acuité et de portée, il fallait associer un cylindrique concave n° 24 avec un cylindrique convexe n° 45, à axes en croix.

Cette démonstration commencée, poursuivie et achevée devant de nombreux auditeurs ne laissait aucune place au doute. Il demeurait acquis que l'examen, l'étude et l'appréciation des reflets qui se produisent sur une cornée font reconnaître l'existence d'inégalités de la surface méridienne et en déterminent la nature avec une promptitude, une sûreté, j'ajouterai presque ma précision qui font de ce procédé kératoscopique un moyen très-précieux de diagnostic.

On pourrait aller plus loin encore, ainsi que cela m'est arrivé dans quelques cas. On peut reconnaître par la kératoscopie ainsi faite que le même méridien, horizontal ou vertical, est lui-même inégal, irrégulier, c'est-à-dire qu'il diffère dans sa moitié supérieure d'avec sa moitié inférieure. On le reconnaît à la différence d'aspect que présentent, soit l'ombre, soit l'éclat en haut ou en bas, à droite ou à gauche de chaque méridien principal. J'ai reconnu de ces différences par l'examen au miroir seul chez des individus qui ne corrigeaient pas bien leur astigmatisme à l'aide de verres ordinaires et qui, se déclarant améliorés, s'attachaient encore à regarder à travers leurs verres soit en baissant, soit en relevant la tête, soit en regardant de côté. J'ai compris alors pourquoi, en l'absence de toute autre altération constatable, des sujets regardaient obstinément de côté ; cette préférence dépend, en effet, de l'inégalité entre le haut et le bas, ou entre la droite et la gauche de la cornée et elle se traduit, non-seulement par l'attitude et la difficulté d'avoir des verres absolument correcteurs, mais encore par l'irrégularité de l'image kératoscopique.

Immédiatement après avoir étudié ce sujet, j'examine les yeux de quelques-uns de mes jeunes assistants. Sur l'un je vois l'ombre centrale se porter de haut en bas et de bas en haut, au lieu de tourner régulièrement autour du centre de la cornée ; cela veut dire que l'ombre s'altère et change de disposition en abordant les extrémités du méridien transversal, par consé-quent que ce méridien est différent du vertical et anormal, d'où suit que les objets doivent être mal vus dans leur sens vertical. A 6 pas je présente à ce jeune homme les groupes des lignes verticales et des horizontales : il distingue fort bien les hori-zontales, mais mal les verticales; il est myope pour ces der-nières, qui redeviennent nettes au moyen d'un verre concave.

Je sais qu'en général c'est par l'enseignement clinique que l'on communique aux autres les résultats de sa propre expé-périence et que beaucoup de ceux qui n'ont pas occasion de recevoir directement la démonstration affectent une réserve et même une incrédulité persistantes. Si je ne me trompe, cette réserve et cette incrédulité existent dans le public médical occupé spécialement d'ophthalmologie. Mais je n'en attribue pas la seule cause au défaut de constatation directe. Je la rap-porte aussi à la difficulté du *modus faciendi* qui se trouve accrue par l'habitude que l'on a prise, depuis quelques années, de confectionner des miroirs sensiblement plus creux que ceux dont on se servait il y environ quinze ans. Ces derniers en-voyaient, par réflexion, un disque de lumière large de 5 centi-mètres environ à la distance ordinaire d'examen ophthalmo-scopique ; cette lumière diffuse était plus propre à la perception des ombres formées sur la cornée par sa projection et ses mou-vements; tandis que le miroir actuel projette, à la même

distance, l'image vive et exacte de la flamme de la lampe,
avec son éclat, ses dimensions et sa forme. Or, cet éclat et cette
étroitesse de la lumière projetée rendent la perception de
l'image impossible et ne permettent pas de la mettre en
mouvement par circumduction. Avec le miroir actuel il
faut s'éloigner beaucoup pour avoir un disque de lumière
diffuse et large de 5 à 6 centimètres en tous sens et pour obtenir ainsi les images que j'indique. Que l'on veuille bien employer un miroir moins concave, ou s'éloigner jusqu'à formation d'un éclairage diffus, et l'on apercevra, comme moi et tous
mes élèves, les images kératoscopiques dans leurs variétés,
leurs degrés différents. J'ai depuis trop longtemps l'habitude
des examens ophthalmoscopiques, j'ai trop souvent fait voir à
d'autres les résultats de mon procédé kératoscopique, trop
souvent je les ai vérifiés par les épreuves des verres pour que
je ne sois pas autorisé à déclarer ces résultats tout à fait positifs, utiles et assez faciles à vérifier, si l'on veut bien s'en
donner la peine. Il y a des gens, même des médecins qui
prennent leur maladresse ou leur mauvais vouloir pour d'excel-
lentes raisons.

### MYOPIE FONCTIONNELLE RAPIDE ET TRÈS-PRONONCÉE.

Dans ma pratique de 15 ans, composée de clients civils et de
sujets militaires en grand nombre, je n'ai rencontré que quelques cas de myopie extraordinaire, se produisant très-rapidement sur des sujets adultes ou d'âge mûr, s'exagérant jusqu'à
un degré très-prononcé, se maintenant pendant un temps prolongé, peut-être même indéfini et offrant tous les caractères de
la myopie fonctionnelle élevée, sans aucun des caractères ophthalmoscopiques et matériels de cette anomalie visuelle dans les
yeux qui en ont été atteints. J'ai bien vu des sujets à vision
normale arriver, après quelques efforts, à voir de très-près et à
lire avec des verres concaves nº3, et 4, comme des myopes vrais;
mais ce pouvoir myopique dépendait de leur accommodation
et se trouvait complètement aboli par l'emploi de l'atropine.

Rien de pareil dans les cas dont je parle ; la myopie, avec tous ses caractères fonctionnels, persistait à un degré sensiblement le même après l'annulation de la faculté accommodatrice par l'atropine.

Le premier de ces sujets était un zouave âgé de 29 ans, engagé volontaire à 18 ans, rengagé avec prime, ayant fait toutes ses classes dans sa jeunesse sans être gêné par sa vue et ne portant pas de lunettes ; plus tard, ayant appris et fait tous les exercices militaires, y compris le tir à la cible à 1,000 mètres, sans avoir besoin de lunettes ; s'étant bien conduit dans les campagnes d'Italie et du Mexique. Depuis un ans sa vue baisse de plus en plus ; il a dû cesser même le travail de bureau et ne peut plus accomplir aucun acte de service de nuit et de jour sans des verres concaves. Du premier coup, il a pris le n° 9 ; maintenant il en est au n° 4 pour voir de près et au n° 3 pour distinguer d'un côté à l'autre de la rue. Sans verres, il ne peut absolument pas se conduire dans la nuit ; sans verres, il ne reconnaît son camarade que quand il le touche. L'examen ophthalmoscopique ne corrobore pas un état myopique si accentué, car le fond d'œil est mal vu de loin avec le miroir seul ; il est seulement un peu diffus de près à l'image droite faite avec la lentille n° 10. A l'image renversée, la papille est seulement rapetissée et un peu elliptique, sans aucune atrophie choroïdienne. Ce ne sont évidemment pas là les caractères ophthalmoscopiques d'une myopie si forte, dont la plus grande part revient certainement à son état fonctionnel particulier, isolé, indépendant de l'indice physique de réfraction.

Un deuxième cas fut celui d'un jeune soldat sollicitant l'exemption du service pour myopie. Je ne pus l'examiner à loisir ; mais je constatai qu'il lisait, à 30 centimètres, un texte ordinaire avec des concaves n° 3, qu'il ne distinguait que de très-près et que, cependant, le fond de son œil était emmétrope pour l'ophthalmoscope, c'est-à-dire qu'il n'était distinct ni de près, ni de loin pour le miroir seul, qu'il était très-bien vu à l'image droite avec un n° 10 et que l'image renversée n'offrait aucun des signes matériels de la myopie.

Mais la plus curieuse et la plus complète de ces observations est la suivante :

Le nommé Tesson, sergent au 25ᵉ bataillon de chasseur à pied, âgé de 23 ans et demi, de constitution médiocrement robuste, de tempérament nerveux, servant pour son compte, a toujours joui d'une excellente vue de loin comme de près ; elle avait même une telle portée, qu'il a mis des balles dans la cible à 1,800 mètres et qu'à cette distance il était un des rares observateurs capables de distinguer le drapeau rouge du gris.

Le 8 mars 1876, il s'aperçoit que sa vue subit une diminution ; les lettres de sa théorie lui paraissent troubles et il ne voit plus nettement de loin. En examinant tour à tour chaque œil, il reconnaît que l'œil droit est plus affaibli que le gauche. Quelques jours après, il va au tir et, de cet œil, il n'aperçoit plus la cible à 25 mètres, ni un homme passant à cet distance. L'œil gauche s'affaiblit aussi. Le médecin de son régiment me l'amena le 18 mars, supposant une amblyopie d'origine cérébrale, car il trouve le caractère de ce sous-officier changé et ses manières moins naturelles depuis quelque temps. Ainsi, il paraît souvent ne pas comprendre les questions qu'on lui adresse et il n'y répond qu'avec hésitation, ou même de travers. Il est tantôt attristé et taciturne, tantôt d'une gaîté forcée et loquace. Il y a un dérangement dans son équilibre physique et moral qui n'inquiète pas moins son médecin que l'état des yeux.

Je l'examine immédiatement. De son œil droit, le sujet ne voit pas à quelque distance, mais seulement de près. A l'aide d'un verre concave, n° 12, la vision redevient presque naturelle en acuité et en portée. L'œil gauche est beaucoup moins affaibli dans le sens myopique. Quelques jours après, M. le Dʳ Breton, médecin-major au 25ᵉ bataillon, me ramena son malade. Cette fois, il accuse un affaiblissement tout aussi prononcé de l'œil gauche qui ne récupère la vision à peu près normale qu'à l'aide d'un concave n° 10. Il adopte le verre n° 10 et il continue ainsi son service.

Je le revois au 1ᵉʳ mai. A cette époque, il lui faut un n° 2 pour distinguer à 600 mètres ; il double son n° 10 pour voir plus loin d'un œil ; avec un n° 5, il distingue aux distances plus rapprochées.

Voici quelle est la qualité précise de sa vue :

A 32 centimètres il lit seulement le n° 14 de Jæger ; à 8 centimètres il lit le n° 9. Il ne peut déchiffrer le n° 20 qu'à 1 m. 50 cent. Le regard par un trou d'une carte n'améliore que médiocrement cet état de la vision ; ainsi, il lit le n° 12 à 32 centimètres, et le n° 20 à 2 m. 75 cent.

Avec un n° 6 il peut lire le n° 3 à 32 centimètres et le n° 20 à 7 pas au plus.

Avec un n° 6 et le trou de la carte il voit un peu mieux.

Avec un n° 3 il lit le n° 20 à 9 pas.

Pas d'astigmatisme.

Ainsi donc la vision est très-myope aux deux yeux, et ne peut être ramenée au type normal par aucun concave, même avec adjonction de la carte trouée, chose que l'on observe souvent dans les myopies très-prononcées, quoique simples.

Mais le point le plus important n'est pas celui de cette myopie se produisant brusquement, s'accroissant avec rapidité et arrivant à un degré qui n'est plus complétement neutralisable par des verres. Voici qui est plus rare, plus inexplicable et bien plus curieux.

On sait que les caractères ophthalmoscopiques de la myopie prononcée sont nombreux, très-précis, je dirais presque constants :

1° La cornée a son reflet spécial que j'ai étudié dans mes observations de kératoscopie ;

2° Le fond de l'œil se voit de loin avec le réflecteur seul, en image renversée ;

3° Les mouvements de cette image s'exécutent en sens inverse des mouvements de l'œil ou de ceux de l'observateur ;

4° L'image du fond de l'œil est très-obscure avec le réflecteur seul ; elle s'éclaire et se fait plus nette avec un verre concave en rapport très-approximatif avec le degré de myopie ;

5° L'image renversée est de petite dimension ; la papille est petite, elliptique, bordée d'atrophie, excavée, à vaisseaux déjetés vers le côté externe ou externe inférieur.

Eh bien ! en recherchant ces caractères par l'examen oph-thalmoscopique, je n'en trouvai aucun ; tous étaient ceux de l'œil emmétrope, c'est-à-dire que la cornée avait le reflet normal, que le fond de l'œil ne se voyait pas avec le miroir seul, que l'image renversée était ample, avec une papille ronde, non excavée, etc.

Je dus alors supposer que cette myopie était un effet de l'ac-commodation, analogue à celui qui est produit par l'instillation de l'éserine, effet accusé du reste par les physiologistes et les pathologistes dans les cas où un sujet jouit d'un pouvoir accom-modateur capable de simuler la myopie, de se prêter à des épreuves confirmatives avec des verres concaves 5 et même 4 et quelquefois 3. Mais, en me rappIant que l'éserine, à la dose la plus active, ne produit jamais une myopie prononcée et que les accommodations les plus élastiques ne se prêtent pas en même temps à la vision éloignée et à l'usage de concaves forts, ni à des effets rapides, je me tins en garde contre la modifica-tion présumée de l'accommodation. Toutefois, je me mis de suite à l'expérimenter. J'instillai quelques gouttes d'une solu-tion de sulfate d'atropine à 0,1, deux pour 10 d'eau distillée et, après 15 minutes, j'obtins une dilatation au maximum qui m'annonça que l'accommodation devait être aussi paralysée que l'iris même.

Or, dans ce nouvel état, le sujet n'accusa qu'un faible chan-gement dans sa vision. En effet, sans lunettes il lut le n° 12 à 32 centimètres au lieu du n° 14 qu'il lisait auparavant ; il lut le n° 20 à 2 m. 50 au lieu de 1 m. 75. Par le trou d'une carte, il lut le n° 11 à 32 centimètres au lieu du n° 12, et il put dis-tinguer le n° 20 à 3 m. 50 au lieu de 2 m. 50.

Mais il s'était produit une sorte de presbytie pour les objets rapprochés ou plutôt la myopie était alors d'un degré moindre, car avec un concave n° 6 il ne pouvait plus lire que le n° 9 à 32 centimètres et d'autre part, il lut le n° 20 à 4 mètres.

Avec un n° 5, la vision perdit encore plus de son acuité pour les objets rapprochés et en gagna pour les éloignés. Un peu mieux encore quand on joignait la sténopéique à ces verres différents.

Enfin, avec un convexe n° 36 il lisait le n° 9 à 32 centimètres, mieux par conséquent qu'avec un concave n° 6, et le n° 20 à 2 m. 50, aussi bien qu'avec le même concave.

Il est donc bien évident que la myopie la plus prononcée existait indépendante de toute modification physique dans les milieux. Elle existait par elle-même, sans que le système dioptrique de l'œil, sans que la réfringence des milieux eût souffert le moindre changement appréciable pour l'examen ophthalmoscopique. Il est encore évident que cette myopie ne dépendait pas d'un état quelconque de l'accommodation, puisque la paralysie complète du muscle chargé de cette fonction ne l'avait pas abolie.

Par conséquent, il existerait, nous pouvons même dire qu'il existe une myopie avérée, prononcée, qui n'a point son explication dans les théories ordinaires de la réfraction et de l'accommodation. Le dernier exemple en est une preuve aussi absolue que possible. Mais quelle en serait l'explication ? Nous nous avancerions beaucoup si nous prétendions l'avoir trouvée et démontrée; toutefois, celle que nous allons offrir nous paraît, jusqu'à plus ample informé, réunir bien des conditions de probabilité. Je crois que ce sont des myopies nerveuses.

Dans deux observations précédentes insérées au recueil d'ophthalmologie et ayant trait l'une à une jeune fille hystérique, l'autre à un adolescent atteint de troubles nerveux se rattachant plus ou moins à la deuxième dentition, j'ai noté des perversions visuelles très-curieuses, telles que de l'hypermétropie très-prononcée succédant à une myopie également prononcée, l'une et l'autre survenant chez une personne fonctionnellement et ophthalmoscopiquement emmétrope, perversions se changeant en d'autres d'une nature différente, telles que l'affaiblissement excessif de la vue et même l'abolition complète aux vives lumières, le rétablissement complet à la lumière atténuée; chez le jeune homme, j'ai noté une dyplopie à la fois monoculaire et binoculaire, une inclinaison des objets semblable pour chaque œil, une hypermétropie rapprochée avec une myopie éloignée. Chez une dame qui m'a consulté récemment, j'ai constaté des perversions dans le sens d'obnubilations subites, tantôt centrales, tantôt latérales, dans le sens de différences passagères entre la manière de voir des deux yeux, l'un étant tout à coup myope et l'autre restant presbyte.

Toutes ces personnes étaient atteintes d'états nerveux plus ou moins prononcés, non-seulement dans le moment et dans le passé, mais encore par hérédité. Or, je crois que le chasseur qui fait l'objet de mon observation principale doit être rangé dans la même catégorie ; c'est un névropathe avec des perversions fonctionnelles. Elles ont commencé par altérer le caractère, le sentiment et l'intelligence ; elles ont ensuite frappé l'organe visuel et même un peu l'audition, car il y a des bruits anormaux : elles pourront s'arrêter là ; mais elles pourront aussi s'accroître, s'étendre, se compliquer et se terminer d'une manière plus ou moins fâcheuse par extension à des organes plus importants, notamment aux centres cérébraux et spinaux.

Je n'ai trouvé, dans les auteurs les plus modernes, aucune observation de myopie analogue à celles que je viens de présenter. Ils parlent de myopies acquises ; mais on ne les confondra pas avec celles-ci, dont le caractère spécial et extraordinaire est d'exister fonctionnellement à un degré très-accentué sans que la conformation physique de l'œil ait changé, sans que sa réfraction ait été modifiée, sans que l'ophthalmoscope indique aucun des caractères habituels de cette anomalie, sans que son existence puisse être expliquée par les théories de la conformation physique et de l'accommodation. Cette espèce de myopie ouvre donc un champ pour ainsi dire nouveau aux recherches, aux explications ; elle indique un défaut dans nos connaissances, et elle fait jouer à la matière nerveuse, probablement à la rétine, un rôle jusqu'à présent ignoré.

Pour ce qui concernerait particulièrement l'état militaire et la constatation d'un trouble fonctionnel de cette nature et de cette intensité, on conçoit que l'expert chargé de la vérifier serait dans un grand embarras. Il lui serait très-facile d'avoir la preuve que le sujet peut lire avec des verres concaves élevés ; mais il serait très-porté à admettre une préparation au moyen d'exercices par des verres, par conséquent, une simulation, ou encore à attribuer cet état à une action violente de l'accommo-

dation. Il se tromperait dans l'une ou l'autre de ces suppositions. Nous sommes donc autorisé à mettre en garde les médecins experts des conseils de révision contre des opinions trop
arrêtées sur les faits ordinaires de myopie et à leur rappeler
que certains cas de cette anomalie sont réels, quoique se montrant en dehors des règles ordinaires.

Ce sous-officier a été envoyé en congé de convalescence de
trois mois et est rentré à son corps le 1er décembre, offrant toujours le même degré de myopie et la même contradiction entre
ce degré et l'état ophthalmoscopique de l'œil. Il porte des concaves no 4. En conséquence de cet état incompatible avec le
service militaire, il est présenté et admis pour la réforme le
4 décembre.

## ARRACHEMENT DE LA TOTALITÉ DE L'IRIS.

Dans mes observations précédentes j'ai montré l'application
de cette opération à des cas de leucome multiples, de synéchies
antérieures multiples ou étendues, de glaucome chronique, ou
récidivé, ou très-douloureux, d'irido-choroïdite séreuse, de hernie totale de l'iris. Aujourd'hui j'ai à présenter l'application de
l'arrachement aux cas des hernies partielles de l'iris à travers
des plaies de la cornée à propos d'une blessure de cette membrane.

Il s'agit d'un ouvrier en fer qui reçut, le 12 octobre, sur la
cornée droite, un fragment métallique de la grosseur du bout
du petit doigt. La violence du choc donna lieu à une plaie per-
forante de la cornée, verticale, longue de 4 millimètres et située
au côté inférieur interne de cette membrane, à une distance
comprise entre son centre et sa périphérie. Il se présenta le lendemain à ma consultation avec une hernie de l'iris à travers
cette plaie, avec une diminution très-notable de la chambre
antérieure et un commencement de cataracte par effraction à
la capsule. L'œil était assez calme, avec un peu de rougeur périkératique et exempt de douleurs. Qu'y avait-il à faire ?

A peine eus-je achevé cette examen que l'envie me revint à

l'esprit, cette fois comme dans plusieurs autres cas observés précédemment, de réaliser l'idée qui me poursuivait de saisir la partie d'iris herniée et de tirer sur cette membrane de manière à l'arracher en totalité. J'étais guidé par la pensée d'éviter toute iritis et, partant, le phlegmon de l'œil, d'éviter également la production subséquente d'une forte synéchie antérieure ; d'autre part, d'offrir plus de place au développement du cristallin, de prévenir la tension intra-oculaire imminente, et enfin, d'avoir à l'avance une pupille artificielle. Je fus arrêté dans cette envie : 1° par le manque de précédent et l'absence d'indications, même rationnelles, dans les auteurs ; 2o par la présence de la cataracte ; 3o par le bon état de la pupille qui n'était que déplacée vers la hernie et qui se dilata assez amplement par l'atropine ; 4° enfin, par le calme de l'œil qui ne réclamait pas une intervention d'urgence. Je préferais que l'obligation d'opérer me fût imposée plutôt que d'agir préventivement, car il y a des blessures de cette espèce qui évoluent sans accidents et se terminent spontanément d'une manière assez favorable : la cicatrisation se fait, la cataracte se limite ou se résorbe, la pupille se tient large ; cependant il n'en reste pas moins une synéchie antérieure avec toutes ses suites possibles. Je me bornai à prescrire des sangsues, un purgatif, un peu d'atropine et le repos le plus complet de l'œil sous un bandage légèrement compressif. Le lendemain, même état. Le troisième jour, l'œil est rouge, le chémosis prononcé ; l'iris est terne, la pupille voilée et les douleurs dans la cinquième paire ont empêché le malade de dormir. La hernie irienne est verticale et un peu plus saillante. Le globe est très-tendu. Je me décide alors à tenter d'extraire tout l'iris pour les motifs suivants : 1° de supprimer la hernie ; 2° de permettre l'accollement des lèvres et la cicatrisation de la plaie ; 3• d'abolir l'iritis déclarée et d'empêcher sa propagation ; 4° d'avoir, pour plus tard, un champ très-large d'action sur le cristallin et une vaste pupille artificielle. En conséquence, je saisis un peu de l'iris hernié avec des pinces fines et j'attire au dehors ; la membrane se rompt à deux reprises ; mais elle finit par sortir en totalité. Je constate pourtant que toute trace de hernie a disparu, que l'opacification du cristallin se généralise, qu'il n'y a pas un phlegmon profond, mais un état de cyclo-choroïdite manifesté par le chémosis, les douleurs du globe, sa tension et une certaine teinte de la cataracte qui est d'un gris sale et comme verdâtre. Etat évidemment menaçant.

Je craignais, avant l'opération, que l'iris rendu friable par l'inflammation se déchirât en petits fragments successifs et refusât de se détacher du corps ciliaire et de venir au dehors en totalité. Le contraire eut lieu, heureusement.

Ce résultat m'affranchira, dorénavant, de la part d'hésitation due à cette crainte. Quant à l'état du globe, il était la conséquence de la blessure, et l'opération ne pouvait que tendre à le débarrasser d'un surcroît de complications inflammatoires qui lui seraient venues de l'iris.

Das les cas de ce genre on est toujours fort embarrassé, et la conduite à tenir n'est indiquée par les auteurs que d'une manière très-générale, avec des différences notables dans les détails. Tout le monde est d'accord pour recommander un traitement antiphlogistique, très-vigoureux; mais, pour ce qui concerne la hernie, les uns proscrivent tout attouchement, toute excision ; les auteurs conseillent des efforts de réduction et, au besoin, l'excision d'une partie d'iris. Pour ce qui concerne le cristallin, ou plutôt la cataracte, on recommande de n'y pas toucher tant que l'œil est calme; au contraire, on en conseille vivement l'extraction dès que les symptômes de tension se manifestent. Or, pour les deux cas où l'action est recommandée, c'est-à-dire pour ce qui concerne l'iris et le cristallin, on concevra facilement que l'arrachement total de l'iris est plus avantageux que son excision partielle et qu'il doit beaucoup favoriser l'extraction du cristallin.

Dans les jours qui suivirent cette première opération, il n'y eut qu'une détente incomplète ; la rougeur, le chémosis, la tension du bulbe et les douleurs persistèrent ; mais la cornée resta transparente et le cristallin conserva sa teinte sale. Le sujet répugne beaucoup à une seconde opération ayant pour objet d'extraire le cristallin entièrement contracté; de mon côté, je redoute d'opérer au milieu de ces phénomènes plus inflammatoires que congestifs; je poursuis activement le traitement antiphlogistique et je ponctionne, de temps en temps, la plaie de la cornée pour faire écouler de l'humeur aqueuse. Je ne me sens disposé à imposer l'opération que quand la détente se sera produite et quand je verrai le cristallin peu disposé à se résorber. Il est certain que, soit de suite, soit plus tard, cette absence de l'iris facilitera beaucoup l'extraction de la cataracte et la rendra moins périlleuse.

Quoi qu'il advienne, il n'en est pas moins vrai que j'ai rencontré une nouvelle indication de ce que j'appelle l'arrachement de la totalité de l'iris. Que l'on veuille bien se rappeler plusieurs observations précédemment publiées au recueil, et l'on verra que cette opération peut se faire dans les circonstances suivantes : 1° leucome et albugo multiples des cornées; 2° leucome avec synéchie antérieure étendue ; 3° glaucome chronique très-douloureux ; 4° hernie totale de l'iris à la suite de la chute de la cornée par abcès ou gangrène ; 5° hernie étendue de l'iris par suite de plaie pénétrante de la cornée, avec cataracte traumatique.

Je dois y ajouter un cas que je viens de rencontrer et qui me paraît également susceptible d'être opéré avec avantage par l'arrachement total de l'iris. C'est celui d'une jeune fille de 10 ans, qui a été atteinte d'un abcès central étendu de la cornée gauche, il y a quatre mois, et qui offre actuellement un staphylôme central de l'iris seul entouré d'un cercle transparent de 4 millimètres à 4 millimètres et demi de largeur. Le staphylôme proémine de 4 millimètres environ ; il est large de 5 à 5 1/2 ; il est mince demi-transparent. Il se compose d'une lame exsudative appliquée sur l'iris précédemment hernié à travers la large perforation de la cornée. La surface oculaire est encore congestionnée, ainsi que la muqueuse conjonctivale ; le bulbe est sensible, et l'enfant est tourmentée par des douleurs fréquentes dans la cinquième paire gauche.

Plusieurs indications s'offrent à l'esprit. La première serait d'opérer ce staphylôme et de pratiquer ensuite une pupille artificielle dans le cercle d'iris visible autour du staphylôme. La seconde serait de compter simplement sur une iridectomie pour réduire le staphylôme. Une troisième, plus radicale, serait de réduire l'œil à un moignon de prothèse, en enlevant tout son segment antérieur en avant de ses muscles. Enfin, une quatrième serait d'arracher la totalité de l'iris.

Au point de vue de mes expériences sur les conditions et sur les résultats de cette dernière opération, c'est évidemment elle que je préférerais, afin de la juger de mieux en mieux. Mais cette considération ne suffirait pas pour me décider si l'opération ne me paraissait rationnellement et cliniquement très-profitable. En effet, les autres possiblilités opératoires ne s'offrent pas avec plus d'avantages et quelques-unes ont des inconvénients. Ainsi l'ablation du staphylôme avec suture laisse une synéchie antérieure étendue et toujours compromettante ; celle avec suture et iridectomie est de beaucoup préférable pour la vision, mais elle conserve toutes les menaces de la synéchie. L'iridectomie seule ne suffit pas pour réduire le staphylôme et empêcher son accroissement. Enfin, l'éradication du segment antérieur est une opération qui abolit toute chance de retour de vision et réduit le globe à un moignon. Au contraire, l'arrachement de la totalité de l'iris peut suspendre complètement l'hypersécrétion oculaire qui a produit et accroît le staphylôme, prévenir les retours d'iritis et d'irido-cyclite, ainsi que l'imminence de la choroïdite et du phlegmon oculaire ; d'autre part, elle ouvre une large voie à la pénétration des rayons lumineux. De sorte qu'elle peut être à la fois curative pour l'inflammation et décisive pour le retour de la vision. C'est donc cette opération que nous ferons le plus volontiers.

## ÉPIDÉMIE DE CONJONCTIVITE GRANULEUSE DANS LE 1er CORPS D'ARMÉE.

C'est la première fois, depuis de longues années, qu'un retour de l'affection granuleuse est signalé dans l'armée française. Il a eu lieu dans le 1er corps, qui a son centre de commandement à Lille et ses garnisons dans les départements du Nord et du Pas-de-Calais, et il s'est déclaré dans le 73e régiment d'infanterie qui occupe les villes de Béthune, d'Aire et d'Hesdin. L'attention a été éveillée par une petite épidémie de conjonctivite subaiguë et aiguë qui a frappé 20 à 30 militaires de ce régiment, et qui a fait reconnaître la présence de granulations concomitantes avec l'état inflammatoire et se perpétuant ensuite sous la forme de granulite chronique. D'après cela, il y avait tout lieu de penser que les granulations préexistaient à cette épidémie de forme phlegmasique et qu'un examen soigneux ferait rencontrer, dans le régiment, un certain nombre d'autres hommes, n'ayant pas encore éprouvé la complication inflammatoire et pourtant atteints de granulations à l'état chronique. Cette présomption se trouva réalisée. Le médecin en chef de l'hôpital militaire de Lille, faisant éventuellement fonction de médecin en chef du 1er corps, se rendit dans les garnisons précitées et passa, avec l'assistance des médecins du 73e régiment, MM. les Dr Dumoutier et Maljean, la visite de santé des yeux de tous les soldats, caporaux et sous-officiers. Cette visite fit reconnaître l'existence des granulations, non-seulement sur les 20 ou 25 militaires précédemment affectés de conjonctivite, mais encore sur plus de soixante autres qui n'avaient jamais déclaré, ni décelé leur mal. Nouvelle preuve que la granulite palpébrale commence souvent et s'étend d'une manière latente, qu'elle progresse très-lentement, et qu'elle n'est reconnue que si une constitution catarrhale intercurrente oblige les malades à se plaindre et les médecins à examiner avec attention. Le fait qui s'est ainsi passé au 73e représente en petit les grandes épidémies d'ophthalmies aiguës qui éclatent chaque année en Algérie, tantôt dans une localité, tantôt dans une autre, et qui ont pour base d'abord l'état granuleux préexistant, ensuite une influence inflammatoire de passage.

Cela étant, les médecins qui constataient l'affection occulaire déclarée dans le 73e étaient conduits de suite à en rechercher la cause sous le double rapport de son origine et de sa propagation.

L'origine se perdait dans une incertitude complète quant à la date et quant au régiment lui-même. Mais, d'après ce qui s'était observé auparavant, qui s'observe actuellement et s'observera

encore dans d'autres corps de troupes, on est autorisé à admettre
qu'un premier granuleux a été admis parmi les hommes sains,
a vécu quelque temps parmi eux et a fini par contagionner un
voisin. C'est ainsi que d'autres granuleux ont été à plusieurs
reprises rencontrés dans d'autres troupes et mis en traitement
avant d'avoir pu ou sans encore avoir pu transmettre leur mal
autour d'eux. Cette préservation éventuelle n'a rien qui étonne
les médecins qui connaissent bien les voies de la contagion et
qui savent combien ces voies sont, heureusement, remplies de
difficultés, pas plus que la propagation éventuelle ne les étonne
puisqu'il savent qu'il suffit d'une condition favorable pour
l'opérer. Ainsi donc il y avait eu un ou quelques premiers granuleux au 73e, échappés à la surveillance médicale. Voilà pour
l'origine première.

Mais la propagation à une centaine de militaires, comment
s'était-elle faite ? Nous nous mîmes aussitôt en quête et nous
trouvâmes deux voies, une première par l'infirmerie, une seconde par les chambres. A l'infirmerie des hommes avouèrent
s'être essuyé la figure avec des coins de draps de lit auxquels
se frottaient aussi des camarades affectés de maux d'yeux. Or,
ces maux d'yeux étaient déjà connus pour être de la granulite
à l'époque de l'épidémie inflammatoire. Dans les chambres, les
hommes s'essuyaient la figure et les yeux, plusieurs fois par
jour, avec les serviettes des uns des autres.

Il a donc fallu proscrire de suite, non pas l'usage, mais la
promiscuité des linges.

D'autres mesures très-décisives ont été prises en même
temps.

Les granuleux très-manifestes ont été évacués sur l'hôpital
militaire de Lille, au nombre de plus de 50.

Les granuleux légers ont été gardés dans les corps, isolés
dans des chambres spéciales et tenus en traitement par les
attouchements avec le cristal de sulfate de cuivre.

Les douteux ont été soumis à une observation rigoureuse
qui les a, au bout de quelques semaines, classés parmi les sains
ou parmi les cas légers.

Une visite générale des yeux a été passée chaque mois, non-seulement au 73ᵉ régiment, mais aussi dans tous les autres corps de troupe. L'éveil a été donné partout dans le 1ᵉʳ corps et la surveillance la plus expresse sera observée dorénavant.

Ce corps d'armée occupe une région voisine du pays le plus tourmenté par la granulite ; nous n'avons pas besoin de nommer la Belgique. C'est de ce grand et actif foyer que le mal se répand dans le nord de la France par les nombreuses familles d'ouvriers qui viennent demander du travail dans nos manufactures, se loger dans les cités, introduire leurs enfants dans les crèches et les écoles. Ce sont elles qui ont contaminé à un degré déjà excessif les populations ouvrières de la Flandre surtout. Par son recrutement, par ses réservistes, par les engagés, par les mariages, par des relations éventuelles ou plus continues, ce corps peut donc recevoir, a déjà reçu et recevra encore des granuleux et se trouvera exposé à des épidémies nouvelles si le corps médical et si les chefs n'exercent une surveillance continuelle.

Cependant, une fraction isolée, qui n'a peut-être pas été soumise de suite à l'examen prescrit par le général en chef du corps d'armée, aurait encore fourni, dans ces derniers jours, un contingent notable de granuleux envers les quels des dispositions décisives vont être prises.

L'épidémie du 73ᵉ paraît avoir été très-entravée de suite dans sa propagation ; l'épidémie n'est pas encore arrêtée dans son existence propre, car l'hôpital militaire de Lille compte encore 35 granuleux en traitement sur le total des 55 évacués ; mais il y a tout lieu d'espérer que vers la fin de janvier tous seront guéris.

Deux militaires seuls ont été gravement atteints ; l'un d'abcès perforants des deux cornées, l'autre de pannus généralisé et très-rebelle, par suite de granulite aiguë.

Dr CUIGNET.

# REVUE DE LA PRESSE ÉTRANGÈRE

## L'OPHTHALMIE PRODUITE PAR L'INOCULATION DU VACCIN,

### Par Critchett.

### Traduit par le D' Boggs.

Nous lisons dans le *Medical Examiner* du 21 décembre que M. Anderson Critchett, un des oculistes de l'hôpital pour les maladies des yeux, à Londres, a été récemment consulté par un confrère qui s'est inoculé, accidentellement à l'œil, avec la lymphe provenant d'un bouton vaccinal. Environ trois semaines auparavant, le confrère en question a reçu à l'œil droit, en vaccinant un enfant le contenu d'une lancette chargée. Craignant le contact de la lymphe avec la cornée et la conjonctive, il a employé avec assiduité le lavage de l'œil; mais sans le résultat désiré, car au bout de vingt-quatre heures l'œil s'enflamma, la cornée après quelques jours fut atteinte d'une infiltration interstitielle, accompagnée de l'opacité occupant les deux tiers du segment externe de cette membrane, et, d'après la forme de la lésion, il ne resta pas de doute qu'elle ne fût une véritable pustule vaccinale. L'examen de l'œil dès le commencement n'était pas possible à cause de la lacrymation et la photophobie excessive qui existait. Au bout de trois mois, toute trace de l'inflammation a disparu, la conjonctive a repris sa couleur naturelle; la lacrymation et la photophobie n'existent plus et l'œil malade peut s'ouvrir comme l'autre. L'opacité de la cornée a diminué d'une manière sensible et on espère que l'amélioration continuera. Toutefois M. Critchett croit qu'il sera nécessaire de pratiquer l'iridectomie afin d'augmenter le champ visuel qui est excessivement restreint. Ce cas qui est isolé dans les annales de l'ophthalmologie est très-intéressant à plusieurs points de vue et M. Critchett pense qu'il y aura ici analogie entre le développement de la lésion en question et celle qui résulte de la variole.

# L'INOCULATION DU PUS COMME MOYEN CURATIF DU PANNUS.
## Par le Dr Critchett.

### Traduit par le Dr Boggs.

M. Anderson Critchett a récemment employé cette méthode de traitement, un peu héroïque, dans un cas de pannus qui s'est caractérisé par la gravité et la longue durée des symptômes. Le sujet était une jeune fille de 16 ans qui habitait l'Australie et était venue en Angleterre pour avoir les meilleurs avis sur l'état de son œil qui était considéré comme perdu, par les médecins qui l'ont soignée dans son pays. M. Critchett raconte dans le même journal suscité, que la malade lui avait été présentée au commencement du printemps dernier alors que l'œil gauche était rapetissé et tellement atrophié qu'il n'y avait plus de possibilité de la sauver. L'examen de l'œil droit fut excessivement difficile à cause du gonflement des paupières, une lacrymation abondante et une photophobie considérable. Comme il était absolument nécessaire d'examiner l'état de l'œil, la malade fut soumise à l'influence de l'éther. La cornée était couverte d'une épaisse membrane extrêmement vasculaire, et accompagnée d'une infiltration interstitielle assez évidente vers le milieu. La conjonctive était gonflée et granuleuse, d'une couleur d'un rouge vif et baignée d'une quantité abondante d'une sécrétion muco-purulente. L'espace oculo-palpébral fut diminué et l'état des tarses avec les traces de lignes cicatricielles indiquaient qu'un traitement énergique, et pendant un temps assez long, par des caustiques avait été suivi. L'emploi de l'anesthésie a produit un effet favorable sur la photophobie, et à une visite suivante, on a constaté une légère amélioration de la vue, la malade pouvant apercevoir, quoiqu'à peine, l'ombre de quelques objets. D'après les observations des médecins qui l'ont soignée en Australie, il paraîtrait que la maladie remonte à dix ans, lorsque la malade fut atteinte d'une ophthalmie grave résultant d'un bain prolongé dans une rivière. L'ophthalmie, au lieu de s'améliorer par les traitements employés, ne faisait que s'aggraver, et l'état des yeux fut tel, qu'on avait décidé d'envoyer la malade en Angleterre. Le traitement adopté par M. Critchett consistait dans l'insertion, entre les deux paupières de l'œil droit, d'une certaine quantité de pus qu'il a obtenu d'un cas d'ophthalmie purulente de nouveau-né. Il en résultait un développement rapide d'une forme aiguë de la même maladie dont tous les symptômes furent bien caractérisés. Aucun traitement ne fut adopté pour arrêter le progrès de l'inflammation, mais, on s'est borné à le maintenir propre. Les symptômes inflammatoires disparurent graduellement, mais l'état général de l'œil fut tel qu'on n'osait pas pronostiquer un résultat favorable. Au bout de trois mois, la cornée est devenue plus visible, la vue s'améliorait graduellement, l'opacité de cette membrane a disparu au point qu'on pouvait distinguer l'iris et la mobilité de la pupille, et la malade pouvait lire les gros caractères, ceux connus comme le numéro 16 de l'échelle de Jæger. Si on en juge par l'amélioration qui a eu lieu dans l'espace de six mois. M. Critchett espère qu'au bout d'un même laps de temps, la malade aura une vue suffisante pour vaquer à ses affaires. Ce cas démontre, ajoute M. Critchett, que lorsque la cécité est le résultat du pannus même grave et d'une longue durée, on ne doit pas désespérer des bons effets de l'inoculation. il n'y a de risque que lorsqu'on emploie ce moyen formidable dans les cas où la cornée n'est pas suffisamment protégée par une membrane vasculaire complète.

---

# REVUE BIBLIOGRAPHIQUE.

### TRAITÉ ICONOGRAPHIQUE D'OPHTHALMOSCOPIE DU DOCTEUR GALEZOWSKI.

**Analysé par le Dʳ Cuignet.**

La variété des maladies et des altérations du fond de l'œil est si grande que, malgré le nombre des publications déjà éditées, à l'étranger et en France, sur ce sujet, on peut dire qu'une publication nouvelle se présente encore avec l'avantage de résumer les connaissances déjà acquises, d'offrir des notions très-intéressantes sur des points non explorés ou mal étudiés et, enfin, d'augmenter la provision des renseignements précis et détaillés en même temps que celle des dessins nécessaires pour l'étude et la démonstration des affections profondes des yeux.

Sous tous ces rapports, le traité iconographique d'ophthalmoscopie que nous analysons est un de ceux, nous dirons même qu'il est celui qu'on lira et qu'on étudiera avec le plus d'avantages, car, tout en résumant nos connaissances antérieures, il présente des descriptions inédites, tout à fait originales et du plus grand intérêt, dont nous recommandons spécialement la lecture.

Les deux premiers chapitres sont consacrés à l'ophthalmoscopie et à ses applications, l'autre à l'exploration des différentes membranes de l'œil. Elles sont un excellent résumé de nos descriptions instrumentales et pathologiques ordinaires, avec un appoint de notions originales, répandues dans plusieurs parties de ces deux chapitres et dues à la grande expérience et à la perspicacité de l'auteur. Nous n'entreprendrons pas une analyse et nous n'ajouterons rien à ces quelques mots bien suffisants pour faire comprendre le tracé général de l'ouvrage et la composition de ces deux premiers chapitres.

Mais nous nous arrêterons avec plus de détails sur le troisième, car il résume, ou plutôt il complète sur une très-large échelle nos connaissances sur les rapports qui existent entre les maladies générales et celles des yeux, entre les affections cérébrales et celles de ces mêmes organes. On comprend toute l'importance et tout l'intérêt d'une description detaillée portant sur tous les points de ce vaste sujet.

Parmi les maladies générales, l'auteur cite la diphthérie, la syphilis, la glycosurie, l'albuminurie, la période gravidaire, les troubles de menstruation, la fièvre typhoïde, la fièvre palustre, l'alcoolisme, l'intoxication saturnine, l'hystérie, les maladies du cœur, celle de l'estomac, la diarrhée chronique, toutes maladies pouvant avoir sur la vue des actions fâcheuses qu'il faut connaître. C'est un chapitre extrêmement intéressant et presque absolument nouveau dans l'histoire des troubles de la vision.

Tout aussi intéressant est celui qui se rapporte aux maladies cérébrales, telles que les méningites, les tumeurs cérébrales, les apoplexies, l'aphasie, la sclérose, la paralysie agitante, la chorée, l'ataxie locomotrice et les fractures du crâne.

On voit par ce seul énoncé, combien est intéressante, nouvelle et instructive cette description des rapports qui existent entre les maladies citées dans les deux chapitres spéciaux et les altérations de l'organe visuel. Je ne saurais entrer dans aucun détail, mais je recommande particulièrement les observations qui ont trait aux états puerpéraux, aux troubles de la dentition, aux tumeurs cérébrales.

Ce texte si précis et pourtant si rempli de faits est accompagné de planches en chromolithographie au nombre de 20, contenant plus de 100 dessins, tous remarquables par la manière extrêmement exacte dont les altérations ont été représentées, tant pour la dimension que pour la couleur générale, les teintes spéciales et la précision des détails. Il faudrait citer beaucoup d'entre eux et faire remarquer leur perfection et leur signification comme types de telle ou telle altération, ainsi les états physiologiques, les apoplexies, les choroïdo-réténites pigmentaires, un beau cas de rétinite périvasculaire, et enfin des altérations extrêmement curieuses, telles que l'artériectasie partielle de la planche 17, les deux dessins de cysticerque et celui des tubercules choroïdiens.

La nouvelle publication de l'auteur déjà si connu par ses importants travaux antérieurs, se recommande donc d'une manière toute particulière aux médecins désireux de se tenir au courant des questions ophthalmoscopiques et des progrès réalisés depuis peu dans cette branche de notre art. Il constitue, en outre, une collection d'observations et de dessins dans laquelle puiserait avec avantage celui qui voudrait, avec tous les atlas déjà publiés, édifier une sorte de monument, c'est-à-dire une composition dans laquelle il réunirait, pour chaque type d'affection, une série de dessins montrant les principales et nombreuses variétés de ces types.

Il nous aurait été facile de prédire le succès de ce traité au moment de son apparition. A l'heure présente, il est déjà connu et apprécié de tout le public médical si porté aux études ophthalmologiques et si bon juge des travaux réellement utiles.

---

## NOUVEAU PROCÉDÉ DE TRAITEMENT DES DÉCOLLEMENTS DE LA RÉTINE DE L'ŒIL. DRAINAGE DE L'ŒIL.

### Par le Dr MARTIN, de Marseille.

Nous lisons dans la *Gazette des Hôpitaux*, 14 octobre 1876 :

M. le docteur Emile Martin (de Marseille) nous communique un procédé nouveau de traitement des décollements de la rétine, qu'il a employé avec toutes les apparences d'un succès qui s'accentue, assure-t-il, chaque jour et qu'il désire soumettre à l'expérimentation de ses confrères. Nous nous faisons volontiers ici son interprète.

Ce procédé consiste dans un véritable drainage de l'œil, non pas à l'aide de l'*anse à filtration*, récemment employée par M. le docteur Wecker, mais à l'aide d'un véritable drain.

Le fil d'*or vierge*, que M. Wecker laisse à demeure dans l'œil, dans le but très-rationnel d'établir une filtration permanente du liquide qui decolle la rétine, neremplirait pas, d'après notre correspondant, le but si logique que se propose ce savant confrère. Sans doute, dit-il, au moment où l'on place le fil, il peut s'écouler une certaine quantité du liquide sous-rétinien, cet écoulement peut même se produire encore un jour ou deux après l'opération ; mais après ce laps de temps, la filtration cesse, et elle ne peut se reproduire que si l'on exerce sur le fil des tiraillements journaliers, comme on le fait après un séton ordinaire, tiraillements dont les conséquences seraient certainement désastreuses pour l'organe oculaire. Il est donc bien certain que l'anse à filtration n'amène pas la filtration désirée, et M. Martin ne craint pas de dire que si l'on publie des succès durables avec elle, ces succès eux-mêmes démontreront que la filtration n'a été pour rien dans la guérison.

Pour qu'une filtration constante et par conséquent efficace s'établisse à travers les tissus, il faut un véritable drain ou des fils juxtaposés qui, en vertu des lois de la capillarité, amènent un écoulement lent, insensible mais permanent, susceptible par conséquent d'évacuer les liquides qui refoulent en avant une portion de la rétine.

Le procédé opératoire qu'a employé M. Martin consiste dans la fixation à travers une portion de la conjonctive, de la sclérotique et de la choroïde, en arrière par conséquent de la portion décollée de la rétine, d'un véritable drain formé de deux fils d'argent juxtaposés.

Il l'exécute de la manière suivante.

Nous laissons ici parler l'auteur du procédé :

« A l'aide d'une aiguille courbe, tubulée, je ponctionne l'œil dans sa portion postérieure, en m'éloignant autant que possible de la région ciliaire et entre deux muscles droits. La contre-ponction se fait à 8, à 10 millimètres de distance ; il est nécessaire, pour effectuer ce premier temps, d'entraîner l'œil dans une direction opposée, à l'aide d'une pince à fixation.

Le second temps a pour but de substituer le drain à l'aiguille. Pour cela, dès que la contre-ponction a été pratiquée, un aide introduit les deux fils juxtaposés dans la tubulure, où ils se fixent assez solidement pour être entraînés en retirant l'aiguille.

Le troisième temps a pour but de fixer les fils. Pour cela, je les fais saisir au niveau des points de ponction et de contre-ponction à l'aide de deux pinces, et quand ils sont ainsi bien maintenus, je fais avec eux un véritable nœud, sans tirailler en rien le globe oculaire.

Il ne reste plus, pour terminer la manœuvre, qu'à aplatir légèrement le nœud entre les mors d'une pince, à couper tout ce qui dépasse, comme après une ligature, et aussitôt l'œil abandonné à lui-même, le drain disparaît dans la conjonctive, où il se crée une place définitive sans gêner en rien le malade.

Les suites de l'opération sont simples. On maintient le malade dans l'obscurité, et on applique sur ses paupières closes des compresses fraîches ; trois jours après ces précautions deviennent inutiles.

Le malade qui a fait le sujet de la première observation est un individu de Fréjus (Var), âgé de soixante-quinze ans, atteint depuis un an, à l'œil gauche, d'un décollement presque complet de la rétine. L'épanchement sous-rétinien décollait la membrane nerveuse dans presque toute son étendue, sauf dans une très-petite portion externe et inférieure, de sorte que le malade percevait à grand'peine le jour ou la clarté d'une lampe seulement dans la partie supérieure et interne du champ visuel.

En essayant le procédé dans un cas aussi défavorable, je ne m'attendais certainement pas à un résultat bien brillant, mais je me serais bien gardé de faire semblable expérience dans un cas de décollement peu étendu, récent, et laissant encore au malade la faculté de se conduire. L'expérience n'aurait pas été concluante !

Je procédai donc à l'opération d'après les règles indiquées ci-dessus. Le drain fut placé entre le muscle droit interne et le droit inférieur, et comprit une portion de tissus de 10 millimètres environ.

Les suites furent simples. Cinq jours après, le champ visuel s'était agrandi considérablement, et le malade distinguait la clarté d'une lampe presque en tous sens ; il percevait même à la fin deux, trois lampes placées l'une à gauche, l'autre à droite, la troisième en haut et en bas.

Huit jours plus tard, l'amélioration s'était encore accrue et il percevait en tous sens, les mouvements de la main à une distance de 50 centimètres. Je n'ai pas cru pouvoir me livrer, après si peu de temps, à un examen ophthalmoscopique un peu prolongé, mais j'ai à distance éclairé l'œil avec le miroir et alors qu'avant l'opération le fond rouge de l'œil ne pouvait être aperçu qu'un peu en dehors et en bas. J'ai pu l'apercevoir dans son ensemble, comme à travers un léger brouillard, et conclure que l'épanchement avait considérablement diminué dans toute son étendue.

Le malade porteur de son drain a voulu retourner dans sa famille. Je ne puis donc donner plus de renseignements sur son état. J'espère, toutefois, que cette amélioration si manifeste s'accentuera davantage, et j'ai prié son médecin ordinaire de le tenir en surveillance et de m'en informer.

---

## LES ÉCOLES PUBLIQUES ET L'HYGIÈNE DE LA VUE

### Par le Dr Gayet.

Toutes les parties de l'hygiène se touchent entre elles; en développant quelques considérations pratiques sur la nature contagieuse de certaines ophthalmies de l'enfance, sur la quantité et sur la distribution de la lumière dans les classes, sur la construction des bancs et des pupitres, nous démontrons en même temps que l'application de ces soins d'hygiène spéciale de la vue répond aux prescriptions générales relatives à l'hygiène de la digestion, de la respiration, etc., des principales fonctions en un mot, à l'époque la plus active du développement de l'individu.

Jusqu'à maintenant, on ne s'est guère occupé des maladies des parties extrinsèques de l'œil (conjonctivites et blépharites) qui résultent des conditions de la vie d'école ou qui sont aggravées par elle. M. Carter, de Londres, a décrit récemment une forme d'ophthalmie contagieuse des écoles, qui emprunte à sa généralisation un caractère de gravité exceptionnelle. Les auteurs belges ont cité des faits semblables, et nous savons ce qui se passe dans les crèches, pénitenciers, orphelinats de notre pays. Dans les deux missions que nous a confiées le Ministre de l'instruction publique, pour étudier les maladies oculaires en Afrique, nous avons observé ces faits dans des proportions vraiment effrayantes. (Voir la note insérée aux comptes-rendus de l'Académie des sciences, séance du 7 février 1876, et reproduite dans la *France médicale*, n° 14.)

Il faut ne pas oublier que : *toute sécrétion conjonctivale est inoculable; que, suivant la réceptivité de l'individu, d'après les condi-*

*tions sociales et cosmiques dans lesquelles il se trouve, cette sécrétion inoculée peut engendrer une inflammation, ou similaire ou plus grave, depuis la simple conjonctivite jusqu'au catarrhe ou ophthalmie purulente.*

Pour ce qui est de la myopie dite *scolaire*, les Suisses, les Allemands, l'École de Vienne, ont depuis longtemps établi les causes et la loi de son développement progressif. En France, pendant le séjour qu'il y fit, de 1844 à 1848, Szokalski avait examiné, au point de vue de la myopie, les élèves de plusieurs institutions de Paris. La statistique du collége Charlemagne, publiée à cette époque dans un journal de Prague, avait donné des chiffres sensiblement comparables à ceux des autres pays.

Depuis les recherches du savant traducteur d'Ammon, nous ne connaissons en France que quelques statistiques, portant sur des chiffres peu nombreux, et relatives aux promotions de l'Ecole polytechnique et de l'École du service de santé de Strasbourg; mais l'examen des jeunes gens de cet âge ne permet de constater que le fait accompli, sans faire ressortir l'influence directe que les études antérieures ont exercée sur la myopie.

D'ailleurs, Szokalski, note que, sur 6,300 élèves des *écoles primaires* des 6e et 7e arrondissements de Paris, il n'a trouvé aucun cas de myopie. Il porte, sans s'en douter, une grave atteinte aux conclusions de sa propre statistique du collége Charlemagne et à la théorie de la myopie progressive.

Nous avons voulu contrôler ce fait. Sans parler de nos chiffres qui concernent la myopie chez les élèves des lycées et colléges, nos recherches dans les écoles primaires des trois principaux quartiers (Croix-Rousse, Brotteaux, Guillotière), contredisent les données de Szokalski et fournissent des chiffres concordant presque avec ceux des confrères étrangers qui ont opéré dans des conditions semblables.

En effet, 1,588 enfants des écoles primaires de Lyon, garçons et filles réunis ensemble, ont fourni 52 myopes, soit 3,27 pour 100. Ces chiffres prouvent que la loi de développement de la myopie scolaire s'applique exactement à tous les rangs de la société; parmi les enfants du peuple, un bien plus grand nombre viendraient les grossir, s'ils ne quittaient pas l'école à 10, 11 et 12 ans, quelquefois à un âge encore plus précoce.

Quant à l'hypermétropie, défaut opposé à la myopie, et dont la connaissance parfaite date de notre époque, on ne s'était pas encore occupé, chez nous, de l'influence que peuvent avoir sur elle les conditions de la vie d'école.

Sur les 1,598 enfants des écoles primaires de Lyon, j'ai trouvé 107 hypermétropes, ce qui fait 6,79 p. 100, résultats très-voisins de ceux trouvés dans les écoles de Berne et de Schaffouse, mais bien inférieurs à ceux que Erysmann a trouvés à Saint-Pétersbourg.

L'auteur termine son travail par les conclusions suivantes :

1o Nous *demandons* la lumière, c'est-à-dire un éclairage suffisant, constant et distribué de la façon la mieux appropriée aux exercices scolaires, surtout à l'écriture ; de nombreuses fenêtres assurant une ventilation naturelle.

2o Nous *réclamons* une bonne position de l'enfant quand il écrit ou quand il lit ; on l'obtiendra par l'adaptation des tables-pupitres à la taille moyenne de chaque classe ; on évitera ainsi les déformations de la taille et de la cage thoracique, etc.

3o Nous *exigeons* le repos fréquent de l'organe de la vision, par la variation des exercices d'études, en forçant l'œil à voir à distance les dessins et les chiffres du tableau noir et des cartes murales ; l'interruption du travail par un exercice de vocalise, par une marche autour de la classe, reposera l'organe de la vue dont il fait cesser la congestion et le spasme musculaire ; il régularisera la respiration ainsi que la digestion.

Depuis cinq ans, j'ai observé plus de 12,000 élèves répartis dans trois cents écoles environ ; c'est donc sur de fréquentes observations que je motive mes demandes. Beaucoup de préceptes d'hygiène oculaire sont applicables dès maintenant, sans modifier ni la construction des locaux, ni leur aménagement ; il suffit que ces préceptes soient signalés aux médecins qui font partie des délégations municipales auprès des écoles, pour être assuré de leur exécution et des avantages qu'en retireront les élèves et la société. *(France médicale.)*

# REVUE DES SOCIÉTÉS SAVANTES.

## SOCIÉTÉ DE CHIRURGIE.
### Séance du 2 août 1876.

M. PANAS a fait dans cette séance la communication suivante :

L'importance qu'on accorde depuis quelque temps à l'espace compris entre les deux gaînes du nerf optique, aux points de vue anatomique, physiologique et pathologique, fait qu'il est très-intéressant d'avoir une idée exacte de la structure de cet espace.

Cet espace n'est pas une cavité unique ; il est traversé par des filaments nombreux, des trabécules, qui s'anastomosent entre eux. Don ders, le premier, a trouvé que ce tissu avait des propriétés élastiques. Ivanhoff a décrit des éléments élastiques sous forme de gaînes. Dernièrement, M. Panas a pu avoir sous les yeux des coupes longitudinales, et il a trouvé que les faisceaux que l'on observe ainsi étaient des ligaments élastiques recourbés sur eux-mêmes. Sur les parties placées au milieu du champ du microscope, on voit nettement des éléments allongés qu'Ivanhoff a considérés comme étant des noyaux allongés. Ce sont des cellules qui rappellent tout à fait les cellules de la face interne de la cristalloïde antérieure. C'est un véritable épithélium cylindrique. Sur une coupe longitudinale, à un grossissement de 300 diamètres, on voit de petites fibrilles très-fines, mais vers la périphérie et de chaque côté, on aperçoit une ligne transparente qui borde les faisceaux ; c'est un tuyau qui enveloppe les éléments cellulaires, c'est une véritable capsule élastique. Les cellules épithéliales sont plus ou moins allongées, mais elles se touchent entre elles. Un gros noyau remplit la cellule ; une couche épithéliale enveloppe la totalité de ce tissu élastique.

Déjà Berthold examinant l'œil d'un enfant de cinq mois atteint d'hydrophthalmie, avait trouvé des cellules épithéliales, mais il avait pensé que c'était là un arrêt du développement de cet œil. Il pensa même que l'hydrophthalmie congénitale est due à un arrêt de développement de l'œil. Mais ce n'est pas là un fait transitoire, puisque M. Panas l'a observé chez une femme de 82 ans.

### Séance du 27 décembre 1876.

**Kystes prélacrymaux à contenu huileux.** — M. VERNEUIL désire signaler une variété de kystes dont il n'a pas trouvé mention dans les livres ; il s'agit de kystes du grand angle de l'œil. Le *kyste prélacrymal* n'a avec le sac lacrymal aucune connexion directe ; son origine est probablement congénitale ; le contenu a les plus frappantes analogies avec l'huile d'olive.

La première fois que M. Verneuil rencontra cette variété de kystes, c'était sur un jeune homme grand, qui entrait à Lariboisière avec un kyste du grand angle de l'œil, du volume d'une merise. Ce kyste, placé au-devant du sac lacrymal, était indolent, irréductible, datant de longtemps, sans que le malade pût indiquer la date précise du début. M. Verneuil crut à un nucléole, quoique l'écoulement des larmes fût normal; une ponction fut faite; le liquide qui s'écoula était semblable à l'huile d'olive. On ne fit pas d'injection iodée; le malade quitta l'hôpital et ne fut pas revu.

En 1875, M. Verneuil fut consulté par une femme de dix-neuf ans, qui portait aussi une tumeur au grand angle de l'œil; la peau était très-distendue, mais saine; l'origine du mal remontait à la première enfance; la tumeur avait le volume d'une cerise; elle était située un peu plus haut que le sac lacrymal. M. Verneuil crut à un kyste congénital analogue à ceux de la queue du sourcil. Quand la poche fut ouverte, il sortit un jet d'huile; le liquide fut recueilli. Les trois quarts antérieurs de la poche furent réséqués; le reste, très-adhérent aux parties profondes, fut laissé en place. La paroi était tapissée d'un épithélium pavimenteux stratifié. La malade guérit. Le liquide s'était coagulé; il renfermait de nombreux cristaux de cholestérine et d'acide margarique.

En novembre 1876, un garçon de vingt et un an se présenta avec une tumeur du volume d'une amande située au-devant du sac lacrymal. La tumeur était transparente; M. Verneuil diagnostiqua un kyste séreux du grand angle de l'œil. Le mal datait de la première enfance. Le kyste paraissait adhérent aux os. Pas de troubles du côté de l'œil. La ponction laissa écouler deux à trois grammes d'huile. La poche étant affaissée, on constata une petite dépression aux os de l'angle interne de l'orbite.

D'où vient ce liquide huileux? Certains kystes du corps thyroïde ou de l'ovaire ont un contenu analogue. M. Personne, pharmacien de l'hôpital de la Pitié, a examiné le liquide recueilli chez le troisième malade, et a affirmé que la composition chimique était analogue à celle de l'huile d'olive.

––––––––––

### SOCIÉTÉ DE BIOLOGIE

M. Poncet (de Cluny) résume ainsi à la Société de biologie, le résultat de ses recherches dans cinq cas d'albuminurie:

Les lésions qui atteignent les membranes profondes de l'œil, dans certaines variétés d'albuminurie, se rencontrent sur la rétine, dans le corps vitré, dans la choroïde et dans le nerf optique. Sur la membrane nerveuse se produisent des hémorrhagies, des exsudats liquides, des plaques fibrineuses, des taches de dégénérescence colloïde graisseuse.

Les *hémorrhagies*, nées dans les couches les plus internes de la rétine, s'étalent à sa surface, en suivant l'expansion de la fibre du nerf optique ou fusent dans l'épaisseur le long des travées de Muller. Les globules sanguins peuvent atteindre les bâtonnets.

L'*exsudat liquide* se produit surtout dans la couche des fibres du nerf optique, qu'il dissocie et refoule par paquets contre le tissu conjonctif en laissant de larges loges vides. Ce liquide ne contient pas d'éléments figurés, c'est l'œdème simple.

Les *plaques d'exsudation fibrineuse* se présentent sous une forme caractéristique, quoique, suivant le niveau où la fibrine s'est déposée.

Entre les fibres du nerf optique, l'exsudat fibrineux, coagulé par le liquide de Muller, apparaît sous l'aspect d'un fin réseau irrégulier, à fibres à double contour, anastomosées, sans noyaux. Cette masse et le liquide exsudé chassent les fibres du nerf optique contre la couche des cellules ganglionnaires, détruisent la disposition régulière des fibres connectives de Muller et les déchirent en partie.

Dans les couches inférieures, l'exsudat fibrineux se répand partout, mais il occupe surtout l'intervalle entre les deux couches des grains. Là encore, il écarte un certain nombre de fibres radiées, qui forment une espèce de loge où le fin lacis fibrillaire est mélangé à quelques travées de Muller brisées. Ces pelotons isolés sont disposés presque régulièrement entre les bandes des grains qui diminuent elles-mêmes de hauteur.

Enfin, l'exsudat peut atteindre les bâtonnets et les cônes. Ces éléments s'atrophient alors, deviennent granuleux et forment un magma colloïde semi-transparent, où les franges des bâtonnets et des cônes ressortent encore avec la plus élégante régularité. Plus bas, l'exsudat décolle la rétine d'avec la choroïde ; il se mélange de cellules pigmentaires altérées.

Dans certains points de la rétine, si l'exsudat ne se coagule pas en fibrilles, il forme des plaques granuleuses englobant toutes les parties voisines, et au centre desquelles on retrouve la lumière d'un fin capillaire.

Les *taches graisseuses*, si remarquables par leur aspect brillant, ont donné lieu à bien des interprétations différentes (Muller-Heymann, 1856, — Wagner, 1857, — Charcot, Lecorché, 1858, — Nagel, 1860, — Schweiger et Graefe, 1860-1871, — Hulke, 1862, — Robertson Argyll, 1870, — Rosenstein, 1874.

Donnant à la rétine une épaisseur souvent cinq à six fois plus grande qu'à l'état normal, ces plaques siègent d'une façon absolue dans la couche des fibres du nerf optique, en dedans des cellules ganglionnaires et des grains. Ces deux derniers éléments n'y prennent aucune part.

Sur des préparations plates, amincies au pinceau et colorées, la

plaque blanche apparaît sous les fines fibres de l'expansion du nerf
optique qu'elle dissocie, pour montrer de gros éléments irréguliers
plongeant vers la profondeur et peu colorés. Au centre de ces éléments ronds, ovoïdes, fusiformes, on reconnaît souvent soit une
apparence de noyau rouge, mais sans nucléoles, soit un corps central
cylindrique, déformé, qui se perd dans le fond de la préparation.

Sur les dissociations de ces taches, il est aisé de distinguer deux
éléments particuliers : 1° des fibres de l'expansion de la papille, à renflements fusiformes, énormes et devenues granulo-colloïdes ; 2° d'autres fibres commençant par un large entonnoir conoïde, se terminant
en un mince filament après plusieurs renflements graisseux. Au
centre de l'entonnoir peu coloré, plonge un cylindre-axe, très-vive-
ment carminé, et suivant que ce cylindre-axe est examiné plus ou
moins de face ou de côté, on voit un noyau central homogène, ou un
noyau suivi d'une portion de cylindre.

Sur des coupes perpendiculaires, les plaques blanches refoulant
tout à leur périphérie, apparaissent composées d'une série de sections
plus ou moins rondes, ayant à leur centre une seconde section plus
ou moins oblique d'un corps également cylindrique. La partie externe
se colore difficilement, le cylindre central, très-aisément par le car-
min. Entre ces sections perpendiculaires des fibres du nerf optique,
existent des fibres connectuées de Muller peu altérées. On trouve aussi
de la graine en petites vésicules isolées ou en gros globules granuleux.

Les plaques blanches graisseuses sont donc constituées par la dégénérescence colloïde et graisseuse, avec hypertrophie des fibres du
nerf optique et par la même lésion portant sur l'infundibulum interne
des travées de Muller. Les coupes et les dissociations démontrent la
présence d'un cylindre-axe, soit au milieu des fibres du nerf atteint,
soit dans l'infundibulum de certaines travées radiées de Muller. Le
cylindre-axe ressort nettement dans ces cylindres colloïdes, et on a
pris pour des cellules les sections plus ou moins perpendiculaires des
fibres radiées ou nerveuses dégénérées.

Les plaques exsudatives et les taches graisseuses peuvent se com-
biner sur un même point de la partie la plus interne de la rétine. Les
altérations des vaisseaux rétiniens se rattachent à l'endartérite gra-
nulo-graisseuse des plus fins vaisseaux et des plus fins capillaires.
Les lésions précédentes de la rétine amènent dans le corps vitré, une
prolifération ou une migration de gros éléments cellulaires, sur la
limitante interne, où ils peuvent former un relief. Le nerf optique, à
la papille, offre souvent toutes les lésions de la névrite en saillie. Ce
renflement pathologique amène la destruction d'un certain nombre
de bâtonnets et de cônes près de l'anneau sclérotical. Les hémorrhagies et les taches graisseuses, dans la papille, ne dépassaient pas,
dans les cas observés, la limite de la lame criblée.

Nous avons constaté une endartérite avec oblitération complète de l'artère centrale du nerf optique, par un caillot, dans un cas de cécité albuminurique qui s'était ensuite notablement amélioré, la rétine ne présentant pas les lésions précédemment décrites.

La *choroïde* n'échappe pas aux altérations générales.

Les capillaires et les gros vaisseaux sont irrégulièrement pris de dégénérescence colloïde sur une très-grande étendue. De là des hémorrhagies interstitielles, une choroïdite généralisée et des exsudats en dehors de la rétine avec décollement de cette dernière membrane.

---

# CORRESPONDANCE.

Un de nos collaborateurs les plus distingués, le Dr Hache, dont les travaux microscopiques sur les affections oculaires ont été, à juste titre, remarqués, est parti pour Cayenne en qualité de médecin de marine.

Nous recevons de cet éminent confrère une lettre qui intéressera certainement nos lecteurs, parce qu'elle a trait aux affections oculaires plus communes de ce pays.

Cayenne, 31 décembre 1876.

Très-cher Confrère,

Je profite du courrier de janvier pour vous envoyer mes souhaits de bonne année et vous donner en même temps de mes nouvelles.

Si je ne vous ai pas écrit plus tôt, c'est que je voulais auparavant me mettre au courant de mon service; et voir si, comme je le croyais, il y avait ici beaucoup à travailler dans la partie ophthalmologique. Eh bien, depuis mon arrivée à Cayenne, je me suis amplement convaincu que ce ne serait pas la besogne qui me ferait défaut. J'avouerai même qu'au début je fus étonné, et restai quelque temps avant de pouvoir me limiter nettement un sujet. On ne peut prendre à la fois tout ce qu'il y a d'intéressant et, pour travailler utilement, il faut un but net : c'est ce que je fis d'abord. Je cherchai mon but.

Je m'attendais à trouver dans ces pays équatoriaux, force affections oculaires : en cela je me trompais. Il y a ici relativement très-peu de maladies des yeux. La plus commune de toutes est le *ptérygion*, qui se développe ici dans toute sa splendeur. Non-seulement il est très-commun de rencontrer des personnes porteurs de cette affection, mais souvent le même œil offre des ptérygions doubles et même quadruples.

Je me trouve attaché au service du médecin en chef, M. Martialis, qui s'est occupé d'ophthalmologie, et a publié autrefois un travail sur l'héméralopie. C'est un homme de grand mérite et qui continue à s'occuper de la science. Dernièrement, nous avons eu dans le service 7 cas d'héméralopie. J'ai examiné avec soin ces divers cas, et je n'ai rien rencontré de bien caractéristique. Dans 5 cas, on trouvait une infiltration rétinienne plus ou moins étendue, mais l'infiltration disparue, les troubles visuels ont duré assez longtemps encore. Des 2 autres cas, l'un avait une rétinite pigmentaire congénitale, et ne guérit pas ; le 7e ne présente aucun trouble du fond de l'œil, et fut guéri en quelques jours.

Dernièrement, le 24 décembre, j'eus l'occasion d'observer un cas d'hémophilie aiguë acquise, chez un jeune soldat nouvellement arrivé dans la colonie. L'affection débuta par une hémorrhagie dans la macula gauche. Deux jours après, des taches de purpura apparurent, et le 30 le malade succomba à des hémorrhagies multiples. Le deuxième jour de son affection, j'avais constaté de nombreuses hémorrhagies dans les deux yeux. La constitution médicale actuelle n'a certainement pas été sans influence sur ce cas rapide. Nous assistons en effet au début d'une épidémie de fièvre jaune. Quatre cas suivis de mort se sont présentés en décembre, et nous sommes en quarantaine. Peut-être cela s'arrêtera-t-il là, mais je n'ose l'espérer, car le dernier cas date d'hier.

Agréez, etc.                                Dr HACHE.

## INDEX BIBLIOGRAPHIQUE.

*Thèses soutenues à la Faculté de médecine de Paris.*

TEISSIER. — Du diabète phosphatique, in-8o de 175 pages.

MICHELON. — De l'iritomie, in-8o de 77 pages, avec 11 figures dans le texte.

GARD. — De la réfraction oculaire et de l'anisométropie, 120 pages.

PRENGRUEBER. — Physiologie des muscles de l'œil et leurs paralysies, 56 pages.

GRIZOU. — Du drainage de l'œil, in-8o, 85 pages.

REEB. — Du glaucôme, sa nature, son traitement, 85 pages.

*Le Rédacteur en chef, Gérant :* GALEZOWSKI.

Paris. — Typ. A. PARENT, rue Monsieur-le-Prince, 31.

# RECUEIL

# D'OPHTHALMOLOGIE

## Avril 1877.

SECONDE ET DERNIÈRE PARTIE DE L'OBSERVATION

DE

## TORTICOLIS OCULAIRE ET GUÉRISON.

**Par le Dr Cuignet (de Lille).**

Dans le numéro de juillet 1874 du *Recueil d'ophthalmologie* (p. 338 à 350) nous avons publié la première partie d'une observation intitulée par nous *Torticolis oculaire*. Nous avons dû l'arrêter au moment où nous avons donné nos premiers conseils, par conséquent avant la guérison. Nous sommes, aujourd'hui, en mesure de publier la seconde moitié de ce fait clinique intéressant et de faire connaître la guérison ainsi que les moyens qui nous ont servi à l'obtenir. Cette cure date actuellement de plusieurs mois; elle est complète et définitive et elle corrobore de la manière la plus satisfaisante nos premières appréciations sur la pathogénie du torticolis et de la déviation du tronc, ainsi que nos présomptions sur la guérison de ce torticolis par le seul redressement des yeux.

Si on veut bien se reporter à cette première partie de l'observation, on verra ou on se souviendra qu'il s'agissait d'un jeune garçon âgé de 7 à 8 ans qui portait constamment, hormis dans le sommeil et dans les courts moments où l'on fixait son attention sur son attitude vicieuse, sa tête penchée sur l'épaule droite, celle-ci abaissée, le côté droit du tronc incurvé et qui offrait, en outre, un strabisme convergent supérieur, primitif et habituel à gauche, secondaire à droite, avec des mouvements brusques d'élévation excessive de l'œil gauche par instants. On se souvient, en outre, que par une série de déductions, les unes directes, les autres indirectes, comme par ressemblance avec d'autres cas analogues j'attribuai l'attitude défectueuse au strabisme et nommai cet état : *Torticolis oculaire.*

Depuis le 14 avril 1874 je revis cet enfant deux fois, si je ne me trompe; je l'étudiai de nouveau et, à chaque fois, je restai de plus en plus convaincu de la justesse de mes premières appréciations.

Je pus préciser mieux celle qui est relative à l'élévation spasmodique et excessive de l'œil gauche en voyant dans quel cas elle se produisait invariablement; c'était lorsque l'enfant voulait regarder et fixer avec son œil droit. S'il était en strabisme secondaire, c'est-à-dire en dedans et en bas, il faisait effort pour se mettre au point et, dans le même moment, l'œil gauche, subissant le même effort, portait son élévation à un point extrême et tout à fait passager, comme cela se voit dans les cas de paralysie de l'un des muscles de l'œil. On sait qu'alors, si l'œil dévié fait un effort pour se redresser, il n'y réussit qu'à un degré insuffisant et l'effort portant sur l'autre œil le dévie d'un degré excessif, ce que l'on exprime en disant que le strabisme secondaire paralytique est plus prononcé que le primitif.

Cela suppose l'existence d'un strabisme secondaire à gauche. Or, dans la première moitié de cette observation, nous disions que l'œil gauche était alors le plus habituellement dévié. C'est que pendant le temps assez long qui s'était écoulé, l'œil gauche avait été exercé au point qu'il était devenu aussi bon que l'autre et que d'habituel que le strabisme était d'abord de ce côté, il était devenu habituel à droite. Lorsque je revis l'enfant, grand fut mon étonnement de voir l'œil droit le plus souvent dévié, en dedans et en bas, bien entendu.

Je suis obligé de convenir que cette observation laisse à désirer sous le rapport de l'état primitif du strabisme, c'est-à-dire

sur la question de savoir quel œil s'est dévié le premier, et par
suite quel est le second. Je suis très-disposé à croire que le
strabisme a été très-vite alternatif, en raison de l'état fonctionnel à peu près semblable dans l'un et dans l'autre et que, dans
cet état, le strabisme secondaire n'est plus reconnaissable quand
on est loin de l'origine de la déviation. Du reste, cela importe
peu à la question pathogénique, car l'abaissement de l'œil droit
et l'élévation du gauche expliquent aussi bien l'un que l'autre
la superposition des images et la nécessité de l'attitude penchée
pour les remettre à niveau.

L'attitude de la tête et du tronc n'avait pas changé ; au contraire, elle s'était accentuée et compliquée ; du moins ce fut dans
la troisième visite que je constatai des complications nouvelles
ou jusqu'alors passées inaperçues. Elles consistaient dans
l'abaissement du bassin, et dans la diminution sensible de forces et de plasticité de tout le côté droit du corps y compris la
face et les membres.

Nous avions dit précédemment que l'inclinaison de la tête
avait forcé l'épaule à s'abaisser, non-seulement par une relation
naturelle de l'une à l'autre, mais encore parce qu'un collier ayant
été mis autour du cou comme moyen prothétique et la tête ne
pouvant plus s'incliner assez, l'épaule s'était de plus en plus
abaissée pour faire descendre le collier et par suite la tête Alors
on avait mis un corset orthopédique avec une pédale soutenant
l'aisselle. Cette contrainte nouvelle exercée contre un besoin
invincible de déviation de la tête avait peu à peu obligé le bassin
à s'incliner lui-même et le tronc à s'incurver d'une manière
plus accentuée sur son côté droit. De sorte que le dejettement
avec relâchement comprenait toute la moitié droite du corps,
était plus constant, plus prononcé et donnait à l'enfant un
air de plus en plus infirme et un aspect de plus en plus pénible.

De plus, la mère nous dit qu'il se servait de moins en moins
de sa main droite et elle nous fit observer que la moitié droite
de la face, que l'épaule et le bras de ce côté, que la moitié correspondante du tronc et enfin que le bassin et le membre infé-

rieur de droite étaient réduits de volume, en état d'aplasie ou plutôt d'hémi-aplasie. Cela était exact.

Cette aplasie généralisée à droite semblait indiquer que les causes de déviations étaient depuis longtemps de ce côté et que, par conséquent, le strabisme originel était primitif à droite.

Dans ces deux visites, je n'eus d'autre traitement à prescrire que l'abandon des supports de la tête et du tronc, l'exercice alternatif des deux yeux pour n'en laisser aucun s'affaiblir en strabisme, des lectures sur des caractères typographiques de plus en plus menus et à des distances rapprochées et éloignées, et, enfin, les exercices au moyen de la règle tels que Javal les a recommandés pour la rectification des déplacements faibles des axes oculaires, et ceux au moyen du stéréoscope. Mais les parents et les enfants se fatiguent vite de l'assiduité nécessaire et il en arriva de celui-ci comme de tant d'autres. Ainsi de 1874 à 1876 on se borna à faire lire de temps à autre l'enfant avec ses deux yeux alternativement. La mère résistait à l'idée d'une opération de strabisme et je n'étais pas encore assuré de l'inutilité de tout effort pour la conseiller de suite. Et puis, je trouvais l'enfant encore trop jeune tant pour être opéré que pour pouvoir, après l'opération, suivre exactement les exercices qui devraient, alors, être exécutés sans rémission aucune pour compléter l'effet de l'opération.

M⁰ᵉ X... me ramena son fils en octobre 1876. Elle était désolée de le voir conserver et même accroître son attitude de plus en plus fautive, disgracieuse et compromettante, et, renonçant aux exercices souvent omis et du reste impuissants, elle me demanda si j'étais certain de le guérir au moyen d'une opération. Je lui répondis que j'étais très-assuré du bon résultat, mais que je procéderais un peu à tatons et en plusieurs fois afin d'obtenir tout l'effet de rectification désiré sans le dépasser. L'enfant était plus âgé de deux ans; il avait grandi; il savait très-bien lire et écrire; il se rendait mieux compte de son état et des besoins du traitement; le strabisme ne se corrigeait plus; les exercices consécutifs pourraient être plus décisifs; tout se réunissait donc pour prescrire l'opération et promettre un succès. On consentit; je fis alors un nouvel examen, je constatai les mêmes caractères du strabisme, de l'attitude, de la diminution de force et de volume des parties molles dans le côté droit. La rectification n'avait lieu que par instants fugitifs, et la locomotion elle-même se ressentait et de la déviation du tronc et de l'affaiblissement du membre droit.

L'enfant n'accusait aucune diplopie, ni au dehors, ni dans la chambre noire éclairée seulement par une bougie. Mais par l'apposition d'un verre rouge de Bœhm, il accusait aussitôt deux images de la flamme, une rouge et une blanche, homonymes et obliquement superposées, celle de l'œil droit plus haute, et celle de l'œil gauche plus basse, ce qui indiquait un strabisme convergent supérieur à gauche, inférieur à droite.

On sait qu'il n'est pas nécessaire que la diplopie existe continuellement et soit très-accentuée pour donner lieu à des attitudes symptomatiques; mais qu'il faut cependant qu'elle existe, car dès qu'elle cesse par le fait de la perte complète de la vision d'un œil, il est habituel de voir l'œil restant se redresser et toutes les attitudes fautives disparaître. On sait aussi que l'absence de diplopie bien marquée n'empêche pas, quand les deux yeux fonctionnent, les images d'être vues doubles par instants; l'une d'elles est peu marquée; le cerveau la neutralise à la hâte, mais l'instant passager de son apparition a suffi pour déterminer le sujet à prendre ou à conserver l'attitude partiellement correctrice qui est en rapport avec chaque espèce de diplopie. Or, quelle devait être l'attitude dans le cas présent?

L'image de l'œil droit était toujours la plus haute; or, la diplopie avec superposition des images est la plus difficile à supporter, la plus inconciliable avec l'exercice régulier des mains et des pieds; d'autre part, l'inclinaison de la tête vers une épaule ayant pour effet de baisser l'image correspondante au côté incliné et de relever l'image de l'autre œil quand elle est abaissée par du strabisme supérieur, on comprend que le sujet devait ressentir le besoin instinctif et continuel de mettre les images au même niveau en baissant celle qui était la plus élevée, c'est-à-dire celle de droite, et en élevant celle qui était abaissée, c'est-à-dire celle de gauche, et que, pour cela, il n'avait qu'à incliner la tête à droite. Par ce mouvement de la tête, il arrivait à les mettre sur le même plan horizontal. Lorsque je redressais la tête de l'enfant il m'indiquait aussitôt le plan des images doubles en superposition, celle de droite plus haute; lorsqu'il inclinait la tête à droite, aussitôt il suivait et me montrait du bout du doigt le mouvement de descente de l'image de droite, celui d'ascension de celle de gauche et, une fois l'attitude vicieuse arrivée à son maximum, avec l'épaule et le bassin abaissés, avec le tronc fléchi de côté, il me montrait les deux images mises ainsi au même niveau. Il ajoutait bien à ces efforts un autre effort pour rapprocher les images, c'est-à-dire qu'il tournait la face vers la gauche et regardait à droite, mais dans aucune position du champ total il n'arrivait ni à les confondr , ni même à les rapprocher beaucoup.

En apposant devant les yeux de madame sa mère des prismes, l'un à base inférieure pour l'œil droit, l'autre à base supérieure pour l'œil gauche, puis ajoutant devant l'un un verre de Bœnm et la faisant tenir tantôt droite, tantôt penchée à droite, je lui montrai que le jeu des images était bien celui que son fils indiquait et je lui fis comprendre démonstrativement le motif de l'attitude défectueuse de l'enfant.

Les moyens de correction usités depuis deux ans n'ayant eu aucun résultat favorable, les deux yeux étant en bon état, l'enfant instruit et docile ; la certitude presque absolue du succès par la rectification des yeux étant acquise ; la conviction et le consentement de la mère étant obtenus, nous résolûmes l'opération.

Qu'y avait-il à faire? Des ténotomies au nombre de deux sûrement, au nombre de trois peut-être, une pour relever l'œil droit, une pour abaisser l'œil gauche et la troisième dubitative pour corriger le strabisme convergent.

Il me parut tout à fait indiqué de couper les deux muscles verticaux, le droit inférieur à droite, le droit supérieur à gauche, afin de partager entre les deux yeux les effets habituels des sections musculaires, c'est à dire le déplacement des axes, la protrusion légère et l'insuffisance consécutive. Une expérience assez étendue des strabotomies m'a démontré que, même

contre des déviations légères, de 5 mill. par exemple, une ténotomie peu étendue aux deux yeux est toujours d'un effet plus
certain, plus régulier, plus dénué d'inconvénients. Mais comme
les ténotomies supérieures et inférieures ont été rarement faites
et moins précisément étudiées dans leurs effets primitifs et
consécutifs, j'adoptai le parti le plus prudent, celui des opérations successives sur les muscles verticaux.

Mais il y avait aussi à pourvoir à la rectification du strabisme
interne, par conséquent, à supposer ou à admettre la nécessité
d'une ténotomie de l'un des deux ou des deux droits internes
ensemble ou à intervalle. Or, il pouvait survenir deux choses à
la suite des sections des deux droits verticaux ; la première serait que l'effet d'abduction, joint à l'effet portant sur l'élévation et
l'abaissement, fût suffisant pour détruire en totalité ou en grande
partie la convergence. Si en totalité, il n'y avait plus à faire
aucune opération ; si en partie, on pouvait espérer d'obtenir la
rectification complète au moyen d'exercices. Dans l'un et
dans l'autre cas, c'était la guérison sans autre intervention opératoire.

On comprend mon incertitude, par rapport au résultat présu-
mable des deux ténotomies verticales. Nous avons peu d'observations de ces ténotomies ; cliniquement et expérimentale-
ment nous ne savons pas si elles ont pour effet de détendre
l'adduction et de favoriser l'adduction, en vertu de leur action
physiologique qui passe pour être et est très probablement ad-
ductrice à un certain degré. Mon observation personnelle ne
m'indiquait rien à cet égard, pas plus que celle des auteurs.
Je devais donc rester dans le doute et attendre de mon entreprise même l'éclaircissement que je désirais et qu'elle m'a, en
effet, procuré, ainsi qu'on le verra plus loin.

Mais si les deux sections verticales ne corrigeaient pas suffisamment l'adduction pathologique, la ténotomie du droit interne se présentait naturellement, et, à cause de l'incertitude
sur la suffisance de l'effet d'une seule ténotomie je devais, ici
aussi, me créer le même plan d'actions successives afin d'acquérir progressivement tout l'effet voulu, sans en avoir ni trop
peu, ni trop.

Par conséquent, sections successives des deux droits inférieur à droite et supérieur à gauche, puis sections successives
et conditionnelles du droit interne gauche et de l'interne de
droite, telles étaient les indications et la marche qu'il me semblait préférable de suivre dans cette circonstance délicate et encore passablement obscure.

Le 7 novembre 1876, je procédai à la ténotomie du droit inférieur de l'œil droit. Au bout de trois jours, je pus juger de
l'effet produit qui était le suivant : le globe oculaire était
remonté de la moitié sur la totalité de sa déviation ordinaire
en bas, laquelle était d'environ 3 millim. avant l'opération ;
malgré ce peu d'effet ce même œil était cependant frappé d'insuffisance, car lorsque je faisais regarder en bas il était sensiblement arrêté dans son excursion, tandis que l'œil gauche
l'accomplissait normalement. D'autre part, l'image de l'œil
droit était descendue de la moitié de sa hauteur habituelle.
Pour ces deux motifs, insuffisance de l'abaissement et de la
correction, il était évident qu'il fallait demander à l'œil gauche
le complément de l'effet à obtenir en abaissant cet œil par la
section de son droit supérieur. Elle fut pratiquée le jour même,
c'est-à-dire le 10, à 3 heures du soir.

Cette fois j'obtins un résultat plus accentué, mais pas encore
complet au point de vue du rétablissement des deux yeux sur
le même plan transversal. J'en jugeai par leur aspect réciproque, par les petits mouvements de rectification qu'ils accomplis-
saient alternativement pour fixer un point commun et par
la position des images diplopiques. Elles offraient encore
un peu de superposition qui se corrigeait par une légère inclinaison de la tête à droite. Quant à l'écartement latéral, il n'avait
pas changé, non plus que l'aspect réciproque des yeux sous le
rapport de la convergence, non plus que le strabisme interne.

Au premier moment, ou plutôt le troisième jour après cette
deuxième opération, la section des muscles verticaux ne dé-
montrait encore aucun effet d'abduction. L'enfant partit dans
cet état, avec charge pour lui d'exécuter et pour sa mère de lui
faire exécuter les prescriptions suivantes, ayant le double but

d'aider au rétablissement de l'attitude naturelle du corps et de la symétrie oculaire :

1° Tenir constamment l'un des deux yeux bandé, tantôt l'un, tantôt l'autre, afin d'éviter toute diplopie, toute déviation des objets extérieurs, partant de détruire la cause qui sollicitait la tête à s'incliner. L'expérience avait déjà prouvé que cette manière avait pour résultat de faciliter le rétablissement de la tête et son maintien en bonne position ; ce secours devait être actuellement plus efficace à cause de le rectification obtenue en grande partie par la ténotomie.

2° Interrompre deux ou trois fois par jour l'observation de cette prescription pour faire des exercices de lecture avec la règle interposée et le stéréoscope.

3° Forcer le côté droit du corps à s'exercer et à prendre plus de force, plus d'agilité et plus de nutrition par de la gymnastique et notamment par des leçons d'arme et même de danse.

L'enfant me fut représenté le mois suivant, c'est-à-dire en décembre. Je constatai de suite que la tête avait repris sa position normale et la conservait plus longtemps et plus facilement, que le côté droit du corps s'était également redressé. Madame sa mère me confirma ces résultats avec autant d'empressement que d'assurance ; l'enfant lui-même se sentait et se disait en voie de guérison. Il avait appris à lire et il lisait couramment avec l'interposition de la règle. Il ne se relâchait que de temps à autre et pour un instant seulement de sa nouvelle et bonne position, comme par un reste d'habitude.

Je l'éprouvai avec le verre de Bœhm. Il m'annonça de suite deux images homonymes situées sur le même plan horizontal, distantes l'une de l'autre de 12 à 15 cent. seulement, au lieu de 30 qui étaient indiqués auparavant. Les cicatrices des sections étaient faites. Par conséquent, le relâchement imprimé aux deux muscles verticaux n'avait produit qu'un résultat insuffisant sur l'adduction. Je craignis d'être obligé d'attaquer aussi l'un des deux droits internes. Mais je préférai attendre encore et demander à la continuation des exercices correcteurs le complément d'une cure arrivée à ce point voisin de la perfection. Par conséquent, je recommandai l'observance des mêmes prescriptions

pendant encore un mois, avec une insistance dont je fis comprendre toute la nécessité à la mere. Elle me promit de s'y con-
former, d'autant plus qu'elle était infiniment désireuse d'éviter
à son fils une troisième opération.

Elle me ramena son fils vers le milieu du mois de janvier.
Il était absolument guéri. La tête était droite, le tronc redressé,
les yeux en parfait accord, exempts de toute diplopie si recher-
chée qu'elle fût, lisant parfaitement avec la règle ; il se servait
beaucoup mieux de son bras droit, marchait de front, en tournant, en arrière, en un mot de toutes les manières, pendant
longtemps, dans son cabinet, dans la rue et partout sans aucun
abandon, sans aucune déviation autre que, par instants fugitifs, une petite inclinaison de tête dont l'enfant s'apercevait de
suite et dont il riait avec la conscience de s'en corriger absolument avant peu. Cette guérison ne s'est pas démentie depuis
près de trois mois qu'elle est obtenue.

C'est ainsi que s'est terminée cette observation si confuse dès
le début, réservée pendant plusieurs années et poursuivie
jusqu'à la guérison. Elle est caractérisée par l'existence d'une
attitude vicieuse des yeux, de la tête, de l'épaule, du tronc et
des membres d'un seul côté, attitude qui a dû recevoir la dénomination de torticolis oculaire, qui se décomposait en plusieurs
phénomènes se rattachant les uns aux autres par des liens de
cause à effet, et qui avait pour point de départ un dérangement
primitif dans l'axe d'un œil, suivi d'un dérangement secondaire
de l'axe de l'autre œil. Les médecins qui ont successivement
vu et étudié cet enfant ont tour à tour hésité, les uns sur la
cause première de cette mauvaise attitude, les autres sur les
moyens de la corriger. La mère de l'enfant a, elle même, subi
toutes ces fluctuations d'opinions, toutes ces incertitudes,
jusqu'à ce qu'elle fût convaincue et par la démonstration techni-
que et par la nullité d'effet des moyens précédemment employés
que l'origine du torticolis siégeait bien dans les yeux et que c'était
bien aux yeux qu'il fallait s'adresser pour guérir son enfant.

Les deux opérations faites et leurs suites heureuses ont surabondamment prouvée, par la guérison de l'infirmité tout
entière :

1° Que l'inclinaison de tout le côté droit du corps, que son affaissement et son état d'aplasie étaient sous la dépendance du strabisme occupant primitivement l'œil droit ;

2° Que le redressement de l'œil devait être et a été accompagné du redressement de la tête et du corps.

Incidemment, dans le cours de cette observation, nous avons relevé des phénomènes complexes qu'il est bon de ne pas oublier ; ainsi la formation d'un strabisme secondaire qui a obligé à doubler la ténotomie l'une par le bas, l'autre par le haut. D'autre part, nous devons noter avec soin que la section des deux muscles droit supérieur et inférieur a eu une influence réelle sur l'abduction des deux yeux et sur la correction du strabisme convergent, correction devenue complète et définitive par l'effet subséquent des exercices de lecture avec la règle et d'ajustement du regard avec le stéréoscope.

Nous résumerons en disant que l'examen et l'étude détaillée de ce cas remarquable de défectuosité dans l'attitude et que sa guérison par la ténotomie établissent de la manière la plus positive et font connaître, dans ses principaux caractères, l'existence d'un torticolis très-prononcé et symptomatique d'une déviation primitive d'un œil, torticolis auquel j'ai donné et qui doit conserver le nom de Torticolis oculaire.

---

## PETITS PHÉNOMÈNES ET TROUBLES OCULAIRES D'ESPÈCES ET D'ORIGINES VARIÉES.

### Par le Dr Cuignet (de Lille).

Il est un grand nombre de phénomènes, de troubles se rapportant aux divers éléments qui composent l'œil et la vision, se rapprochant des effets physiologiques, mais sortant de l'ordinaire au point d'étonner, de surpendre, d'inquiéter même ceux qui les éprouvent et de jeter le médecin dans la perplexité, sans cependant pouvoir être considérés comme pathologiques. Les divers auteurs que nous avons entre les mains en parlent peu ; ils sont plutôt du domaine de l'expérience personnelle. Je crois qu'il n'est pas sans intérêt de les signaler et de les apprécier. En raison de leur multiplicité et de leur variété, nous les diviserons selon l'ordre anatomique et anatomo-physiologique; ces phénomènes et troubles se produisent dans les paupières, dans les voies lacrymales, dans les nerfs, dans l'accommodation, dans la vision, etc.

1° *Du côté des paupières* : Des personnes accusent assez souvent des petits spasmes qui ont pour siége une portion ou la totalité de l'orbiculaire des paupières et qui se produisent tantôt passagèrement , tantôt avec une continuité plus ou moins complète ; des parents s'en inquiètent pour leurs enfants plus que pour eux-mêmes. Au minimum ce sont des contradictions très-isolées, spasmodiques, rares et de peu de durée ; au maximum c'est un clignement presque perpétuel et susceptible de durer de quelques heures à plusieurs jours, même pendant des années. Ce sont des phénomènes contractiles, d'origine probablement nerveuse, se montrant plus volontiers sur des enfants, sur des femmes, principalement sur des habitués de bureau. Ils ne sont vraiment pathologiques que quand ils se rattachent à une blessure ou à une maladie de voisinage, ou des centres nerveux.

Les paupières sont encore sujettes, principalement le long de leurs bords, à des démangeaisons, à du prurit tantôt passager et très-localisé, tantôt plus durable et plus étendu. Cette petite incommodité est de la même nature et aussi peu inquiétante que la précédente, lorsqu'elle est indépendante de toute altération de texture ou de fonction du côté de l'œil ou dans l'état général.

2° *Du côté de la conjonctive* : Nous avons peu de chose à noter de ce côté, sinon quelques sensations qui ressemblent à celle d'un cil piquant par sa pointe ou roulant dans la cavité conjonctivale, ou encore à celle d'un grain de sable arrêté momentanément à la surface de l'œil ou sous la paupière supérieure. C'est une petite incommodité de peu de durée, mais qui fait croire à la présence d'un corps étranger, malgré qu'on n'en aperçoive aucun par l'examen le plus minutieux et le plus attentif. La conjonctive est parfois très-sensible au vent et aux influences du chaud ou du froid, et elle les ressent d'une manière pénible par instants et non habituellement sans qu'on puisse reconnaître aucune cause de cette susceptibilité éventuelle.

3° *Du côté des voies lacrymales* : On ne rencontre ici d'autre trouble que celui de la sécrétion lacrymale augmentée ou d'une rétention plus ou moins complète des larmes, également passagère et dénuée de toute cause perceptible. Des individus observent tout à coup que leurs yeux sont plus humides, même beaucoup plus qu'habituellement et, pendant quelques heures ou quelques jours, ils sont obligés de s'essuyer fréquemment les yeux. Cela se passe comme cela est venu, sans qu'on puisse savoir pourquoi et sans qu'il y ait rien à faire ni aucune inquiétude à en concevoir. D'autres sont sujets à un larmoiement léger le matin en se levant, quand ils sont exposés à un air frais, à un vent humide, sans qu'il y ait aucune altération matérielle dans les voies lacrymales. J'ai vu dernièrement plusieurs personnes de la même famille qui accusaient cette petite incommodité.

4° *Du côté des muscles moteurs* : Certaines personnes sont sujettes à des contractions ou à des relâchements d'un ou de plusieurs muscles moteurs des yeux dont l'effet immédiat est de produire un strabisme brusque, rapide et peu prononcé, quelquefois plus permanent et, par suite, une diplopie d'une durée égale à celle de la contraction ou du relâchement. Quand ce sont des spasmes, ils ont lieu dans le droit interne de préférence ; quelquefois ils se passent dans l'un des obliques et engendrent une diplopie à inclinaison des images. Quant au relâchement, il a lieu de préférence dans le droit externe quand le regard est très-vague ou quand il se dirige en bas, c'est-à-dire dans un sens où le globe oculaire n'est plus contenu par l'arc des paupières supérieures. Ces phénomènes accompagnent

parfois les émotions vives, la fatigue d'une assiduité excessive
ou d'une fixation trop intense du regard, l'ivresse, l'éblouissement en présence de trop vives lumières.

5° *Du côté de la cornée*, cette membrane, d'une transparence
ordinairement parfaite, d'une sensibilité exquise et d'une courbure régulière, est sujette à des modifications légères, mais
appréciables dans ces trois qualités principales de son état physiologique.

A. Sous le rapport de la transparence, elle offre des troubles
dus à des sécrétions promenées à sa surface, ou à du dessèche-
ment. Aussi lorsque les larmes la couvrent ou s'arrêtent le long
du bord de la paupière inférieure, les rayons lumineux ne la
traversent plus qu'irrégulièrement et les perceptions visuelles
en sont altérées ; d'autres fois ce sont des sécrétions muqueuses
éventuelles qui s'étalent ou s'arrêtent sur sa surface et la
rendent nuageuse et irrégulière. Les perceptions lumineuses
s'offrent alors avec une auréole irisée marquée surtout le matin
et qui ferait croire à un signe de glaucome. De plus il se produit un éblouissement avec photophobie qui est très-pénible et
dont certains sujets impressionnables viennent se plaindre aux
médecins. Dans l'ivresse, la cornée se brouille aussi de cette
manière. Nous penserions volontiers que certaines alternatives
de tension oculaire accrue ou diminuée ont aussi l'effet de
troubler la cornée soit par imbibition d'humeur aqueuse, soit
par soulèvement épithélial. En outre, la cornée présente dans
certaines circonstances artificielles des spectres variés qui sont
de deux formes principales ; dans l'une, ce sont des globules
de la grosseur d'un grain de chenevis, composés de plusieurs
halos successivement clairs et obscurs ; dans l'autre ce sont des
globes de 5 à 6 millimètres de diamètre, noirs au centre et en-
tourés d'un seul halo blanc ou brillant. Ces globes et globules
sont mobiles à la surface de la cornée: ils montent et retombent
alternativement avec le clignement. Très-nombreux, ils obscur-
cissent la vision. On les aperçoit de plusieurs manières : ainsi
quand on regarde la flamme d'une lampe à travers un fort
verre convexe ; encore quand des gouttes de pluie tachent la

surface d'un verre de lunette placé devant les yeux ; et même quand on examine attentivement le petit spectre arrondi qui se forme à la surface d'un verre de lunette appliqué devant les yeux dans certaines conditions d'incidence de la lumière extérieure sur le verre ; encore lorsqu'on regarde le ciel à travers le trou de la sténopéique.

La cornée est sujette à des desséchements produits par l'effet d'un vent fort et sec, par l'exposition à une vive chaleur, par la fixation prolongée sans cligner et enfin par des dispositions éventuelles dont nous ne connaissons pas la nature. Ces desséchements donnent lieu à une sensation très-gênante à la surface de la cornée, et ils obligent à des clignements. Quelquefois même on est forcé d'humecter un peu les yeux pour dégourdir les voiles palpébraux, nettoyer la surface troublée de la cornée et faire disparaître la gêne, le sentiment de poussières, la difficulté des mouvement des globes et le nuage visuel.

B. Sous le rapport de la sensibilité, la cornée est accessible à des sensations plus ou moins pénibles qui sont, le plus souvent, des manifestations d'une disposition névropathique générale. J'ai entendu un monsieur accuser des espèces de crépitation en quelques points d'une de ses cornées ; un autre se plaindre d'une douleur semblable à celle qui est due à la présence d'un corps étranger fixe, ou d'une blessure en un point déterminé, avec augmentation à l'air, à la vive lumière, avec nécessité de cligner et terminaison par la formation et l'issue de quelques larmes. D'autres fois ce sont des picotements superficiels comme ceux qu'on éprouve par le contact d'une fumée irritante, ou par l'exposition aux émanations des oignons.

C. Sous le rapport de sa courbure, la cornée peut offrir des modifications passagères, aussi peu pathologiques, aussi peu anomaliques que toutes celles que nous venons de noter dans les premiers éléments constitutifs de l'appareil oculaire. On sait que le clignement modifie la vue en comprimant la cornée, surtout à l'aide de la paupière supérieure, la troublant chez les personnes à vue normale, l'améliorant chez des myopes et des hypermétropes.

Le trouble qui résulte du clignement ou de pressions légères
sur un ou sur une  partie d'un des méridiens de la cornée par
du spasme, par quelque tumeur éventuelle, est de deux espèces ;
il est constitué simplement par un nuage qui brouille tous les
objets, ou bien  par une diplopie monoculaire rendue sensible
au moyen d'épreuves délicates sur des objets fins ou éloignés ;
ou par de l'astigmatisme.

6° *Du côté de l'accommodation.* A l'état normal notre accommodation se prête aux nécessités de la vision nette à des distances différentes. Cependant elle est susceptible de quelques
désordres qui ne sont ni des anomalies, ni des maladies, mais
des déviations passagères de cet état normal et de sa fonction
régulière. L'observation et l'étude de plusieurs petits phénomènes, non vus par d'autres ou passés inaperçus, me permettent d'indiquer quelques faits curieux sous ce rapport.

Et d'abord notre accommodation est en mouvement perpétuel, sous l'influence de contractions fréquentes, un peu inégales,
mais régulières des fibres du muscle qui préside à cette fonction. Cela m'a donné à penser que tous les muscles de notre
économie sont, de même que celui-là, en agitation perpétuelle.
En voici quelques preuves. Lorsqu'on regarde la flamme d'une
lampe à travers un  fort verre convexe, elle apparaît sous la
forme d'un globe très-éclatant dont les bords sont assez nettement délimités. Ce globe est animé de petits mouvements très-
fréquents de resserrement et d'expansion qui sont au nombre
de 40 à 50 par minute, qui se suivent assez régulièrement et se
décomposent, le resserrement en plusieurs contractions secondaires, la dilatation en plusieurs efforts successifs de petites
dilatations aboutissant à l'expansion totale. Les resserrements
ne sont pas tous égaux, et les dilatations ne sont pas non plus
semblables en amplitude. Mais, de plus, ces contractions et relâchements ne portent pas au même degré sur toute la périphérie,
sur tout le bord circulaire du globe lumineux. Parfois une portion
du bord subit une dépression un peu plus prononcée et le cercle
se déforme. Il en est de même quand il se dilate. Cela m'a donné
à penser que le muscle se compose non de ·fibres orbiculaires,

mais de fibres en arc, attachées à leurs deux extrémités, constituant par leur ensemble, mais non par chacune d'elles, un cercle. Il doit en être de même des fibres circulaires de l'iris et de tous nos sphyncters, ce qui explique leur déformation par places. On distingue encore très-bien cette agitation continuelle du muscle par un autre procédé ; les personnes qui portent des lunettes savent que, dans certaines positions latérales d'un foyer lumineux par rapport à la surface des verres, il se forme sur celui qui est du même côté que cette lumière un reflet arrondi, de la largeur d'une pièce de 50 centimcs, qui tranche par son brillant et qui fait apercevoir les spectres perlés et les scotomes du fond de l'œil. Or, quand on fixe ce reflet, on le voit exécuter les mêmes mouvements de dilatation et de resserrement avec les mêmes caractères de fréquence, de différence dans l'étendue des mouvements et de petits spasmes successifs.

Il est donc positif que l'accommodation est sans cesse active, ou plutôt que le muscle est en contractions perpétuelles suivies d'expansions du même degré. Je ne pense pas qu'aucun auteur ait jusqu'à présent signalé ces particularités, ni les moyens à l'aide desquels on peut les constater. Mais ce sont là des oscillations physiologiques, qui n'entraînent avec elles aucun trouble apparent dans la vision.

Il en est d'autres qui se traduisent par des effet plus reconnaissables. Ainsi des personnes disent qu'elles voient les objets tantôt plus petits, tantôt plus gros, des deux yeux à la fois, ou mieux encore d'un seul œil, ce qui donne un point de comparaison et d'appréciation plus certain. D'autres signalent dans la configuration des objets des déformations qui leur paraissent extraordinaires et insolites ; enfin il en est qui disent voir de plus loin à certains moments et seulement de près dans d'autres moments, ou tantôt plus brouillé et tantôt plus net. Ces différences appartiennent certainement à des modifications de l'accommodation. Nous allons en détailler quelques-unes.

Ainsi les déformations des objets. Elles sont quelquefois telles que des objets relativement petits et éloignés, comme la lune, les oiseaux dans le ciel, paraissent altérés de forme et même doubles, avec un œil seul ou avec les deux yeux alternativement. L'altération de forme dépend alors d'un dédoublement incomplet qui fait que deux ou trois images de l'objet sont irrégulièrement superposées et composent une figure généralement déformée. Ces aspects anomaliques varient beaucoup selon les objets regardés, ils varient aussi selon le moment de la journée, selon l'impression actuelle, selon la durée de la fixation, selon la fatigue préalable ou le repos des yeux. Les personnes émues, celles qui sont excitées par la boisson éprouvent plus facilement de ces variations. Certaines dispositions nerveuses, chez des sujets névropathes, surtout chez des femmes, se manifestent assez souvent par des phénomènes d'une nature analogue. Ainsi une dame âgée, affectée de troubles nerveux depuis ses jeunes années, appartenant du reste à une famille de névropathiques, est venue, il y a peu de temps, se plaindre à moi de voir souvent, mais non toujours, les objets bien plus loin et plus petits que d'habitude d'un seul œil. Une autre dame, pendant toute la durée de sa grossesse, fut hypermétrope a un degré très-prononcé, sans qu'aucun changement dans l'appareil physique de la réfraction se fût produite. Une autre accusait de la myopie par instants, ainsi après une application à la lecture ou à l'écriture.

Enfin on sait que certaines personnes, notamment des enfants, accusent tout à coup une sorte d'éblouissement qui les empêche de lire quand il y a eu une application assidue et intense au travail ; il est probable qu'il s'agit là d'un effet, spasme ou relâchement de l'accommodation porté subitement à un degré extrême, peu durable, excitant de l'étonnement et même de l'effroi, mais n'ayant aucun caractère pathologique. Notons cependant que cet accident est plus fréquent chez les hypermétropes.

L'accommodation et la réfraction peuvent donc éprouver des troubles légers dans le sens de la myopie, de l'hypermitropie, de l'astigmatisme, de l'acuité, de la forme des objets sans permanence, sans gravité.

7° *Du côté du corps vitré* : Le corps vitré est très-probablement un composé de globules extrêmement tenus, et d'une transparence parfaite.

A l'état normal, son homogénéité n'est troublée par aucun défaut dans cette transparence ; mais il n'en est pas toujours ainsi, sans cependant qu'il y ait une maladie ni une anomalie. Avec l'âge, cette transparence s'altère, ce qui donne lieu à un peu de trouble dans les perceptions. A tout âge la constitution globulaire, que nous supposons, peut se modifier. Ainsi des globules deviennent plus gros et s'unissent de manière à former des agglomérations ou des filaments. Il en résulte les apparences visuelles qui sont connues sous le nom de spectres perlés. J'ai vu à Alger une dame qui se plaignait de ne pouvoir aller à la vive lumière du soleil sans apercevoir dans l'air une multitude infinie de globules brillants qu'elle appelait des flocons de neige, par une comparaison qu'elle trouvait elle-même peu exacte ; elle rendait mieux son idée en disant que c'était une multitude de petites bulles assez brillantes qui gênaient la vision et la rendaient très-sensible à la lumière. A part cela, cette dame jouissait d'une vue excellente et de l'intégrité complète des membranes et des humeurs de l'œil. J'ai rencontré d'autres personnes qui accusaient aussi la présence de globules transparents en nombre infini ; et même elles déclaraient, après des observations attentives et très-répétées, qu'elles croyaient que l'humeur de l'œil se composait entièrement de ces globules, attendu qu'elles en apercevaient de véritables myriades sous une grande épaisseur, rapprochés les uns des autres, les antérieurs plus gros, les éloignés plus petits.

La dame d'Algérie les distinguait sans aucun moyen artificiel. Elle disait seulement qu'elle les apercevait beaucoup mieux pendant les grandes insolations, ou après un travail assidu ayant excité sa rétine. Mais, le plus souvent, on ne les aperçoit bien qu'à l'aide de certains moyens : tel celui de fixer la flamme d'une lampe à travers un verre convexe n° 2 ; ou encore de regarder la lumière d'un bec de gaz à travers une gouttelette d'eau attachée à la face externe d'un verre de lunette ; ou bien de fixer le ciel à travers le trou d'une carte. Le plus parfait de ces moyens est celui de la gouttelette. Or, des personnes qui ont ainsi observé leur corps vitré, m'ont affirmé qu'elles y distinguaient non-seulement des spectres en serpents, en chapelets, mais encore une multitude infinie de globulins mobiles, à bords bien délimités, à centre éclatant et de dimension en rapport avec leur approfondissement dans le corps vitré. Ces mêmes personnes ajoutent que l'excitation produite par la vive lumière, par le travail assidu de lecture ou d'écriture a pour effet de rendre la rétine plus sensible et les perceptions spectrales plus lucides. D'après cela, on comprend que ces perceptions ne sont ni constantes, ni constamment au même degré.

8° *Du côté du système nerveux :* J'ai cité plus haut des sensations pénibles se localisant dans les paupières, dans la conjonctive et dans la cornée. Ce chapitre sera complété par les sensations qui ont pour siége toute la 5° paire et notamment les nerfs ciliaires.

On sait que la fatigue de la vue se traduit par un sentiment de lourdeur des paupières, par une tension du globe, par une douleur sourde autour de l'œil, par des picotements, des élancements dans le globe oculaire. Ces phénomènes sont parfois très-intenses pendant des accès de migraine, dans le cours d'une névralgie dentaire ou auriculaire; mais ils surviennent aussi spontanément chez des personnes nerveuses, rhumatisantes. Il en est qui accusent une sorte de chatouillement agaçant dans la région ciliaire; d'autres y ont un point douloureux, un nœud névralgique très-appréciable par la pression. Un de nos confrères, atteint de rhumatisme et de névropathie multiforme, éprouve souvent des douleurs de tension oculaire très-pénibles. Il faudrait bien se garder, le cas échéant, de prendre ces douleurs pour des accidents sympathiques, en cas de maladie organique de l'autre œil, ou pour des menaces ou prodromes de glaucome. Les femmes hystériques sont particulièrement sujettes à mille sensations pénibles qui occupent quelquefois les yeux ; de même celles qui ont leurs nerfs ou celles qui sont en état de grossesse.

Nous terminons ici cette première partie, réservant pour un autre numéro du journal la seconde partie plus étendue, plus intéressante, qui aura trait aux phénomènes de même nature que l'on peut observer du côté de la vision.

Ceux que nous venons de signaler et de décrire sont assez nombreux et assez variés, comme on le voit. Ils se rattachent d'un côté à la physiologie, et de l'autre à la pathologie sans appartenir complètement ni à l'une, ni à l'autre. Ce ne sont point des actes fonctionnels purs, ni des effets pathologiques inquiétants ; mais seulement des troubles dont on parle, mais dont on ne se plaint pas souvent, qu'on ne soigne pas ou peu et avec lesquels on vit sans tourment. Nous avons tâché de ne citer que ceux qui offrent ces caractères, sans entrer dans le domaine de la pathologie proprement dite.

---

## DU ZONA OPHTHALMIQUE, AVEC NÉVRITE OPTIQUE
### DU CÔTÉ CORRESPONDANT.

**Par le Dr Daguenet**, de Besançon.

Depuis quelques années, les observations de zona ophthalmique se sont beaucoup multipliées. Celle que je vais rapporter signale une complication oculaire tout à fait insolite de l'*herpès frontalis*, et c'est à ce titre qu'elle m'a paru tout à fait intéressante.

« M. C..., âgé de 50 ans, officier supérieur de l'armée, est exempt de tout antécédent morbide. Il est d'un tempérament nerveux et présente tous les attributs d'une bonne constitution.

Au mois d'avril de l'année dernière, après bon nombre de journées passées à cheval par le froid et par le vent, M. C... est subitement atteint de douleurs névralgiques semblant partir du globe oculaire droit et s'irradiant dans le front et la tempe du même côté. En même temps le malade remarque, selon son expression, qu'un petit bouton lui est poussé, entre les deux sourcils, sur la partie droite de la racine du nez. Ce bouton est le siége de vives démangeaisons.

Pendant trois jours, les douleurs sont assez supportables, mais dans la nuit du 4e jour elles s'exaspèrent, s'accompagnent de gonflement de la paupière supérieure et restent extrêmement violentes, pendant 48 heures, que le malade passe dans une chambre complétement obscure. Enfin la crise se calme, mais quel n'est pas l'effroi du malade en constatant qu'il ne voit presque plus rien de l'œil droit. C'est alors qu'il me fait mander, et voici les conditions dans lesquelles je le trouve :

*Etat général :* Courbature, anorexie, fièvre légère, céphalalgie.

*Etat local :* Au-dessus du sourcil droit, sur le trajet du nerf sus-orbitaire, on remarque un gonflement et une rougeur de la peau dans une étendue de 3 à 4 c.

Sur la partie droite de la racine du nez et ne dépassant pas la ligne médiane, on voit une grande plaque très-rouge, ulcérée au centre et recouverte de croûtes.

Une autre tache rouge, voisine de la précédente, et de date plus récente, car elle est encore recouverte de quelques vésicules, existe un peu au-dessous du tendon de l'orbiculaire droit.

La paupière supérieure présente un gonflement œdémateux assez prononcé.

Toutes ces parties sont anesthésiées, ce que l'on constate en piquant les téguments avec une épingle. Toutefois la compression du nerf sus-orbitaire provoque une douleur sourde.

*Etat de l'œil :* Du côté de l'œil, la conjonctive est légèrement injectée, sans chémosis, sans traces de vésicules. Le larmoiement est assez considérable.

La cornée est saine. L'iris est normal ; toutefois la pupille est un peu plus dilatée que celle de l'autre côté.

A l'ophthalmoscope, tous les milieux réfringents ont leur transparence physiologique, mais on trouve les signes classiques d'une névrite optique fortement accentuée. Ainsi la papille est tuméfiée et complétement masquée par des exsudats, de sorte qu'elle ne se reconnaît plus que par le point d'émergence des gros vaisseaux. Ceux-ci sont sinueux, tortueux, surtout les veines qui paraissent interrompues par places et divisées en tronçons.

Un affaiblissement considérable de la vision accompagne ces symptômes. De l'œil atteint, le malade ne peut compter les doigts à un pied de distance et distingue à peine la lumière d'une lampe placée à 1 mètre.

L'œil gauche reste sain et complètement indemne.

Le traitement employé fut le suivant : iodure de potassium à l'intérieur, frictions sur le front et la tempe droite avec une pommade hydrargyrique contenant également du chlorhydrate de morphine, purgations répétées et révulsion sur la nuque avec une pommade stibiée.

Une amélioration sensible ne tarda pas à se manifester. Les symptômes inflammatoires cessèrent, et la vision revint peu à peu. Quatre mois après les débuts du mal, on trouvait $S = \frac{1}{6}$.

La papille présentait alors tous les caractères d'une atrophie consécutive. Il y avait encore parfois des douleurs névralgiques sur le front et la tempe du côté droit. Ces douleurs ne disparurent définitivement que deux mois après.

Aujourd'hui l'acuité visuelle est restée $\frac{1}{6}$ et le malade porte sur le front et près de la racine du nez, trois cicatrices indélébiles, dont l'une mesure près d'un demi-centimètre de diamètre. »

Comme on le voit par cette observation, il s'agit bien ici d'une névrite optique venant compliquer un zona ophthalmique. On ne saurait en effet admettre que cette névrite soit un cas fortuit, une simple coïncidence. Elle est survenue brusquement au moment des grandes douleurs, en même temps que le gonflement de la paupière supérieure et que la rougeur érythémateuse des téguments du front, sur le trajet du nerf sus-orbitaire. Aucune autre cause n'expliquerait son apparition. Son existence me paraît donc bien liée à celle de l'*herpès frontalis*, et je crois que cela ne fera de doute pour personne.

Quelque inusitée que soit cette complication, elle trouve la
même explication que les autres manifestations cutanées ou
oculaires du zona ophthalmique. On sait que cette affection est
considérée comme l'expression cutanée d'une névrite de la
branche ophthalmique de Willis, que cette névrite prenne
naissance dans le ganglion de Gasser ou dans les rameaux
périphériques. En effet, la présence de l'éruption sur la trajet
des rameaux de cette branche et du nerf sus-orbitaire en particulier, les douleurs névralgiques violentes qui précèdent, accompagnent ou suivent toujours le développement de l'affection cutanée, l'anesthésie des téguments, sont des témoignages
irrécusables d'une affection des nerfs, sur le trajet desquels se
développe le zona.

Par quel mécanisme se produit l'éruption cutanée? Est-ce
par suite de l'altération des fibres trophiques du nerf malade?
Est-ce un trouble des vaso-moteurs qui en est la cause? Est-ce
parce que les fibres sensitives irritées communiquent cette
irritation aux éléments anatomiques voisins de leurs extrémités périphériques, d'où la production de vésicules d'herpès?
Sur cette question, les auteurs ne sont pas d'accord, et le
champ des hypothèses peut encore s'agrandir.

Quoi qu'il en soit, les complications oculaires signalées dans
le zona ophthalmique, reconnaissent la même cause que l'éruption cutanée. Ces complications, mentionnées par les auteurs,
ont lieu du côté de la conjonctive, de la cornée et de l'iris. Cop-
pez, dans les *Annales d'oculistique* de janvier 1876, a cité un cas
d'irido-choroïdite. Les altérations survenues dans ces diverses
membranes ne doivent pas nous étonner, puisque c'est le
rameau nasal de l'ophthalmique qui contribue à fournir les
nerfs ciliaires. C'est donc le nerf nasal qui est le nerf coupable,
et on remarque en effet que, plus est intense l'éruption qui siège
sur son territoire, plus sont graves et développées les complications oculaires (Hybord). Ces conditions se retrouvent dans
notre observation. C'est à la racine du nez, du côté du grand
angle de l'œil, que les vésicules d'herpès ont été le plus étendues, ce dont témoignent encore les cicatrices indélébiles dont
cette partie est le siége.

Si maintenant on se rappelle que Tiedemann, cité par Sappey, a vu un filet des nerfs ciliaires pénétrer dans le nerf optique avec l'artère centrale de la rétine, on comprendra très-bien que l'irritation de la branche ophthalmique ait pu retentir par l'intermédiaire de ce filet nerveux jusque sur la papille. On sait qu'ici les conditions anatomiques (anneau sclérotical inextensible) jouent le rôle d'un véritable multiplicateur, selon l'expression de Graefe, de sorte que l'hyperémie des vaisseaux donne facilement lieu à la stanse du sang, gonflement du tissu et à tous les phénomènes de l'étranglement.

C'est ainsi que ce cas singulier de névrite optique, venant compliquer un zona ophthalmique, trouve une explication facile et rentre dans la même loi que les autres complications oculaires signalées dans cette affection.

# TROUBLES VISUELS

CONSÉCUTIFS A L'INTOXICATION PAR LE SULFURE DE CARBONE.

**Par le Dr Galezowski.**

Depuis que l'application du caoutchouc dans les différentes branches de l'industrie s'est généralisée, et que les usines de ce produit se sont multipliées, on voit apparaître bien souvent des phénomènes toxiques de toute sorte, chez les ouvriers qui travaillent dans cette partie. Ces accidents sont dus au sulfure de carbone, agent principal servant à la dissolution de caoutchouc.

Parmi les phénomènes toxiques de sulfure de carbone, il faut signaler des troubles visuels, qui ont été observés et décrits pour la première fois par le Dr Delpech (1), dans un mémoire qu'il a présenté à l'Académie de médecine en 1856.

Avant d'aborder la description des troubles visuels produits

(1) Delpech (Industrie de caoutchouc soufflé), *Recherches sur l'intoxication spéciale que détermine le sulfure de carbone*, 1856.

par cette intoxication, il est bon de connaître les notions chimiques de sulfure de carbone et de ses applications industrielles. Nous puiserons à ce sujet des renseignements très-utiles dans l'excellente thèse de doctorat de M. Huguin, qui a pour titre : *Contribution à l'étude de l'intoxication par le sulfure de carbone chez les ouvriers en caoutchouc soufflé.*

## ARTICLE I.

### PROPRIÉTÉ CHIMIQUE DU SULFURE DE CARBONE ET SES APPLICATIONS INDUSTRIELLES.

Le sulfure de carbone est une préparation liquide, incolore, d'une odeur des plus pénétrantes, et dont la densité est de 1,271 à 15° et de 1,293 à 0°. Il bout à 46°. Il se dissout en toutes proportions dans l'alcool et l'éther, et il est à peine soluble dans l'eau. Mais les qualités les plus précieuses qu'il possède pour l'industrie, ce sont celles de dissoudre le caoutchouc ; il peut dissoudre aussi les corps gras, le phosphore et l'iode.

Par suite de ces propriétés dissolvantes, ses applications industrielles sont très-nombreuses. C'est ainsi qu'il est employé dans la préparation de phosphore amorphe, dans l'extraction des huiles et des parfums, etc. ; mais la plus utile et la plus importante application de sulfure de carbone est incontestablement pour la vulcanisation du caoutchouc.

Voici comment on procède dans cette fabrication : on plonge les objets en caoutchouc dans un mélange de 100 parties de sulfure de carbone, et de 2,5 de proto-chlorure de soufre. Le liquide pénètre dans le caoutchouc, le gonfle et y dépose le soufre qui se combine avec la matière organique, et constitue un corps dense.

La manipulation la plus dangereuse pour la santé des ouvriers, est celle de vulcanisation. Nous empruntons la description de cette fabrication à M. Huguin. « L'ouvrier de ce travail est muni d'une fourchette à cinq ou six branches recourbées, sur lesquelles il place autant de petits ballons ou préservatifs, les plonge quelques secondes dans le mélange vulcanisant, les retire ensuite, et après les avoir saupoudrés de poussière de talc, pour les empêcher de se coller, il les jette sur une claie où ils sèchent. Quant aux préservatifs, avant de les faire sécher, on les monte sur la douille d'un soufflet où on les gonfle, on les maintient un certain temps ainsi distendus en nouant fortement leur col. »

C'est en restant exposé de longues heures aux émanations de sulfure de carbone, dont les ateliers sont imprégnés, que les ouvriers subissent une intoxication chronique, dont les conséquences deviennent désastreuses pour la santé générale, ainsi que pour la vue.

## ARTICLE II.

### INTOXICATION GÉNÉRALE PAR LE SULFURE DE CARBONE.

C'est à M. Delpech qu'appartient presque exclusivement le mérite d'avoir fait une étude complète et détaillée de cette maladie, nous ne trouvons en effet avant lui que des observations rapportées par Duchenne (de Boulogne), sur les paralysies déterminées par le sulfure de carbone (1853). En 1856 Delpech donna une description complète de la maladie.

Selon cet auteur, l'intoxication peut se présenter sous deux formes : aiguë ou chronique.

Dans le premier cas le début est brusque, le malade est pris au milieu de son travail d'une céphalalgie violente, avec vertiges, sentiment de faiblesse générale, avec bourdonnements dans les oreilles, suivis bientôt des vomissements et des troubles de la vue.

Delpech rapporte même l'observation d'une dame, qui tomba sans connaissance dans l'atelier pendant le travail et ne revient à elle qu'avec beaucoup de peine.

Dans l'intoxication chronique, Delpech distingue deux périodes : période d'excitation et de dépression.

Dans la *première de ces périodes*, le symptôme initial est la céphalalgie qui tous les jours commence au début du travail et

dure quelquefois avec plus ou moins grande violence. Elle
siége le plus souvent au pourtour des orbites et aux tempes,
et s'accompagne d'éblouissements et de vertiges. Puis viennent
des douleurs rhumatoïdes, des fourmillements, des crampes et
des démangeaisons dans les différentes parties du corps.

Des troubles intellectuels apparaissent avec des caractères
d'une excitation très-marquée, les malades ne font que rire et
causer constamment, d'autres se fâchent et s'emportent à la
moindre contrariété. Un malade de Delpech disait : «On ne peut
pas être contrarié dans notre état, sans quoi, on devient hors de
soi. »

Les sens de l'ouïe et de la vue sont surexcités dès la première
période de la maladie, les uns voient tous les objets colorés en
rouge ou en vert, d'autres accusent des diplopies et des mouches
volantes. En général, ces phénomènes ne sont que passagers,
mais s'ils persistent, ils peuvent amener des désordres graves,
que nous signalerons dans la période suivante de la maladie.

*La seconde période* est caractérisée par les symptômes de dépression générale, le malade devient triste, maussade, la mémoire
se perd, la sensibilité cutanée diminue, tantôt il y a de l'anal-
gésie, tantôt de l'anesthésie.

La force musculaire diminue progressivement, les malades
marchent difficilement et ont de la peine pour monter les escaliers ; la même faiblesse s'observe aussi du côté des mains,
qui ne peuvent que soutenir difficilement un travail assidu et
prolongé.

Peu à peu la santé générale s'en ressent d'une manière très-
sensible, les malades maigrissent, ils deviennent pâles, anémiques et arrivent au bout de quelque temps à un état de cachexie toxique.

C'est dans cette période d'intoxication chronique qu'on voit
surtout se produire des troubles visuels plus ou moins marqués
et que Delpech a décrit avec beaucoup de précision. Ces troubles
sont de différentes sortes ; nous avons eu l'occasion de les observer par nous-même dans de nombreuses circonstances, soit
dans les hôpitaux de Paris, et plus particulièrement dans le ser-

vice de M. Delpech, soit sur des malades qui sont venus nous consulter à notre clinique.

Les troubles visuels produits par l'intoxication de sulfure de carbone sont de plusieurs sortes ; et nous les étudierons sous quatre formes suivantes : 1° *Troubles visuels fonctionnels sans lésion ; 2° Paralysie de l'accommodation ; 3° Amblyopie carbo-sulfureuse ; 4° Périnévrite optique; 5° Atrophie des papilles.*

## ARTICLE III.

### TROUBLES VISUELS FONCTIONNELS SANS LÉSION.

C'est dans la période d'excitation que les troubles fonctionnels de la vue s'observent de préférence, néanmoins on peut les observer dans toutes les phases de la maladie.

Ces troubles sont de différentes sortes, comme on peut en juger par les observations qui se trouvent rapportées dans les mémoires de M. Delpech présentés à l'Académie.

Le plus souvent les malades accusent des phénomènes de la vision colorée, et ils voient tous les objets colorés en vert, en rouge ou en violet. Ce phénomène ne présente aucune gravité, et il est dû à l'excitation de la rétine par le principe toxique qui s'est introduit dans le sang. La vision colorée n'est point constante, elle apparaît par des périodes et se dissipe facilement; souvent elle est remplacée par des mouches, des éclairs, ou même par la diplopie, comme il résulte des observations n° 1, 6 et 8 du mémoire de M. Delpech.

La vision double chez ces malades n'est aussi que passagère et elle est très-probablement le résultat des contractions spasmodiques dans les muscles de l'œil, semblables à celles que nous observons dans d'autres parties du corps, et notamment dans les bras et les jambes. Il y a là un fait, encore mal défini et que les recherches ultérieures pourront éclaircir.

En général, ces symptômes lumineux et colorés ne sont que fonctionnels, et ne sont point accompagnés d'altération anatomique quelconque, c'est pourquoi ils n'exigent aucune intervention particulière. Mais si la période d'excitation toxique se

prolonge outre mesure, elle pourra alors amener d'autres phénomènes bien plus graves, qui seront suivis des lésions soit
dans les nerfs d'accommodation, soit dans les nerfs optiques.
Cette conséquence grave pourra être évitée si on éloigne dès le
début l'ouvrier du foyer de contagion.

## ARTICLE IV.

### PARALYSIE DE L'ACCOMMODATION.

Dans la seconde période d'intoxication, période de dépression, les troubles visuels acquièrent peu à peu les caractères
d'anesthésie et de dépression de la faculté visuelle, ce qui con-
corde complétement avec les phénomènes anesthésiques de tout
le corps.

Tantôt, en effet, on voit apparaître des amblyopies avec anesthésie de la rétine, tantôt ce ne sont que des simples phénomènes de parésie du muscle accommodateur.

La paralysie de l'accommodation se traduit d'abord par des
phénomènes de fatigue plus ou moins marquée pour le travail.
Cette fatigue est accompagnée de douleurs périorbitaires, d'une
photophobie intense et d'un larmoiement. Au bout de quelque
temps tout travail d'application devient impossible, les malades
ne peuvent plus rien distinguer de près, la lecture et l'écriture
deviennent impossibles à cause de l'impossibilité qu'il y a de
déchiffrer les caractères.

A l'examen ophthalmoscopique, que j'ai eu l'occasion de pratiquer plus d'une fois dans le service du D\u02b3 Delpech, je n'ai pas
pu découvrir la moindre altération; la vision à distance est
pourtant assez bonne chez ces individus, et ils n'accusent
qu'un léger brouillard, comme cela avait lieu chez un malade
de M. Huguin.

Si on examine alors leur vision avec le verre convexe n° 10,
on s'assure facilement qu'ils n'ont qu'une simple paralysie de
l'accommodation.

Avec la paralysie de l'accommodation on trouve assez souvent des paralysies de sensibilité des membranes oculaires.

Bernhardt (1) avait signalé l'anesthésie de la cornée, ce qui a observé aussi par Bergeron.

L'instillation du collyre à l'esérine une ou deux fois par jour dans l'œil peut combattre d'une manière efficace le trouble qui résulte de la paralysie de l'accommodation. Il sera utile de prescrire l'usage des lunettes convexes n° 10, qui permettront de lire et d'écrire pendant tout le temps que durera la paralysie du muscle accommodateur.

## ARTICLE V.

### AMBLYOPIE CARBO-SULFUREUSE.

Lorsqu'on analyse attentivement toutes les observations qui se trouvent rapportées dans les divers mémoires sur l'intoxication qui nous occupe, on se convainc qu'il existe un certain nombre de malades qui présentent des phénomènes d'amblyopie marquée, qui ne dépendent pas de paralysie d'accommodation, et chez lesquels les membranes internes des yeux sont parfaitement saines, ou bien qui ont présenté des simples congestions papillaires sans importance.

A l'appui je vais citer les deux faits suivants, dont j'emprunte les extraits à la thèse de Huguin et au mémoire de Delpech.

*Observation de M. Delpech.* — M. D..., âgé de 34 ans, a travaillé pendant 5 ans dans une fabrique de caoutchouc soufflé, ensuite pendant 4 ans, il a travaillé pour son propre compte. Il devient irascible, agité; à deux reprises il a été frappé d'accidents nerveux, caractérisés par un état analogue à une attaque hystérique. Fréquemment il éprouva des éblouissements, des vertiges, des maux de tête et des vomissements. Les membres étaient le siége de douleurs.

Au milieu de ces accidents, D... qui avait une vue excellente et très-puissante, l'avait conservée pendant les trois premières années. Puis, sous l'influence d'un travail plus prolongé et de fortes contrariétés, il s'était aperçu qu'il ne pouvait pas lire.

---

(1) Bernhardt, *Schmitsdorf Iahrbuch*, 1872.

Tout ce qui l'entoure lui semble, dit-il, couvert d'un léger brouillard; il ne voit pas les petits objets distinctement, il ne peut apprécier les détails d'une feuille d'arbre qu'on lui présente; toutefois, sa pupille est mobile. Lorsqu'il se présenta à la consultation du D$^r$ Desmarres, celui-ci diagnostiqua une amblyopie (par conséquent sans lésion).

Soumis au traitement par le D$^r$ Delpech, il se trouva sensiblement amélioré. Le 1$^{er}$ octobre 1861, Desmarres l'examine de nouveau et voici le résultat de son examen : l'aspect du malade est celui des amaurotiques par albuminurie. Il a l'air étonné et fixe; il a tous les caractères extérieurs de l'anémie. L'œil est physiologiquement conformé, à l'extérieur, d'une pâleur prononcée; les pupilles sont mobiles, mais dilatées, le champ de vision est complet et les phosphènes normaux. M. D... ne peut lire, et cela avec peine, que des caractères d'imprimerie très-forts, n° 10 de l'échelle. A l'examen ophthalmoscopique, on constate que la papille du nerf optique est très-pâle et déjà très-profondément excavée; elle est moins transparente qu'à l'état normal. Il a toujours très-peu fumé.

Au mois de janvier 1862, D..., d'après les conseils de Desmarres, cessa absolument de fumer; toutefois, au mois de mai, aucune amélioration ne s'est produite dans l'état de sa vue; il se trouve, au contraire, moins bien. Mais, à cette époque, il cesse presque complètement d'aller à l'atelier de sulfure. Depuis, sa vue tend à s'améliorer et il commence à pouvoir lire une lettre au commencement de juillet 1862. Nous voyons D... dans le courant de janvier 1874, il paraît très-bien portant, quoiqu'il ait continué de travailler et de fumer. Sa vue s'est améliorée, elle fut encore très-affectée jusqu'en 1866; aujourd'hui, D... peut lire un journal, toutefois il ne peut s'appliquer longtemps, les caractères dansent, ou paraissent colorés.

Il résulte de cette observation, que l'affaiblissement de la vue dans cette intoxication ressemble complétement à celle des fumeurs; au point que Desmarres a cru nécessaire de défendre à ce malade l'usage du tabac. L'amblyopie, comme on a pu juger par les détails de la maladie, est très-tenace, elle a duré plus de 4 ans, et n'a cédé que lorsque le malade cessa complètement d'aller à la fabrique et qu'il a, par conséquent, cessé de respirer l'air imprégné des vapeurs de sulfure de carbone.

Nous extrayons l'observation suivante de l'excellente thèse du Dr Huguin.

OBSERVATION. — H...., d'une forte constitution, n'a jamais été malade. Depuis environ vingt ans il travaille dans le sulfurage à froid. Les cinq ou six premières années, il n'éprouva aucun malaise, puis il eut des douleurs de tête à la nuque. Au mois de juillet 1873, il remarque que sa marche devient lourde, et qu'il monte difficilement les escaliers, il a des fourmillements et des crampes dans les jambes ; les mains deviennent tellement faibles, qu'il peut à peine tenir le couteau. En octobre, sa mémoire faiblit, la nuit il a des hallucinations, et, pendant quelques jours, il était même devenu complètement sourd.

La vue alors commença à faiblir et vers la fin de novembre, il ne reconnaissait plus rien ; les objets lui apparaissaient comme à travers un nuage épais.

Nous voyons, dit M. Huguin, quelque temps après son entrée à l'hôpital Necker, il nous dit qu'il est beaucoup mieux.

La vue s'améliore sensiblement, il voit bien ce qui se passe autour de lui, mais il ne peut pas encore lire. M. Delpech ordonne du phosphore à la dose de 1m,0 ; puis quelques jours après, à la dose de 2m,0 et puis 5m,0.

C'est ce dernier traitement qu'il convient en effet de prescrire, dans tous les troubles nerveux occasionnés par le sulfure de carbone, car d'après les expériences de M. Delpech, le phosphore est un antidote puissant du poison sulfureux.

## ARTICLE VI.

### PÉRINÉVRITE OPTIQUE.

Les poisons introduits dans le sang peuvent, dans certaines conditions, déterminer des accidents inflammatoires dans le système nerveux en général, ainsi que dans les nerfs optiques.

L'intoxication de sulfure de carbone amène ces désordres, comme on peut en juger par l'observation suivante que j'ai recueillie à ma clinique sur un malade qui travaillait dans une fabrique de caoutchouc souflé. Le trouble de la vue s'est déclaré chez cet individu d'une manière rapide, il est resté ensuite stationnaire pendant un temps assez long. La maladie n'a présenté rien de particulier, ni dans sa forme, ni dans son évolution. Voici cette observation.

OBSERVATION. — M. B..., âgé de 43 ans, vint me consulter le 26 janvier 1874, pour un affaiblissement de la vue. Il raconte qu'il entra dans une fabrique de caoutchouc en 1872 à Paris et y resta jusqu'à la guerre sans éprouver le moindre inconvénient, si ce n'est quelques maux de tête passagers qui venaient presque toujours vers 3 ou 4 heures de l'après-midi, auxquels il ne faisait aucune attention.

Mais ce n'est qu'un an après la guerre qu'il a commencé à éprouver des accidents d'intoxication de plus en plus sérieux. Vomissements avec douleurs de l'estomac, douleurs et crampes dans les bras et les jambes, puis une faiblesse telle, que par moment il lui était impossible de se tenir sur les jambes. Ces accidents le forçaient de prendre de temps en temps quelques jours de repos, mais dès qu'il revenait à l'atelier, les accidents recommençaient.

C'est vers le mois de septembre 1873 qu'il s'était aperçu de l'affaiblissement de la vue; il n'y faisait pas attention, jusqu'au moment où le trouble de la vue lui rendait tout travail impossible.

Il se présenta à ce moment-là à notre clinique et dans l'état suivant : l'acuité visuelle des deux yeux était sensiblement diminuée, de l'œil droit il lisait difficilement le n° 6 et de l'œil gauche le n° 3 de l'échelle typographique; $S = \dfrac{20}{100}$

Le champ visuel était normal et le malade distinguait bien les couleurs. Il se plaignait de voir constamment des éclairs et des mouches devant les yeux ; la lumière vive l'éblouissait. A l'examen ophthalmoscopique, fait en présence du Dr Dagnevet

Fernandez et Remy, nous avons constaté une périnévrite optique; la papille était pâle, surtout dans sa moitié externe, et les contours très-diffus. Nous avons forcé le malade de quitter la fabrique de caoutchouc et nous l'avons soumis au traitement par le phosphore, d'après la méthode de M. Delpech. Pendant plus de deux mois, il est resté en observation en suivant le traitement que nous lui avons prescrit. Il se trouva sensiblement soulagé, l'acuité visuelle s'était améliorée très-notablement, puis nous l'avons perdu de vue. A notre dernier examen ophthalmoscopique, nous avons pu reconnaître une diminution de l'infiltration péripapillaire, mais le nerf optique est devenu blanc. Evidemment, il avait subi une atrophie partielle dans quelques-unes de ses fibres.

## ARTICLE VII.

### ATROPHIE DES PAPILLES DANS L'INTOXICATION CARBO-SULFUREUSE.

L'atrophie blanche des papilles optiques, de même que la névrite optique, constituent une des varietés d'altérations excessivement rares dans l'intoxication carbo-sulfureuse. On n'en trouve, en effet, aucune mention à ce sujet, ni dans les traités généraux de toxicologie, ni dans aucun des mémoires qui ont été publiés sur ce poison.

Les troubles visuels qu'on trouve signalés dans les observations recueillies par Delpech, Baugraud, Goudron, Huguin et autres, ont été toujours purement fonctionnels, et il n'y a qu'une ou deux fois seulement que Desmarres avait signalé une simple congestion des papilles avec des symptômes d'amblyopie, que nous avons décrits dans un des paragraphes précédents.

Mais pendant mon séjour à la clinique de Desmarres, en qualié de son chef de clinique, en 1862, j'ai eu l'occasion d'observer un malade atteint d'atrophie des papilles, à forme progressive et sans trace de névrite.

Cette atrophie des deux papilles s'était développée chez un ouvrier qui avait travaillé pendant plusieurs années dans l'industrie de caoutchouc soufflé. La maladie resta stationnaire pendant tout le temps qu'il avait suivi son traitement.

Certainement, en présence de ce fait tout à fait exceptionnel, on devait se demander si l'atrophie de la papille était réellement due à l'intoxication carbo-sulfurique. Le doute à cet égard n'était pas possible, le malade était sobre, ni buveur, ni fumeur, il n'accusait aucun signe d'ataxie, n'avait point d'antécédent syphilitique. Tous les symptômes morbides qu'il accusait étaient ceux de l'intoxication, et peu de temps après qu'il avait quitté l'atelier de caoutchouc, il se trouva soulagé; la vue paraissait aussi se raffermir pendant tout le temps qu'il venait à la clinique de Desmarres.

## ARTICLE VIII.

### TRAITEMENT DES AMBLYOPIES PRODUITES PAR LE SULFURE DE CARBONE.

Il résulte des travaux de M. Delpech et de tout ce que nous avons résumé dans les articles précédents, que l'intoxication carbo-sulfureuse peut présenter de très-graves conséquences pour la santé générale ainsi que pour la vue, si on ne prend pas à temps des précautions nécessaires. Deux indications pour le traitement découlent de la description des accidents :

1º Traitement curatif et 2º conseils hygiéniques.

I. *Traitement curatif.* — Il consiste à faire l'usage du collyre à l'ésérine pour combattre la paralysie du muscle accommodateur. Voici la formule de ce collyre, dont on instille une goutte tous les matins :

Eau distillée, 10 grammes.

Esérine (sulfate neutre), 0,02 centigr.

Le repos absolu des yeux, l'usage des conserves teinte fumée et le traitement tonique, tels sont les moyens qui diminuent les symptômes morbides visuels.

Pour faciliter la lecture et l'écriture, on fera porter les lunettes nº 4 de Diophie, surtout s'il existe une paralysie de l'accommodation.

D'après les conseils de Delpech, on devra administrer au malade le phosphore pur ou phosphure de zinc, d'après les formules usitées.

L'électricité à courant continu peut avoir aussi son utilité, comme cela avait été démontré par le D$^r$ Onimus.

II. Le *traitement prophylactique* devra s'adresser en partie aux ouvriers et en partie aux propriétaires des fabriques.

Les ouvriers doivent observer une grande sobriété dans le régime, et ils seront obligés de laver soigneusement les mains, et de prendre très-fréquemment des bains de corps. Au moindre symptôme d'intoxication, ils devront suspendre le travail de quelques jours.

En ce qui concerne les propriétaires de fabriques de caoutchouc, ils sont obligés de faire aérer suffisamment les ateliers, et de n'employer jamais longtemps les mêmes ouvriers pour le trempage, qui les expose plus que tout autre travail à l'intoxication.

# DES KYSTES HYDATIQUES
## SOUS-CONJONCTIVAUX

**Par le D$^r$ Galezowski.**

Les kystes hydatiques se développent relativement très-rarement dans les organes visuels, si on en juge par les travaux de Graefe. Cet auteur (1) nous dit en effet que dans l'espace de 13 ans, il a trouvé 80 cysticerques dans l'œil, sur 80 mille malades, ce qui donne, par conséquent, une proportion de 1 sur 10 mille. Dans la conjonctive, il ne l'a observé que 5 fois.

D'autres auteurs en font à peine mention, et nous ne trouvons une bonne description que dans l'observation de M. Brière qui a été recueillie à la clinique de M. le D$^r$ Sichel

(1) Græfe, *Archiv f. Ophthalmologie*, Bd. XII, Abth. II, p. 253.

fils (1). Ce fait est de plus intéressant, et la description est
aussi complète et aussi précise que possible.

Pour ma part, j'ai eu l'occasion d'observer un cas tout à fait
analogue au précédent, j'ai extirpé le kyste, et l'examen microscopique a complètement confirmé mon diagnostic. Comme
la symptomatologie de ces hydatides n'est pas encore faite
d'une manière assez complète, j'ai pensé qu'il y aurait intérêt
à faire connaître ce fait, en y joignant le dessin, qui représente
l'animalcule vu au microscope et reproduit avec la photographie par mon excellent ami le docteur Longuet.

OBSERVATION. — *Kyste hydatique sous-conjonctival. Extirpation.*
*Guérison.*

Mademoiselle A..., âgée de 18 ans, vint me consulter,
le 5 mai 1876, pour une tumeur qui s'était développée dans
le grand angle de l'œil et qui gênait les mouvements des
paupières. La malade nous raconte qu'elle ne s'est aperçue
de l'existence d'une petite grosseur que depuis un mois environ. Elle n'en a point souffert, mais elle voyait d'abord une
petite rougeur, avec saillie, qui grossit assez rapidement et
amena une gêne dans les mouvements de l'œil. A *l'examen*,
nous avons constaté la présence d'une tumeur située dans
l'angle interne de l'œil droit, et fixée au globe oculaire. Elle
avait le volume d'une petite noisette et se trouvait placée juste
au bord externe et supérieur de la caroncule et soulevait le pli
semi-lunaire qui la divisait ainsi en deux moitiés. Cette tumeur
est transparente sur les deux côtés du pli semi-lunaire, tandis
que, vers le milieu, on trouve des fibres rouges longitudinales de ce pli fortement injectées. Cette tumeur est un peu
fluctuante et adhère au globe avec lequel elle se trouve entraînée dans ses mouvements supéro-internes. Evidemment la
tumeur est adhérente à la capsule de Tenon. Elle n'est pas
douloureuse au toucher, et la malade n'éprouve que des pico-

_____

(1) Brère, *Note sur un cas de cysticerque tardique sous-conjonctival* (*Gaz.*
*des hôpitaux,* 19 et 29 juillet 1873).

tements et une certaine gêne dans les mouvements des paupières.

Par voie d'exclusion, nous ne pouvions nous arrêter à aucun autre diagnostic que celui de kyste hydatique sous-conjonctival, et nous avons conseillé l'extirpation. La malade consentit à l'opération, et nous l'avons pratiquée le 10 mai de la manière suivante : après avoir saisi un pli de la conjonctive au niveau du bord interne et supérieur de la tumeur, avec une pince à griffes, j'ai fait une incision avec une paire de ciseaux parallèlement au rebord interne de la tumeur ; puis j'ai sectionné la capsule de Tenon. A ce moment, j'ai saisi le kyste avec une pince à griffes par son bord interne, et je l'ai attiré en dehors et en bas. La poche kystique est restée intacte, la tumeur était encore assez fortement adhérente et il fallait procéder avec beaucoup de ménagements, pour ne pas la déchirer. Néanmoins nous sommes parvenu à la séparer de la sclérotique, en conservant en entier son contenu. L'écoulement de sang après l'opération a été insignifiant; le pansement consistait en une application d'un simple bandage monocle et des irrigations avec de l'eau froide. Pendant plus de 10 jours, la plaie était en suppuration, puis l'œil guérit complètement.

Le kyste était porté, immédiatement après l'opération, à M. le docteur Longuet, qui l'a examiné au microscope et eut l'extrême obligeance de me communiquer la notice suivante avec une photographie d'animalcule, que nous reproduisons ici.

Voici la note de M. Longuet :

*Note sur un kyste du repli semi-lunaire droit extrait par le docteur Galezowski et examiné par le docteur Longuet le 20 juin 1876.*

La poche kystique a environ 6 millimètres de diamètre en tous sens : elle est exactement sphéroïde, blanche et assez molle. Facilement isolable de l'enveloppe conjonctive qui l'entoure. Sa coque paraît assez résistante.

Ouverte, il s'en échappe une vésicule ayant environ deux millimètres de diamètre, translucide, un peu résistante, et munie d'un point blanc opaque à sa périphérie.

Dissociée et examinée au microscope, cette vésicule est formée d'une membrane *feuilletée*, criblée de granulations irrégulières, homogènes, très-transparentes qui font effervescence
avec l'acide nitrique (grains calcaires qu'on trouve dans la
membrane vésiculaire des hydatides). Le point opaque et blanc
de la vésicule est constitué par la tête de l'animal couronnée
d'un seul cercle de crochets.

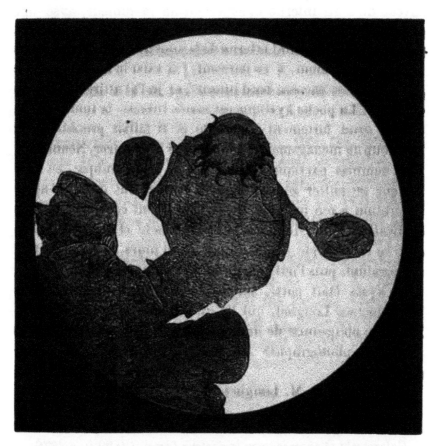

FIG. 1. — Kyste hydatique sous-conjonctival, vu au microscope.

Cette observation présente un intérêt tout particulier, surtout au point de vue de diagnostic. Et en effet, au premier
abord, on aurait pu songer à une tumeur lipomateuse ou à un
kyste séreux simple. Mais les lipômes se développent habituellement très-lentement pendant des années entières, et puis ils
sont habituellement situés à l'angle externe de l'œil et ont une

forme aplatie et moins transparente. Certainement, dans le fait de MM. Sichel fils et Brière, on aurait pu penser plus facilement au lipôme, car la tumeur était jaunâtre au milieu, tandis que, dans notre cas, cette teinte n'existait pas, mais il y avait plutôt une nuance rouge marquée provenant du pli semi-lunaire injecté et distendu.

Les kystes séreux simples, non hydatiques, se développent, quoique rarement, dans l'orbite ; et Demarquay plaçait généralement ces kystes dans les bourses séreuses des muscles droits. Mais si on les a vus se développer dans le fond de l'orbite et derrière le globe de l'œil, on n'a jamais signalé, que je sache, la présence de ces kystes à la surface antérieure du globe oculaire.

---

# DU TRAUMATISME

## DES BLESSURES ET DES CORPS ÉTRANGERS

## DU GLOBE DE L'ŒIL

(SUITE) (1).

Par le Dr A. Yvert,
Médecin aide-major.

## CHAPITRE II.

### CORPS ÉTRANGERS DE LA CHAMBRE ANTÉRIEURE.

Nous avons vu plus haut, à propos de l'étude des corps étrangers de la cornée, que ces derniers pouvaient, quand ils étaient situés profondément au voisinage de la membrane de Descemet, pénétrer dans la chambre antérieure, soit spontané-

---

(1) V. le numéro de janvier 1877.

ment par destruction de cette membrane consécutive à la.formation d'un abcès; soit accidentellement pendant les tentatives d'extraction faites par le chirurgien. Nous nous sommes étendu longuement, d'ailleurs, sur les conséquences fâcheuses d'un pareil accident, et nous avons indiqué la conduite à tenir en pareil circonstance.

Mais, outre cette classe spéciale de corps étrangers qui ne pénètrent que secondairement dans la chambre antérieure, et qui ne sont qu'une complication des corps étrangers de la cornée, il existe dans la science des cas dans lesquels ceux-ci traversent directement la membrane transparente pour aller tomber dans l'humeur aqueuse, constituant ainsi ce qu'on peut appeler précisément les corps étrangers de la chambre antérieure. Il faut avouer, il est vrai, que les observations en sont bien peu nombreuses, puisque nous n'en trouvons pas un seul cas signalé dans notre statistique de l'année 1875, portant sur 5,465 malades et comprenant 342 traumatismes ; et puisque nous n'avons pu en recueillir qu'un seul depuis dix mois à la clinique du docteur Galezowski, ce qui fait en somme une observation sur environ 10,000 maladies des yeux. M. Desmarres, père, dit avoir vu, dans son immense pratique, des éclats de bois, des parcelles de pierre ou de verre tombés dans la chambre antérieure et fixés à l'iris par des exsudations, mais il en parle comme de cas exceptionnels. Enfin, les recherches auxquelles nous nous sommes livré n'ont fait, d'ailleurs, que confirmer l'extrême rareté de ce genre de lésion, car nous n'avons pu en réunir que trois observations :

La première, de Dixon James : (Fragment de capsule fulminante ayant séjourné pendant huit ans dans la chambre antérieure. Extraction), publiée dans les *Annales d'oculistique* de 1849, t. XXII, p. 17.

La deuxième, de M. Sœmisch : (Éclat de pierre ayant séjourné douze ans dans la chambre antérieure), publiée dans le *Klinic Monastblatt*, t. III, page 46.

La troisième, de M. Wecker : (Éclat de pierre extrait de la chambre antérieure après quatorze ans de séjour), publiée dans

la *Gazette des hôpitaux* de 1866, n° 92, et reproduite dans le journal allemand précédent, t. V, p. 36.

Il est facile de juger, d'après ces données, du peu de fréquence de cette espèce de traumatisme du globe de l'œil, qui
est une rareté pathologique. — Quant aux corps étrangers qui
ont produit la blessure de la cornée pour se loger dans la chambre antérieure, ce sont le plus ordinairement de petits morceaux de pierre projetés par une explosion ou par un instrument quelconque (cas de Sœmisch, Wecker et le nôtre) ; ou
des fragments de capsule (cas de Dixon). On comprend qu'on
puisse y rencontrer des paillettes de fer ou d'acier, des grains
de plomb, etc. ; mais nous n'en avons point d'exemple à citer,
et il suffit au praticien de connaître la possibilité de leur
existence, dans le cas où pareil fait se présenterait à son observation.

Les symptômes déterminés par la chute des corps étrangers
dans la chambre antérieure paraissent devoir se résumer en
quelques mots, et on pourrait croire de prime-abord qu'il suffit
de bien constater leur présence directement ou au moyen de
l'éclairage oblique pour en avoir fini avec la symptomatologie.
Il est loin d'en être ainsi cependant ; car, comme nous allons le
montrer, la réaction peut être bien différente suivant la
nature même du corps étranger, suivant que celui-ci est libre
dans la chambre antérieure, ou bien maintenu immobile
entre l'iris et la cornée qui ont été écartés au moment de
l'accident ; suivant enfin qu'il est entouré d'une couche légère de lymphe plastique qui l'isole, pour ainsi dire, du milieu ambiant. Dans tous les cas, certainement nous aurons
affaire à une irido-kératite traumatique ; mais, c'est précisément la forme et l'intensité de cette réaction inflammatoire qui
varieront avec la nature et l'état de fixité ou de mobilité du
corps vulnérant. Nous aurons donc ainsi à examiner toute une
série de phénomènes pouvant aller depuis une simple iritis
traumatique, jusqu'à l'iritis suppurée accompagnée du phlegmon de l'œil, ou l'irido-choroïdite avec atrophie et troubles
sympathiques dans l'œil du côté opposé. Par contre, nous verrons d'autres cas, dans lesquels le corps étranger s'enkystant

par la formation d'une enveloppe de lymphe plastique, celui-ci pourra rester des années sans déterminer de troubles ni de lésions inflammatoires du globe oculaire. Nous pourrons donc, au point de vue symptomatologique, classer ainsi les corps étrangers de la chambre antérieure et admettre les quatre divisions suivantes, importantes surtout au point de vue de la gravité et du pronostic :

Corps étrangers de la chambre antérieure déterminant une très-faible réaction inflammatoire, et ne donnant lieu qu'à une simple exsudation plastique propre à immobiliser le corps vulnérant ;

Corps étrangers de la chambre antérieure accompagnés d'une iritis traumatique plastique de moyenne intensité ;

Corps étrangers avec iritis suppurée, hypopion et fonte consécutive de l'œil possible ;

Enfin, corps étrangers amenant l'éclosion d'une irido-choroïdite intense avec oblitération complète de la pupille, atrophie de l'œil et ophthalmie sympathique dans le globe oculaire du côté sain.

Ce sont là tout autant de points que nous aurons à reprendre un à un à propos des traumatismes de l'iris, et que nous ne saurions approfondir dans ce chapitre, sous peine de faire double emploi. Nous devons cependant nous arrêter sur la première forme, qui est de beaucoup la plus fréquente, puisque les quatre observations que nous avons pu réunir s'y rapportent. Cette étude nous offrira d'ailleurs ce fait extrêmement rare de corps étrangers pouvant séjourner dans le globe de l'œil pendant de nombreuses années (8 dans le cas de Dixon, 12 dans celui de Sœmisch, 14 dans celui de Wecker, 17 dans notre observation personnelle) sans amener de troubles sérieux dans l'organe blessé, et sans déterminer aucun retentissement sur l'organe du côté opposé. Nous allons rapporter d'abord notre observation, à l'aide de laquelle nous ferons ressortir tous les points importants de la question.

OBSERVATION XXIX. — Corps étranger de la chambre antérieure gauche (petite pierre) n'ayant déterminé aucun accident pendant 17 ans. — Coup sur l'œil il y a quinze jours, accidents inflammatoires.

M. J..., à Gônes, 40 ans, se présente le 6 août 1876 à la consultation du D' Galezowski. Il nous rapporte qu'il a perdu la vue de l'œil gauche il y a dix-sept ans, à la suite d'une explosion de mine; affection pour laquelle il a été traité dans son pays, et à laquelle il ne pensait plus, car depuis cette époque il n'avait pas éprouvé la moindre douleur. Mais il y a une quinzaine de jours, il reçut un coup sur le même œil, et depuis il éprouve de violentes douleurs; l'œil est devenu rouge, et son médecin habituel craignant quelque accident l'a envoyé consulter à Paris. L'examen local du globe oculaire gauche nous montre les détails suivants : cicatrice noirâtre située à la partie supéro-interne de l'œil, à l'union de la cornée et de la sclérotique et correspondant précisément au grand cercle de l'iris, cicatrice à peu près circulaire de 3 millimètres de diamètre résultant évidemment de la hernie d'une portion de l'iris, et remontant sans aucun doute à l'accident arrivé il y a dix-sept ans. L'iris adhère à la cicatrice par les deux extrémités de la pupille qui est aussi transportée à la partie supéro-interne de la cornée et a la forme d'un ovale de 4 mill. de long sur 3 mill. de large, ayant pour limite en bas et en dehors la partie externe du petit cercle de l'iris tiraillé, et en haut et en dedans le bord sclérotical. A la partie inférieure et un peu externe de la chambre antérieure, située entre la face antérieure de l'iris et la membrane de Descemet est un petit corps étranger de la grosseur d'une tête d'épingle, d'un blanc grisâtre, et qui est certainement un petit morceau de pierre. Ce corps étranger est complètement immobile, entouré qu'il est par un léger exsudat, visible à l'éclairage oblique. Il est évident que ce morceau de pierre est dans l'œil depuis le premier accident et qu'il a pénétré par la cicatrice que nous avons décrite plus haut.

L'œil d'ailleurs est actuellement très-vascularisé ; une injection périkératique très-prononcée et généralisée existe tout autour de la cornée. On ne voit aucune trace de blessure ni d'érosion cornéenne récente. Des douleurs périorbitaires très-intenses, et affectant le type névralgique, tourmentent sans cesse le malade depuis le coup qu'il a reçu il y a quinze jours. L'éclairage à l'ophthalmoscope pratiqué pour tâcher de voir le fond de l'œil par l'ouverture pupillaire, montre l'existence d'une cataracte traumatique remontant également à l'accident primitif; ce qui est parfaitement en rapport avec le dire de M. J... qui nous affirme avoir perdu complètement la vue à la suite de l'explosion.

*Traitement.* — Application de 6 sangsues à la tempe gauche; instillation de 4 gouttes par jour dans l'œil du collyre suivant : Sulfate neutre d'atropine, 10 cent., eau distillée, 10 gr. On déclare au malade qu'il est urgent qu'il revienne le lendemain (jour d'opération) pour l'extraction du corps étranger.

Mais, M. J... n'a plus reparu à la clinique.

Cette observation, si nous ne nous faisons illusion, est un exemple des plus nets et des plus curieux de corps étranger de la chambre antérieure, et l'évolution des phénomènes morbides bien facile à expliquer.

L'explosion de mine arrivée il y a dix-sept ans, détermina dans l'œil de M. J... la projection d'un petit morceau de pierre, qui, entré à la partie supéro-interne de la cornée, occasionna dans son passage une blessure du grand cercle et de la partie interne de l'iris et alla se fixer à la partie inférieure de la chambre antérieure. Il ne saurait y avoir de doute au point de vue symptomatologique puisque nous constatons la cicatrice de la plaie d'entrée et la présence du corps vulnérant. Pourquoi maintenant, ce corps étranger, au lieu de provoquer une inflammation très-intense, une iritis suppurée ou toute autre conséquence d'un pareil traumatisme, donna-t-il lieu simplement à une sorte de production plastique, isolante, à la formation d'une sorte de paroi kystique! Nous préférons ne point nous lancer dans des suppositions, ni dans des hypothèses plus ou moins hasardées, qui, en somme, ne nous donneraient point une explication satisfaisante, et nous nous contenterons de la constatation du fait. Quant au retour des accidents inflammatoires après dix-sept ans de séjour de ce corps étranger, qu'on pouvait regarder à juste titre comme ayant acquis droit de domicile dans l'œil, c'est bien facile à expliquer, quand on songe au traumatisme survenu il y a une quinzaine de jours. La secousse, la commotion produite dans le globe de l'œil par le choc reçu, aura déterminé certainement une mobilisation, un déplacement du corps étranger. Il est vrai que cette mobilité n'était point appréciable à nos moyens d'investigation, puisque nous n'avons pas pu la reconnaître ; mais il est bien certain pour nous que ce retour offensif, que cette récente attaque inflammatoire n'avait point d'autre cause, pas d'autre point de départ. Et nous sommes bien intimement convaincu que sans ce nouveau traumatisme, M. J.... aurait pu conserver bien longtemps encore impunément ce morceau de pierre dans l'œil.

Il y a dans ce fait, et c'est là où nous voulions en venir, un grand enseignement pratique et des conclusions importantes à tirer, tant au point de vue du pronostic que du traitement de pareilles lésions. Nous venons d'exposer la marche la plus heureuse des corps étrangers de la chambre antérieure, et nous avons vu qu'ils pouvaient rester inoffensifs pendant de longues années. Mais, par contre, cette observation ne nous montre-t-elle pas tous les dangers d'un pareil hôte dans le globe de l'œil? Et peut-on mieux le comparer qu'à l'épée de Damoclès, dont la moindre secousse, le moindre choc peut déterminer la chute ? Il ne faut pas que le praticien oublie ce principe. Tout corps étranger du globe de l'œil compromet, dans un temps plus ou moins rapproché, non-seulement l'organe atteint, mais encore l'œil du côté opposé ; et l'on ne doit jamais se départir dans la pratique de cette règle absolue qui ne doit, sous aucun prétexte, souffrir d'exception, d'enlever tout corps étranger du globe oculaire.

L'extraction de tout corps étranger de la chambre antérieure est donc nettement indiquée, et cela le plus tôt possible : Si le chirurgien est appelé au moment de l'accident, et qu'il puisse l'extraire en agrandissant la plaie de passage, il sera bon de se servir de cette voie toute tracée ; sinon, il faudra faire une incision à la cornée, suffisamment large pour éviter toute contusion et toute déchirure de cette membrane au moment du passage du corps étranger. Si celui-ci ne sort pas spontanément après l'incision et qu'il faille se servir des pinces pour son extraction, tous les auteurs s'accordent pour recommander l'excision simultanée de la partie de l'iris avec laquelle le corps étranger est en contact.

Mais, dira-t-on, si le chirurgien n'est appelé que quelques heures, quelques jours même après le traumatisme, alors que les accidents inflammatoires sont complètement développés, et qu'il y a peut-être même suppuration ? Nous répondrons avec Follin et Duplay : « On ne doit pas reculer devant l'extraction, même au moment des accidents inflammatoires développés ; l'extraction est le meilleur des antiphlogistiques. »

On joindra d'ailleurs au traitement précédent, l'application de sangsues à la tempe correspondante, et l'instillation du collyre à l'atropine, si le besoin l'exige.

Nous devrions, pour compléter l'histoire des corps étrangers de la chambre antérieure, parler maintenant des cysticerques et des épanchements du sang qu'on trouve dans cette partie du globe de l'œil.

Mais nous ferons observer que les cysticerques de la chambre antérieure, sur lesquels l'attention a été appelée pour la première fois en 1830 par Sœmmering, et Schott, de Francfort-sur-le-Mein, et dont on a publié depuis une vingtaine d'observations, n'ont aucun rapport avec les traumatismes de l'œil et sortent, par conséquent, tout naturellement des limites que nous nous sommes imposées.

Quant à l'étude de l'hyphéma, elle trouvera mieux sa place à propos des contusions et des blessures de l'iris, et nous nous étendrons alors avec détails sur ce symptôme important.

## CHAPITRE III.

### DU TRAUMATISME, DES BLESSURES ET DES CORPS ÉTRANGERS DE L'IRIS.

Les affections traumatiques de l'iris, sans être cependant très-fréquentes, puisque nous n'en avons trouvé que 29 cas pendant toute l'année 1875 à la clinique du Dr Galezowski, ont une importance capitale au point de vue de la gravité des conséquences qui peuvent en résulter. Aussi les blessures de cette membrane ont-elles le privilége de fixer l'attention de la plupart des ophthalmologistes, qui tous leur ont consacré un chapitre spécial dans leurs traités classiques. C'est ainsi que, pour ne citer que les plus autorisés et les plus récents, M. Galezowski, étudie les traumatismes de l'iris sous les quatre chefs suivants : a, Blessures. — b, Déchirures. — c, Contusions. — d, Corps étrangers ; MM. Follin et Duplay admettent les divisions suivantes : Piqûres de l'iris. — Plaies proprement dites.—Décollement. — Déchirures ; M. Wecker enfin reconnaît les trois classes principales suivantes : traumatismes par instrument piquant et tranchant, — par corps étranger, — par contusion de l'œil. Toutes ces classifications sont certainement aussi complètes que possible et embrassent toutes les lésions traumatiques de l'iris ; mais elles nous paraissent avoir le tort de se prêter bien difficilement à une description clinique, et si elles ont l'avantage d'être irréprochables dans un traité didactique, elles ne permettent point de mettre le praticien en face de chaque cas particulier, ni d'exposer toutes les difficultés avec lesquelles il peut être aux prises dans la pratique, but que nous nous proposons tout particulièrement dans le cours de cette étude. Aussi avons-nous recherché avec le plus grand soin et non sans peine, il faut l'avouer, une division réunissant, autant que possible, ces avantages ; nous ne nous berçons point de l'espoir de donner une classification irréprochable, et nous en reconnaissons nous-même toute l'imperfection. Mais nous avons tout au moins la conscience d'avoir fait tous nos efforts pour rendre cette question aussi claire que possible au médecin praticien, et pour embrasser la plupart des cas particuliers.

Voici donc les divisions cliniques que nous proposons de suivre :

1º Contusions de l'iris, donnant lieu par ordre de fréquence :

(a). A l'iritis traumatique.

(b). A l'irido-choroïdite traumatique.

(c). A l'hyphéma traumatique.

(d). Au décollement de l'iris.

(e). Aux déchirures de l'iris.

(f). Au tremblement de l'iris.

2º Blessures de l'iris subdivisées elles-mêmes en

(a). Piqûres de l'iris.

(b). Blessures par instrument tranchant.

3º Corps étrangers de l'iris.


### CONTUSIONS DE L'IRIS.

*Iritis traumatique.*

L'inflammation de l'iris, sans être bien fréquente, est cepen-

dant, de toutes les affections traumatiques de cette membrane,
celle que l'on rencontre le plus souvent dans la pratique. Il est
bien entendu que nous ne voulons parler dans cet article, que
des iritis existant sans plaie de la cornée ni de l'iris, pas plus
que des iritis résultant d'une opération chirurgicale ; nous avons
parlé de la première forme à propos des blessures de la membrane
transparente ; la seconde rentre tout naturellement dans les
blessures de l'iris ; quant aux iritis qui sont la conséquence
d'une intervention quelconque du fait de la chirurgie, nous les
rangerons dans une classe à part que l'on trouvera au traumatisme chirurgical de l'iris. Ceci bien établi, nous allons chercher à donner au lecteur une idée nette de la fréquence et des
causes de cette espèce de traumatisme.

*Fréquence et Étiologie.* — Si nous nous reportons à la statistique que nous avons établie pour l'année 1875 et portant, comme
on le sait déjà, sur 342 lésions traumatiques du globe de l'œil,
nous en trouvons en tout 29 se rapportant aux affections de
l'iris ; or, sur ces 29 traumatismes, nous avons 8 cas d'iritis
traumatiques par contusion, c'est-à-dire un peu plus du tiers,
et plus exactement 3,625. Ces 8 observations sont d'ailleurs
ainsi réparties : 6 se rapportent à des hommes, 1 à une femme,
1 à un enfant ; 4 fois la lésion siégeait à droite, 3 fois à gauche ; dans un cas, l'œil blessé n'est point indiqué. Nous pouvons donc conclure de ces données que l'iritis traumatique par
contusion est infiniment plus fréquente chez l'homme que chez
la femme, et d'une égale fréquence chez la femme et l'enfant ;
que du reste cette affection se présente environ aussi souvent à
droite qu'à gauche. Cette fréquence beaucoup plus grande chez
l'homme n'a pas lieu de nous étonner et paraîtra, au contraire,
toute naturelle quand nous aurons énuméré les causes les plus
ordinaires des contusions de l'iris, auxquelles le sexe masculin
lin est de beaucoup le plus exposé et par le genre de vie et par
les exercices spéciaux auxquels il se livre. — On peut rapporter,
en effet, à deux classes principales les traumatismes ayant pour
résultat une contusion de l'iris : 1° les contusions directes du
globe de l'œil ; 2° les contusions à distance, portant plus parti-

culièrement au niveau des régions temporales et périorbitaires.
— Parmi les chocs portant directement sur l'organe de la vision, la plus grande partie est produite par la projection de morceaux de fonte, de fer, d'acier, de bois; par des fragments de pierre ou de marbre; par des balles, comme cela se voit assez souvent, dans le jeu de paume, par des boules de neige. Quelquefois le traumatisme de l'œil est causé par un coup de fouet (comme cela est arrivé dans un cas de notre statistique), ou par une branche d'arbre (autre cas relevé), accident fréquent, surtout à l'époque de la chasse. Quant aux causes des contusions à distance, elles sont encore beaucoup plus nombreuses ; nous avons noté un coup de corne de vache, une blessure de la région temporale par l'angle d'une porte, des coups de poing dans une rixe, des traumatismes produits par des chutes, etc. Dans tous les cas, l'ébranlement qui avait débuté par les parois de l'orbite, s'était transmis au globe de l'œil, et avait retenti tout particulièrement sur l'iris, dont l'inflammation avait été la conséquence; or, n'est-il pas évident que toutes ces causes se rencontrent bien plus fréquemment chez l'homme; et, y a-t-il lieu dès lors de s'étonner du nombre beaucoup plus grand d'iritis traumatiques dans le sexe masculin? Il n'y a là, comme nous le disions plus haut, rien que de très-naturel.

Les causes et la fréquence de l'iritis traumatique par contusion bien établies, nous devons maintenant étudier en détail les symptômes de ce genre particulier d'affection traumatique, et donner tous les caractères qui permettent de reconnaître, même tout à fait au début, le développement du travail inflammatoire.

*Symptomatologie.* — L'iritis traumatique peut, comme toutes les inflammations spontanées de la membrane irienne, affecter les trois formes ordinaires; iritis séreuse, iritis plastique et iritis suppurée. Il faut avouer cependant que la forme séreuse est de beaucoup la plus fréquente, ce que nous croyons devoir attribuer, en grande partie, au moins, à la rapidité de l'intervention chirurgicale dans la plupart des cas, et au mode de traitement employé ; car, si l'affection est abandonnée à elle-même, on voit assez rapidement l'iritis passer à la seconde

forme, des exsudats plus ou moins abondants oblitérer la pupille, et l'atrésie de cette dernière survenir avec toutes ses conséquences. Quant à la suppuration de l'iris, produite par la
simple contusion du globe de l'œil, elle est tout à fait exceptionnelle, en dehors des blessures de la cornée et de celles de cette
membrane elle-même. L'iritis séreuse, qu'il n'est pas toujours
très-facile de diagnostiquer à la première période, débute ordinairement quelques heures seulement après l'accident, et présente à considérer des symptômes objectifs, des symptômes
subjectifs et des troubles fonctionnels de l'organe frappé. Les
deux observations suivantes, dont l'une a été prise quelques
heures seulement après le traumatisme, et l'autre quarante-
huit heures après, nous montreront par quelles phases passe
'affection et nous permettront de signaler, en les reprenant un
à un, les symptômes qui servent à l'établissement du diagnostic.

OBSERVATION XXX. — Contusion du globe de l'œil gauche
par un morceau de fer. — Iritis traumatique au début.

M. M..., polisseur sur acier, demeurant 18, rue Cambronne,
28 ans, se présente le 29 novembre 1876, à la consultation de
l'hôtel des Invalides. Cet ouvrier nous raconte que la veille au
soir, en travaillant, un morceau de fer de la grosseur du bout
du petit doigt, lancé avec une certaine force, l'a frappé au niveau de la paupière supérieure gauche ; que depuis ce moment
il souffre de cet œil et n'a pu ce matin reprendre son travail.
L'examen local ne nous montre aucune érosion, ni blessure des
paupières, ni du globe oculaire ; mais nous notons une injection périkératique d'un rouge vineux peu marquée, il est vrai,
mais appréciable cependant. Ce qui frappe surtout, c'est le diamètre de la pupille qui est d'environ un tiers moins large que
celle de l'œil correspondant ; l'iris est d'ailleurs paresseux : la
contraction et la dilatation sous l'influence alternative de la
lumière et de l'obscurité se font très-lentement. On ne remarque cependant encore aucun changement dans la couleur de
l'iris, ni aucun trouble de l'humeur aqueuse. Le blessé éprouve
une douleur sourde et contusive dans l'œil gauche ; photophobie très-marquée ; larmoiement. Diagnostic : Iritis traumatique
au début. Traitement : instiller quatre gouttes du collyre suivant dans l'œil et par jour : sulfate neutre d'atropine, 2 centigrammes, eau distillée : 10 grammes. — Compresses d'eau
froide sur l'œil.

Le lendemain, 30 novembre, l'iris avait un peu changé de
couleur, sa teinte paraissait un peu terne, l'humeur aqueuse

était légèrement trouble, et le diagnostic d'iritis traumatique était pleinement confirmé. Une application de ventouses scarifiées à la tempe et la continuation du collyre à l'atropine amenèrent rapidement la cessation des symptômes inflammatoires, et, actuellement le malade est complètement guéri sans la moindre synéchie postérieure.

OBSERVATION XXXI. — Contusion du globe de l'œil droit par un morceau de fer. — Iritis traumatique.

M. M..., 15 ans, demeurant 201 rue de Charenton, se présente le 15 septembre 1876, à la consultation du Dr Galezowski.

Cet ouvrier nous rapporte que dans la soirée du 13 septembre, il avait reçu un morceau de fer, de la grosseur du pouce, sur l'œil droit; que depuis cette époque l'œil était rouge, et que les douleurs l'empêchaient de continuer son travail. Nous ne trouvons aucune trace de blessure, ni d'érosion, soit sur les paupières, soit sur la conjonctive, soit sur la cornée. Une injection périkératique d'un rouge vineux assez prononcé, s'étendant à une grande partie de la conjonctive bulbaire, est des plus manifestes ; la pupille est considérablement rétrécie, et très-peu mobile sous l'influence de la lumière ; l'iris paraît légèrement changé de couleur et dépoli. L'humeur aqueuse est louche, bien que la cornée soit manifestement transparente. Des douleurs périorbitaires, affectant le type névralgique, ont été ressenties assez violemment la nuit précédente par le malade ; photophobie très-marquée, larmoiement assez prononcé. Diagnostic : iritis traumatique. Traitement : instiller 4 gouttes par jour du collyre ordinaire au sulfate neutre d'atropine, et mettre en permanence des compresses d'eau fraîche sur l'œil. Les accidents inflammatoires et les douleurs disparurent rapidement, et au bout de 12 jours il ne restait aucune trace de l'affection traumatique.

Les symptômes qui caractérisent l'iritis séreuse sont donc des plus nets et nous donnent à considérer : l'injection périkératique, la diminution du diamètre de la pupille, le changement de couleur et le dépoli de la face antérieure de l'iris, la paresse du sphincter interne de cette membrane, le trouble de l'humeur aqueuse, enfin les douleurs à type névralgique affectant surtout la région périorbitaire, la photophobie et le larmoiement.

L'injection périkératique dans l'iritis séreuse traumatique n'est jamais très-développée et n'atteint point cette teinte lie de vin foncée que nous rencontrerons dans l'iritis plastique et surtout dans l'iritis suppurée et l'irido-choroïdite. Elle est toujours généralisée d'emblée au pourtour de la cornée, et est produite plus particuliérement par les vaisseaux de l'épisclère, le système vasculaire de la conjonctive y entrant habituellement pour une faible part. Dans tous les cas, cette altération est assez caractéristique pour faire naître immédiatement l'idée d'une inflammation de l'iris.

La diminution du diamètre de la pupille est un fait sur lequel le chirurgien doit fixer son attention d'une manière toute spéciale, quand il a lieu de se croire en présence d'une iritis. Le rétrécissement pupillaire est tellement la règle, et la dilatation au contraire, tellement l'exception, que ce symptôme nous paraît d'une importance capitale dans l'étude des inflammations de l'iris. Ce rétrécissement peut d'ailleurs varier comme dimensions, et si parfois il est difficile de se prononcer, le plus habituellement la diminution de diamètre saute, on peut dire, aux yeux d'un observateur exercé ; et on arrive avec un peu d'exercice, à apprécier les différences les plus minimes.

Le changement de couleur et le dépoli de la face antérieure de l'iris, qui sont produits par la chute de la couche épithéliale de cette membrane, sont beaucoup plus difficiles à reconnaître, au début bien entendu, que les symptômes précédents, et l'on ne peut guère se prononcer que quelques jours après le développement de la réaction inflammatoire. Il faut être d'autant plus réservé dans cette appréciation du changement de couleur que, très-souvent relativement, les deux iris n'ont pas la même coloration. Mais nous n'en devons pas moins affirmer que, quand à la modification dans la nuance, se joint un état velouté, un état tomenteux, une espèce de macération de la face antérieure de l'iris, on a affaire à un symptôme caractéristique de l'iritis.

La paresse de l'iris, la diminution de mobilité de la pupille, la lenteur de contraction du sphincter interne se remarquent tout à fait au début de l'inflammation de l'iris ; et cette constatation seule, à la suite d'une contusion de l'œil, doit faire craindre des accidents inflammatoires du côté de cette membrane. Ce symptôme est d'ailleurs bien facile à percevoir, car il suffit d'ouvrir et de fermer alternativement l'œil, en soulevant et abaissant la paupière supérieure pour s'en rendre compte. La pupille, qui dans l'état normal, se resserre subitement au contact de la lumière et comme spasmodiquement, dans les cas d'iritis au début au contraire se resserre peu à peu, comme par degrés et en produisant pour ainsi dire des oscillations. Ces caractères seuls, quand nous les rencontrons, nous font affirmer l'existence d'un état inflammatoire de l'iris.

Quant au trouble de l'humeur aqueuse qui peut parfois même contenir de petits flocons résultant de la desquamation épithéliale, il ne survient habituellement que du quatrième au cinquième jour de l'iritis et alors que le diagnostic ne saurait être douteux. Aussi, ce symptôme, tout en ayant certainement son importance, ne doit venir qu'après ceux que nous avons déjà signalés, et qu'il ne fait que corroborer.

Les signes subjectifs, et les troubles fonctionnels de l'organe blessé qu'il nous reste à passer en revue, sont beaucoup moins caractéristiques ; car, si nous exceptons la douleur, les autres se retrouvent à peu près dans toutes les affections oculaires, et particulièrement la photophobie, le larmoiement et le trouble des images. Mais le symptôme douloureux présente dans l'iritis, et dans l'iritis séreuse en particulier, un siége qu'il faut bien connaître ; elle est d'abord contusive pendant les premières vingt-quatre heures environ, mais elle ne tarde pas à s'irradier tout spécialement le long des branches de la cinquième paire, en même temps qu'elle affecte le type névralgique. Parfois, en raison de l'augmentation considérable de la pression intra-oculaire, on voit survenir subitement une compression des nerfs ciliaires, et la douleur peut acquérir un plus haut degré encore d'intensité.

L'iritis plastique que nous considérons simplement comme un degré plus avancé de la lésion précédente, comme une inflammation ayant eu le temps d'évoluer et de donner lieu à la formation d'exsudats, nous présenterait à examiner tous les symptômes que nous venons de passer en revue, avec cette différence qu'ils sont un peu plus accentués ; nous ne reviendrons point sur ce que nous en avons dit, nous contentant d'étudier

e caractère différentiel, c'est-à-dire la formation des exsudats.
Dans cette forme particulière on voit la pupille, habituellement
très-rétrécie, devenir irrégulière, comme échancrée, et présenter une série de petites masses exsudatives, d'abord à peine
visibles à l'éclairage oblique, et qui établissent des adhérences
entre le bord pupillaire et la cristalloïde antérieure. Ces exsudations, composées au début d'une substance amorphe, qui
agglutine ainsi la partie postérieure de l'iris et la capsule, constituent ce qu'on est convenu de désigner sous le nom de synéchies postérieures ; elles sont d'abord susceptibles de résolution et d'atrophie ; mais, si le traitement intervient trop tard
et alors qu'elles sont déjà de date ancienne, elles peuvent prendre les caractères du tissu cellulaire, et la pupille restera déformée. Si les synéchies postérieures sont localisées, il en résultera peu de trouble en somme pour la vision, comme nous
allons le démontrer tout à l'heure dans l'observation 32 ; mais
si l'exsudat épanché dans le champ pupillaire es, très-considé-
rable, il peut amener une occlusion totale de la pupille avec
toutes ses conséquences que nous aurons à examiner tout au
long à propos de l'irido-choroïdite traumatique.

OBSERVATION XXXII. — Contusion indirecte de l'œil droit.
— Iritis traumatique plastique. — Persistance de synéchies
postérieures à la partie inférieure de la pupille.

Madame B..., 56 ans, demeurant villa Saint-Pierre, n° 36,
se présente le 9 septembre 1876 à la consultation de l'hôtel des
Invalides. Elle nous rapporte qu'il y a trois semaines, le 17 août,
cherchant à ouvrir une porte, derrière laquelle se trouvait un
obstacle, celle-ci fut violemment poussée et l'atteignit au niveau
de la région temporale droite ; le lendemain l'œil était très-
rouge et depuis cette époque la rougeur a toujours été en augmentant, au point qu'elle ne peut plus travailler actuellement.
Toutefois elle a très-peu souffert, et c'est pour ce motif qu'elle
n'est pas venue plus tôt. L'examen local nous montre une injection périkératique intense, toute l'étendue de la conjonctive
bulbaire est d'une teinte lie de vin caractéristique, la pupille est
considérablement rétrécie ; des synéchies postérieures très-
nettes, surtout à l'éclairage oblique, existent à la partie inférieure du bord pupillaire ; la coloration de la face antérieure de
l'iris est manifestement différente de celle du côté opposé, l'humeur aqueuse est trouble. Peu de douleurs périorbitaires ; photophobie, larmoiement. La malade ne présente aucun antécédent,

ni syphilitique, ni rhumatismal, ni goutteux. *Diagnostic :* Iritis traumatique avec synéchies postérieures à la partie inférieure de la pupille. *Traitement :* Instillation dans l'œil du collyre suivant : sulfate neutre d'atropine, 10 centigrammes; eau distillée, 10 grammes. Ventouses scarifiées à la région temporale droite.

Le 13 septembre, amélioration très-sensible ; l'injection péri-kératique a complètement disparu, la pupille s'est dilatée, sauf à la partie inférieure où les adhérences ont résisté, ce qui lui donne la forme d'un cœur de carte à jouer. Plus de douleur. Photophobie moindre. Vésicatoire volant à la tempe. Sous l'influence de l'atropine à haute dose et des révulsifs, les exsudats finirent par se résorber, mais il resta toujours au niveau de la synéchie une pigmentation de la cristalloïde antérieure.

Ce matin encore (4 décembre 1876), nous avons observé un cas identique chez un ouvrier qui avait reçu sur l'œil gauche un morceau de pierre de la grosseur du poing; la douleur étant trés-faible, il se préoccupa peu de cet accident, et resta trois semaines sans consulter : au moment où il se présenta à notre observation, il y avait une iritis très-intense avec des synéchies postérieures occupant tout le bord inférieur de la pupille et qui résistèrent, momentanément du moins, à l'action de l'atropine. Cet homme est actuellement soumis à un traitement énergique, que nous indiquerons tout à l'heure en détails.

Quant à l'iritis suppurée, consécutive à une simple contusion de l'œil, et par conséquent sans plaie de la cornée, ni de l'iris, elle est tout à fait exceptionnelle, et nous n'avons point eu à en observer ; nous en trouvons cependant un cas signalé dans notre statistique de 1875, et consécutive à une contusion par un coup de corne de vache. Lorsque l'iritis traumatique doit ainsi aboutir à la suppuration, les accidents inflammatoires prennent une intensité considérable et la marche de l'affection est notablement accélérée. Au lieu de la simple injection périkératique que nous avons notée dans les formes précédentes, il y a un véritable chémosis plus ou moins accentué, il est vrai, mais toujours appréciable ; l'humeur aqueuse est beaucoup plus trouble et l'hypopion ne tarde pas à apparaître à la partie inférieure de la chambre antérieure. Dans les cas même d'une très-grande intensité, on peut voir un peu de

sang mêlé au pus. Les douleurs périorbitaires sont d'ailleurs
très-violentes et le sommeil impossible. Il en résulte le plus
ordinairement un état général assez grave, avec fièvre et état
gastrique très-notables.

*Diagnostic.* — Après tous les détails dans lesquels nous venons d'entrer ; après l'énumération, un peu longue peut-être,
mais indispensable, selon nous, des symptômes que nous
avons examinés un à un, le diagnostic d'iritis sera certainement très-facile à porter. Mais voici venir les difficultés : un
malade se présente à la consultation, tout le monde est d'accord pour dire qu'il s'agit manifestement d'une iritis, mais
comment affirmer si cette inflammation est d'origine traumatique, ou de toute autre nature ? Ne savons-nous pas avec
quelle facilité, avec quelle complaisance tous les malades,
quels qu'ils soient d'ailleurs, sont disposés à rapporter à un
choc, à un coup, à un traumatisme quelconque les affections
dont ils sont porteurs ? Et ne voit-on pas journellement des praticiens encore au début de leur carrière, et trop confiants dans
le récit de leurs clients, mettre sur le compte d'une cause traumatique des lésions qui naissent spontanément ou qui ne sont
que la conséquence d'un état général diathésique ? Si encore
l'iritis traumatique avait des symptômes spéciaux, une marche
caractéristique, des lésions typiques, on pourrait insister sur
ces différences et avec une attention et des connaissances
exactes, arriver à un diagnostic nosologique certain : mais
malheureusement nous devons avouer que, parmi toutes les
observations d'iritis traumatique que nous avons recueillies,
aucune ne nous a fourni des signes pathognomoniques, caractéristiques du traumatisme. Aussi (et c'est la règle de conduite que nous nous sommes tracée et que nous ne saurions
trop recommander à nos confrères), nous croyons qu'on ne peut
arriver à la connaissance exacte de la nature étiologique de l'iritis
traumatique que par exclusion. Nous avons pris pour principe,
non pas de nous méfier des malades, ce qui serait injuste pour
beaucoup peut-être, mais de n'ajouter qu'une créance limitée
à leur récit. Quand on se trouve en présence d'une iritis, il ne
faut jamais oublier que la syphilis est la cause infiniment la

plus fréquente de cette affection, et que les statistiques les mieux faites donnent sur 100 iritis une proportion de 95 iritis spécifiques ; les autres espèces étant le plus habituellement rhumatismales ou goutteuses. Car les iritis blennorhagiques, celles qui sont produites par les troubles de la menstruation, et celles qui viennent secondairement à la suite de certaines maladies aiguës, telles que la variole, l'érysipèle de la face, la pneumonie, etc., sont tout à fait exceptionnelles. On nous dira sans doute que chacune de ces formes particulières d'iritis a une marche et des caractères spéciaux connus d'avance, et qu'il est impossible, avec une expérience suffisante, de s'en laisser imposer par la nature de l'affection? Nous n'ignorons pas certainement la marche lente, insidieuse, sourde, de l'iritis syphilitique ; nous savons également toute l'importance que l'on doit attribuer à la teinte cuivrée particulière que prend très-souvent la face antérieure de l'iris, et à la présence des condylômes dans l'épaisseur de cette membrane ; la coïncidence fréquente d'une kératite ponctuée avec cette forme d'iritis ne nous est point non plus inconnue. La rapidité d'évolution, la marche suraiguë et l'intensité des douleurs caractérisent le plus ordinairement l'iritis rhumatismale. Quant à l'iritis goutteuse, elle est presque toujours compliquée d'une épisclérite siégeant principalement à la partie externe du globe oculaire. Ce sont là évidemment des renseignements qu'il ne faut point négliger, et dont un praticien instruit doit tenir grand compte. Mais il ne faut point oublier non plus toute l'influence des traumatismes, des chocs parfois les plus insignifiants sur les déterminations locales des états diathésiques. Tout le monde sait qu'un coup, que la moindre contusion suffit souvent chez un sujet, en pouvoir de syphilis, pour amener en ce point la formation d'une périostite, d'une gomme ou d'un ulcère spécifique ; chez un rhumatisant ou un goutteux, une articulation, sur laquelle porte un traumatisme, détermine souvent l'apparition d'une arthrite rhumatismale ou goutteuse ; or, ces déterminations que nous voyons se produire ainsi pour une partie quelconque de l'organisme, existent également pour les organes de la vision ; et il suffit quelquefois chez un syphilitique d'une

contusion, d'un coup portant sur la région temporale, sur un
point quelconque de la tête pour amener le développement
d'une iritis spécifique. Dirons-nous dans ce cas que nous avons
affaire à une iritis traumatique? Et la conduite du chirurgien
qui, sans avoir recherché les antécédents et qui préoccupé uniquement de la cause traumatique apparente, instituerait un
traitement purement antiphlogistique, ne serait-elle point complètement absurde et irrationnelle? Aussi pensons-nous que
la seule méthode exacte pour arriver au diagnostic d'iritis traumatique consiste dans l'élimination préalable des états diathésiques ; et pour nous, quand un sujet porteur d'une iritis nous
raconte que cette lésion est consécutive à un traumatisme,
nous avons pour principe de ne qualifier cette iritis de traumatique que quand les antécédents sont complètement négatifs.
Si nous retrouvons la moindre trace de syphilis, de rhumatisme
ou de goutte ; s'il existe un écoulement blennorrhagique de
l'urèthre au moment de l'examen, nous n'attachons aucune
importance à la cause traumatique, et notre traitement est
dirigé en conséquence. C'est là un point de pratique dont l'importance capitale n'échappera à personne, et dont l'oubli pourrait causer au praticien de cruelles méprises.

*Pronostic et complications.* — Le pronostic de l'iritis traumatique par contusion simple variera beaucoup, comme on peut
s'en rendre facilement compte par l'étude symptomatologique
sur laquelle nous avons longuement insisté, suivant la forme
de l'inflammation et surtout suivant l'époque à laquelle le blessé
se présentera à notre observation. L'iritis séreuse n'entraîne
jamais aucun danger immédiat ou éloigné pour l'état de la
vision ; et si on intervient dans les premiers jours, les milieux
du globe de l'œil reviendront rapidement *ad integrum.* Il n'en
est pas de même de l'iritis suppurée, qui indique toujours un
degré plus violent de traumatisme ou une prédisposition fâcheuse de l'organisme atteint ; et dans ces cas d'apparition rapide et abondante d'hypopion, il faut toujours craindre une
altération des membranes profondes du globe de l'œil et songer
à la possibilité du phlegmon de cet organe. Pour ce qui est de
l'iritis plastique, nous ne croyons pas trop nous avancer en

affirmant que son pronostic est toujours subordonné à la conduite du malade et à l'intervention chirurgicale. Si celui-ci ne vient demander conseil que longtemps après l'accident et alors que les synéchies postérieures sont très-abondantes et très-solides, le traitement même le mieux dirigé sera complètement incapable d'amener la résorption des exsudats en grande partie organisés; et des inégalités de la pupille, des troubles très-graves de la vision en seront la conséquence fatale. Si, d'un autre côté, au moment où se présente le blessé, les synéchies postérieures, quoique déjà épaisses et résistantes, sont encore susceptibles d'être rompues, mais seulement par un traitement très-actif et avec des doses d'atropine considérables, et que le chirurgien consulté n'ose point y avoir recours, la vision est également compromise. Dans tous ces cas, ce qu'il y a le plus à redouter, et ce qui doit encourager les praticiens même les plus craintifs dans la voie d'une intervention rapide et active est la possibilité d'une oblitération complète de la pupille et le développement inévitable d'une irido-choroïdite, dont l'atrophie de l'œil est la conséquence fatale.

Mais le pronostic de l'iris traumatique peut être encore singulièrement aggravé par d'autres lésions concomitantes et résultant du même choc. C'est ainsi que cette inflammation peut se compliquer de rupture de la choroïde, de décollement de la rétine, de cataracte traumatique, etc. Nous avons nous-même rapporté dans le numéro de juillet 1876 du *Recueil d'ophthalmologie* une observation d'iritis traumatique avec neurorétinite. Toutes ces complications trouveront une place à part dans le cours de ce travail ; nous ne devions ici qu'en signaler la possibilité.

- *Traitement.* — Le traitement de l'iritis traumatique qui, dans tous les cas, sera naturellement antiphlogistique, variera lui-même comme activité, selon l'intensité et la période plus ou moins avancée des symptômes inflammatoires. Quand on se trouvera en présence d'une iritis tout à fait au début et remontant à vingt-quatre ou quarante-huit heures au plus, l'instillation de quelques gouttes par jour dans l'œil blessé du collyre ordinaire au sulfate neutre d'atropine (2 centig. pour 10 gr.)

et l'application de compresses d'eau fraîche en permanence dessus les paupières, suffiront grandement pour entraver les accidents et ramener l'organe à l'état normal.

Dans les cas d'iritis séreuse, même à une période plus avancée, avec douleurs périorbitaires supportables, les mêmes indications thérapeutiques subsisteront.

Mais si nous avons affaire à une iritis à réaction inflammatoire intense, avec douleurs névralgiques violentes, et surtout avec des synéchies postérieures en voie de formation et d'organisation, il n'y a pas un moment à perdre, et il faut avoir recours immédiatement aux moyens les plus actifs. L'application de 6 ou 8 sangsues à la tempe correspondante à l'œil blessé ; l'instillation de quatre gouttes par jour du collyre suivant : sulfate neutre d'atropine 10 centigr., eau distillée 10 gr., l'emploi de purgatifs légers administrés deux fois la semaine, seront nettement indiqués. Il va sans dire que le repos de l'organe doit être absolu, et il sera même indispensable de porter des lunettes teinte fumée pour diminuer la photophobie. Si malgré tout les douleurs persistent, les compresses chaudes trempées dans la solution suivante : extrait de belladone 1 gr., extrait de jusquiame 2 gr., eau distillée 150 gr., devraient être maintenus en permanence sur l'œil ; en dernier lieu on aurait recours aux onctions faites avec la pommade mercurielle belladonée autour de l'orbite. On sera peut-être étonné de nous voir recommander l'application de sangsues, quand, dans plusieurs de nos observations, nous avons eu recours aux ventouses scarifiées ? Cela tient uniquement à ce fait que les malades en question n'ayant point les ressources nécessaires pour acheter des sangsues, nous avons été obligé d'en remplacer l'application par une autre forme de dérivation ; or, l'action des ventouses scarifiées est celle dont les effets se rapprochent le plus du but qu'on se propose en pareil cas, et nous ne saurions trop en recommander l'emploi dans des circonstances analogues.

Si malgré le traitement précédent, les synéchies postérieures ne disparaissent point où ne cèdent qu'en partie, le chirurgien ne doit pas se tenir pour battu et se retirer devant les diffi-

cultés. Il ne faudra pas craindre alors d'avoir recours à des
doses massives d'atropine, et l'instillation du collyre suivant :
sulfate neutre d'atropine, 15 ou même 20 centigr., eau distillée
10 gr., faites 4 ou 5 fois dans les 24 heures, donnera souvent des
résultats aussi favorables qu'inattendus. Il sera toujours bon
d'y joindre l'administration à l'intérieur de l'iodure de potassium, dans le but de faciliter la résorption des exsudats; et
M. Galezowski a l'habitude de prescrire dans ce cas, par jour,
deux cuillerées à bouche de la potion suivante : iodure de potassium 15 gr., sirop de gentiane 100 gr., eau 150 gr. L'application de vésicatoires volants promenés autour de l'orbite rendra également de bons services.

Quand, par exception, l'iritis traumatique par contusion
simple tendra à la suppuration, il faudra plus que jamais insister sur les antiphlogistiques locaux et ne pas reculer devant
deux et même trois applications de 8 à 10 sangues à la tempe
dans l'espace de quelques jours.

Les frictions mercurielles belladonées et le collyre à l'atropine trouveront les mêmes indications que plus haut.

Mais il se présente dans la pratique (et nous en avons déjà
personnellement vu plusieurs) des cas dans lesquels il est absolument impossible d'avoir recours à l'atropine : tantôt cet agent
ne détermine aucun effet sur la pupille, même aux doses les
plus élevées; tantôt il occasionne une irritation particulière et
pathognomonique de la conjonctive et des paupières qui oblige
à en suspendre l'instillation; tantôt, enfin, son absorption par
la muqueuse du globe de l'œil et par celle des voies lacrymales
amène les accidents généraux de l'atropinisme. Force est d'y
renoncer. Que faire alors? Allons-nous rester désarmé? Non, il
est dans ces cas formellement indiqué d'avoir recours à l'instillation de quatre gouttes par jour du collyre suivant : sulfate
neutre d'ésérine 5 centigr., eau distillée 10 gr. qui agissant précisément en sens inverse de l'atropine, aboutit au même
résultat.

IRIDO-CHOROÏDITE TRAUMATIQUE.

Il paraîtra peut-être étonnant à certains praticiens, peu fami-

liarisés avec les études ophthalmologiques, de nous voir traiter,
à propos des traumatismes de l'iris, de l'irido-choroïdite par
contusion; et ils se demanderont sans doute pour quelle raison
nous n'avons point renvoyé cette question à l'histoire des affections traumatiques de la choroïde? Nous devons leur répondre
dès à présent que les liens qui unissent l'iritis à l'irido-choroïdite traumatique sont tellement intimes, que ces deux espèces
d'inflammation sont si souvent la conséquence l'une de l'autre
qu'elles ne forment, pour ainsi dire, que deux phases successives de la même affection; qu'il est impossible en clinique et
dans la pratique de les séparer et qu'elles rentrent tout naturellement dans le même groupe morbide. Cette question ainsi
résolue, nous allons commencer l'histoire de cette lésion importante du globe de l'œil.

*Fréquence et étiologie.* — Nous avons vu précédemment que
sur 29 affections traumatiques de l'iris, relevées dans notre statistique de 1875, le nombre des iritis par contusion était de 8;
or, le chiffre des irido-choroïdites est de très-peu inférieur et
s'élève à 6, ce qui donne très-approximativement une proportion
de 1/5 sur la totalité des traumatismes de l'iris. Sa fréquence,
d'ailleurs, est, comme pour l'iritis, infiniment plus grande chez
l'homme que chez la femme, car sur les 6 cas auxquels nous
faisons allusion 5 se rapportent à des hommes et l'autre à un enfant. De plus, sur 3 observations qui nous sont personnelles et
dont nous donnerons les détails tout à l'heure, 2 ont encore
trait à des personnes du sexe masculin, et la troisième à une
jeune femme. Ce qui fait, en somme, que sur 9 cas d'irido-choroïdite par contusion du globe de l'œil, 7 ont été observés chez
l'homme, 1 chez la femme et le dernier chez un enfant.

Il n'y a rien là qui doive nous étonner, si l'on veut bien passer en revue la série des causes susceptibles de déterminer une
pareille lésion : ces causes n'étant autres que celles sur lesquelles nous avons longuement appelé l'attention à propos de
l'iritis traumatique par contusion. Qu'il nous suffise de dire,
afin de ne pas trop nous répéter, que l'irido-choroïdite peut
résulter d'un choc portant directement sur le globe de l'œil
(morceau de fer 1 fois, morceau de bois 1 fois, fragment de

pierre 1 fois, coup d'ongle 1 fois, coup de serviette dans 1 cas, contusion avec un pistolet d'enfant 1 cas), ou indirectement au pourtour des parois orbitaires comme le fait se produit dans les chutes sur la tête ou dans les coups violents portés sur cette région. Cette étude étiologique nous montre donc bien de la façon la plus évidente la communauté qui existe entre l'iritis et l'irido-choroïdite, ce qui va ressortir encore bien plus nettement des symptômes et de la marche de cette dernière affection.

*Symptomatologie.* — Au point de vue de la symptomatologie pathologique et de la pathogénie, il faut nécessairement admettre deux grandes classes d'irido-choroïdite traumatique : la première dans laquelle l'inflammation de la choroïde n'est que la conséquence d'une iritis ; la seconde, dans laquelle la lésion existant primitivement dans la choroïde s'étend peu à peu à l'iris. Nous verrons d'ailleurs qu'à un moment donné, qu'à une certaine période de l'affection on peut être très-embarrassé pour dire quel a été le point de départ ; et que dès lors les deux formes se confondent et suivent une marche identique, qui a le plus habituellement pour terme ultime l'atrophie du globe de l'œil.

L'irido-choroïdite consécutive à l'iritis traumatique est certainement de beaucoup la plus fréquente, et est la conséquence forcée, inévitable de toute inflammation de l'iris ayant donné lieu à la formation de synéchies postérieures suffisamment abondantes pour intercepter toute communication entre les chambres antérieure et postérieure. Point n'est besoin que la pupille soit complètement oblitérée par l'exsudation plastique ; et l'on voit même des cas dans lesquels une partie du champ visuel est encore libre ; la condition nécessaire pour la production des accidents que nous allons énumérer, est la généralisation de l'exsudat à tout le pourtour du bord pupillaire. Du moment où les échanges n'ont plus lieu entre la chambre antérieure et la chambre postérieure, l'irido-choroïdite est imminente et ne peut tarder à éclater. La pathogénie en est d'ailleurs bien simple à concevoir, et l'explication bien facile à donner : dans l'état normal, en effet, la nutrition du globe de l'œil se fait par l'intermédiaire du cercle ciliaire, grâce à l'échange facile

qui se produit entre les deux chambres de l'hémisphère antérieur et à l'équilibre qui existe naturellement entre ce dernier
et les humeurs qui composent les parties profondes de l'œil. Or
qu'arrive-t-il dans les cas d'adhérence complète du bord pupillaire à la cristalloïde antérieure? Au début, la communication
entre les deux chambres étant interrompue, il en résulte fatalement une distension de la chambre postérieure et toutes ses
conséquences, à savoir : projection de l'iris en avant, tiraille-
ment perpétuel de la choroïde, compression de la région ciliaire
elle-même et à la suite des troubles nutritifs dans les membranes internes. Il y a même des cas dans lesquels l'exsudation
plastique qui apparaît de la manière la plus évidente au niveau
de la pupille, s'est étendue à toute la chambre postérieure et au
cercle ciliaire, déterminant ainsi une obstruction complète de
cette partie et des troubles de nutrition encore plus rapides et
plus graves. Dans cette forme particulière l'iris, au lieu d'être
fortement distendu, de bomber dans la chambre antérieure, au
point que parfois sa face antérieure vient immédiatement au
contact de la membrane de Descemet, paraît au contraire comme
affaissé, comme rétracté et présente une série de bosselures,
simulant quelquefois de véritables kystes de l'iris, qui ne reconnaissent souvent, selon certains ophthalmologistes, pas
d'autre cause.

A ces symptômes particuliers, que nous venons de passer en
revue du côté de l'iris et auxquels nous devons ajouter le gonflement des veines de cette membrane dont la dilatation peut
être excessive, se joint toujours une injection très-intense du
tissu périscléral, d'une teinte vineuse très-accentuée avec
varicosité très-nette de tout le système veineux. La tension du
globe de l'œil paraît augmentée et la palpation de toute la région
ciliaire d'une esquise sensibilité, provoque souvent les cris du
patient. M. Becker dit que dans certaines observations où la
pupille étant encore libre, il a pu examiner le fond de l'œil à
l'ophthalmoscope, le corps vitré lui a paru trouble et rempli
d'exsudats flottant sous forme de points, de filaments ou de
membranes.

Enfin, comme symptômes subjectifs, le blessé accuse des

déuleurs périorbitaires, à type névralgique et d'une rare intensité, allant jusqu'à empêcher le sommeil pendant plusieurs
nuits consécutives.

Si nous mettons en regard des phénomènes que nous venons
d'étudier, ceux que va nous fournir l'étude de l'irido-choroïdite
débutant par les altérations de la choroïde et gagnant de proche
en proche l'iris, nous allons voir se succéder, mais en sens inverse, les mêmes symptômes, et finalement la lésion aboutir au
même résultat : l'atrésie pupillaire avec toutes ses conséquences. Quand à la suite d'une contusion du globe de l'œil, on
voit une injection périkératique, avec sa teinte vineuse caractéristique, se développer rapidement; quand en même temps la
région ciliaire est très-sensible au palper, et que des douleurs
spontanées très-violentes se font vivement ressentir, l'attention
du praticien doit être immédiatement éveillée sur la possibilité
d'une irido-choroïdite traumatique au début. Si à ce moment
l'iris ne présente encore aucun signe d'inflammation et que
l'examen ophthalmoscopique fasse reconnaître une hémorrhagie
du corps vitré, ou un décollement de la rétine, ou une déchirure de la choroïde, ces symptômes suffisent amplement pour
formuler le diagnostic, qui sera d'ailleurs bientôt confirmé par
la propagation de l'inflammation à l'iris. Quarante-huit heures au
plus, en effet, après la constatation des accidents que nous venons
d'examiner, des exsudats se produisent dans la chambre postérieure; des synéchies apparaissent tout au pourtour du bord
papillaire, et l'on se trouve désormais en présence d'une affection identique à celle dont nous avons donné plus haut la description.

Les trois observations suivantes, qui représentent trois périodes différentes de l'irido-choroïdite traumatique, permettront
de se rendre un compte aussi exact que possible des différents
symptômes et de la marche spéciale de cette affection.

OBSERVATION XXXIII. — Irido-choroïdite traumatique consécutive à une contusion du globe de l'œil droit par une pierre.
Oblitération complète de la pupille par exsudation plastique. —
Déchirure de la choroïde avec hémorrhagie du corps vitré. — Vision à peu près complètement rétablie.

M. J..., 21 ans, demeurant à Ville-Maréchal, se présente le 18 juillet 1876, à la consultation du D<sup>r</sup> Galezowski. Il nous raconte qu'il y a huit jours, il avait dans une querelle reçu une pierre de la grosseur du poing au niveau de l'angle externe de l'orbite du côté droit; que la vision trouble au moment de l'accident a complètement disparu aujourd'hui et qu'il éprouve des douleurs intolérables dans toute la partie droite de la région frontale. C'est pour ce motif principalement qu'il s'est décidé à venir consulter à Paris. L'examen du globe de l'œil nous montre : une injection très-intense, d'un rouge vineux très-accentué, étendue à toute la surface du globe de l'œil avec un chémosis très-appréciable. On ne voit ni sur la paupière, ni sur la cornée, aucune plaie, ni aucune érosion. La pupille, rétrécie d'un bon tiers, comparativement à celle du côté sain, a complètement disparu, recouverte qu'elle est par un exsudat d'un blanc jaunâtre, de 2 mill. environ d'épaisseur et qui permet à peine d'en délimiter les contours. L'humeur aqueuse paraît louche et contient quelques flocons. La palpation du globe de l'œil est intolérable et provoque les cris du malade. Des douleurs périorbitaires névralgiformes, l'empêchent de dormir depuis plusieurs nuits. Il ne peut pas même distinguer la lumière de l'œil blessé. *Diagnostic:* Irido-choroïdite dite traumatique avec oblitération complète de la pupille. *Traitement :* Appliquer 6 sangsues à la tempe droite; instiller 5 gouttes par jour dans l'œil du collyre suivant: sulfate neutre d'atropine, *quinze centigrammes*, eau distillée, 10 gr.; poudre de calomel à l'intérieur.

Le cinquième jour du traitement les adhérences du bord pupillaire à la cristalloïde antérieure étaient complètement et régulièrement rompues et la pupille parfaitement dilatée ; de sorte qu'on voyait au centre un cercle de 3 millim. environ de diamètre, constitué par la totalité de l'exsudat pupillaire et entre ce dernier et le bord interne de l'iris une sorte d'anneau par lequel le malade déclare distinguer la lumière. Rougeur et chémosis beaucoup moins prononcés ; douleurs sensiblement moindres.

12 août. Injection vasculaire nulle. — Pupille très-dilatée et parfaitement régulière. — L'éclairage simple permet d'apercevoir encore le cercle exsudatif occupant le centre de la pupille, mais qui est en grande partie résorbé. On voit même directement à la partie inférieure et interne du corps vitré un corps blanchâtre, de forme triangulaire, à base tournée en avant et paraissant fixé par son sommet à la choroïde; il est très-mobile et flotte à chaque mouvement de l'œil ; à l'éclairage oblique : exsudat occupant encore la partie médiane de la cristalloïde antérieure ; mais très-peu épais, laissant par places passer les rayons lumineux : de petites taches pigmentaires formant une sorte de pointillé en délimitent assez nettement les contours; cristallin parfaitement transparent. L'examen ophthal-

moscopique nous fait reconnaître : à l'image droite, 1º un nombre considérable de corps flottant librement dans le corps vitré, sous forme de points, de filaments et de petites plaques noirâtres et provenant très-certainement d'une hémorrhagie; 2º un exsudat volumineux, que nous avons décrit plus haut et qui nous a paru formé par la fibrine coagulée. — A l'image renversée, la papille est nette et tout à fait normale. — Plus de douleurs. La vision de l'œil est trouble; mais le blessé distingue suffisamment les gros objets, voit pour se conduire et compte les doigts. Continuer les instillations d'atropine, et le calomel à l'intérieur.

Le 15. L'examen ophthalmoscopique montre : 1º un nombre beaucoup moins considérable de corps flottants du corps vitré, qui semblent aussi moins volumineux ; 2º une tâche blanche, peu facile à délimiter, située à la partie inférieure du globe de l'œil et correspondant précisément à l'exsudat fibrineux signalé dans l'examen précédent qui, lui, s'est un peu modifié (déchirure de la choroïde). L'examen du champ visuel donne une échancrure triangulaire, à sommet central, située en haut et en dehors, et correspondant exactement à cette déchirure. — Continuer l'atropine, mettre un vésicatoire volant à la tempe droite, prendre 2 cuillerées par jour de la potion suivante : iodure de potassium 15 gr., sirop de gentiane, 100 gr.; eau 150 grammes.

8 septembre. On voit très-nettement à l'ophthalmoscope (image renversée) une petite plaque blanche, ovalaire, située à la partie externe et un peu en avant de la papille, et de l'extrémité antérieure de laquelle part une ligne d'un blanc également nacré qui va se perdre au niveau de la région ciliaire. (Trace de déchirure de la choroïde.)

Corps flottants moins abondants. Le blessé distingue nettement les doigts, lit les plus gros caractères de l'échelle. Mettre un nouveau vésicatoire à la tempe droite, continuer la potion à l'iodure de potassium.

Ce fait des plus intéressants, et dont l'importance fera certainement pardonner la longueur, nous montre un type d'iridochoroïde aiguë, en pleine évolution, en même temps que toute la puissance d'une intervention bien dirigée. L'observation qui va suivre, recueillie six ans après l'accident, va nous fournir une seconde phase de l'affection.

OBSERVATION XXXIV. — Irido-choroïde gauche avec atrésie pupillaire complète et cataracte capsulaire datant de six ans, consécutive à une contusion du globe de l'œil par un morceau de fer. — Atrophie au début.

M. M..., 25 ans, demeurant à Maisons-Alfort, se présente le 26 août 1876 à la consu'tation du D<sup>r</sup> Galezowski, pour une affection aiguë de l'œil droit sans importance et dont nous n'avons que faire actuellement. Mais, l'état de l œil gauche attira toute notre attention, et le malade nous racouta qu'il avait perdu la vision de ce côté depuis six ans. A cette époque, en effet, il reçut à la partie inférieure du globe de l'œil gauche un morceau de fer de la grosseur du pouce, qui amena une très-violente inflammation de cet organe, des douleurs très-intenses et finalement la perte absolue de la lumière de ce côté. L'examen local nous fournit les résultats suivants : aucune cicatrice ni des paupières ni de la conjonctive, ni de la cornée, indiquant qu'il y ait eu plaie au moment du traumatisme. Irido-choroïde ancienne des plus nettes et caractérisée par une atrésie complète de la pupille, qui mesure environ 3 millim. de diamètre et dont le champ est totalement oblitéré par une couche épaisse d'exsudats organisés. La chambre posterieure est manifestement augmentée de volume et l'iris propulsé en avant par la distension de cette dernière, paraît bombé, notablement aminci et atrophié. La chambre antérieure est naturellement diminuée d'autant. Légère injection périkératique à la partie inférieure de la cornée. L œil a son volume normal, sa consistance est un peu inférieure à celle du côté opposé ; et, le contact au niveau du cercle ciliaire ne détermine aucune douleur ; les phosphènes sont à peu près conservés. M. M... ne ressent aucune douleur spontanée ; mais il ne distingue pas même la lumière de l'éclairage oblique au moment de l examen. Il est évident que cet organe est en voie d'atrophie et qu'il n'y a plus à intervenir chirurgicalement.

Nous avons eu l'occasion d'observer tout récemment, encore à la campagne, un cas d'irido-choroïdite, à la même période, mais avec une distension telle de la chambre postérieure que l'iris par place formait comme de véritables tumeurs kystiques, parfaitemen arrondies et au nombre de quatre. A ce niveau l'iris était extrêmement aminci, et en contact immédiat avec la face postérieure de la cornée. Cette lésion existait chez une malheureuse chatte qui avait reçu quatre ans auparavant, un coup de bâton sur l'œil.

Enfin, l'atrophie du globe oculaire que nous venons de voir tout à fait au début, par des progrès constants, lents mais incessants aboutit fatalement à la perte absolue de l'organe. ainsi que le démontre l'observation que nous allons maintenant rapporter.

**OBSERVATION XXXV.** — Irido-choroïdite consécutive à une contusion du globe de l'œil gauche par un coup de serviette, datant de trente-cinq ans. — Cataracte pierreuse. — Atrophie complète de l'organe qui est douloureux. Troubles sympathiques de l'œil droit.

Madame G..., 48 ans, demeurant, 102, boulevard Magenta, se présente, le 10 octobre 1876, à la consultation du Dr Galezowski Cette dame nous raconte qu'elle a perdu l'œil gauche à l'âge de 13 ans, à la suite d'un coup de serviette ; et que cet œil a été toujours depuis diminuant de volume, sans cependant la faire souffrir le moins du monde ; quand il y a une huitaine de jours, elle éprouva quelques douleurs de ce côté et s'aperçut d'un trouble de l'œil droit ; c'est le motif qui l'a déterminée à venir à la consultation. L'examen de l'œil gauche montre une atrophie à peu près complète de cet organe, qui est tout à fait mou et dont le volume est au moins moitié plus petit que celui de l'œil correspondant. Atrésie pupillaire avec cataracte pierreuse, d'un blanc laiteux, consécutive à l'irido-choroïdite. L'œil est sensible au toucher, au niveau de la région ciliaire ; pas d'injection perikératique appréciable. Conjonctivite légère de l'œil droit ; injection péripapillaire faible, mais très-appreciable à l'ophthalmoscope. La vision de ce côté est un peu troublée et très-fatigante. *Diagnostic* : Irido-choroïde gauche ancienne avec atrophie de l'œil ; troubles du côté opposé. *Traitement* : Faire matin et soir, autour de l orbite gauche, des frictions avec de l'onguent mercuriel belladoné. Venir pour l'extirpation du globe oculaire gauche, qui est indispensable.

La malade, comme tant d'autres auxquelles on parle d'opération, n'a plus reparu à la clinique.

*Diagnostic :* Il sera toujours très-facile, d'après l'ensemble symptomatique que nous venons d'exposer en détails, de porter le diagnostic d'irido-choroïdite, et de reconnaître exactement la période de cette affection à laquelle on a affaire ; et il nous paraîtrait complètement inutile de reprendre un à un l'étude de ces symptômes. Mais ici va se poser la première question que nous avons eu à résoudre à propos de l'iritis traumatique par contusion : une irido-choroïdite bien évidente et rapportée par le malade à un traumatisme est-elle bien réellement la conséquence d'un accident? Le malade ne cherche-t-il pas à induire le médecin en erreur, à détourner ses soupçons ? ou plutôt ne s'abuse-t-il pas lui-même ? Nous ne saurions mieux faire que de répéter ce que nous avons dit au sujet de l'iritis : toujours et de parti pris, n'arriver que par occlusion au diagnostic d'irido-choroïdite traumatique. Le chirurgien qui, dans le cours de sa carrière, ne se départira point de ce principe, évitera certainement bien des erreurs si souvent nuisibles, hélas ! à sa réputation personnelle et à la considération du corps médical tout entier.

*Pronostic et complications.* — L'irido-choroïdite, qu'elle soit consécutive à une iritis plastique traumatique, ou primitive, c'est-à-dire qu'elle ait débuté par la choroïde elle-même, est dans tous les cas une affection d'une gravité considérable. Quand elle est la conséquence, en effet, de synéchies postérieures généralisées à tout le pourtour du bord pupillaire, il arrive trop souvent malheureusement, que malgré le traitement le plus actif et le mieux institué, ces exsudations sont trop résistantes et que la communication entre les deux chambres est définitivement interrompue. Si les synéchies cèdent en grande partie, les suites en sont certainement moins fatales et l'œil n'est point compromis, mais la vision sera plus ou moins troublée en raison de l'irrégularité même de la pupille et des pigmentations indélébiles qui existent sur la cristalloïde antérieure. Lorsqu'au contraire, l'inflammation a son origine primitive dans la choroïde, et ne se transmet que par voisinage à la membrane de l'iris, le pronostic n'en présente pas moins une gravité exceptionnelle, en raison même des lésions profondes de l'œil qui peuvent l'accompagner et la compliquer. Il nous suffit de rappeler que les déchirures de la choroïde, les troubles du cristallin, le décollement de la rétine, se présentent fréquemment comme complications de la contusion du globe oculaire.

Ce qu'il faut avant tout prévenir, ce qui fait le danger le plus redoutable de l'irido-choroïdite, est l'atrésie définitive de la pupille. Le praticien doit toujours avoir l'attention éveillée sur ce point et ne jamais oublier que l'atrophie de l'œil en est la conséquence forcée, fatale, inévitable. Aussi est-ce à combattre cette terminaison que doivent tendre les efforts de la thérapeutique. Enfin, il faut toujours avoir présent à l'esprit la possibilité d'une ophthalmie sympathique, qui peut, comme nous l'avons vu par l'observation 35, survenir bien longtemps après l'accident, et entraîner la cécité absolue.

*Traitement.* — Pour rendre plus claire et plus intelligible cette importante question de l'irido-choroïdite, nous envisagerons successivement chacune des formes de cette affection, suivant qu'elle est primitive ou secondaire.

Quand à la suite d'un traumatisme du globe de l'œil, les symptômes permettent d'affirmer l'existence d'une irido-choroïdite traumatique, il ne faut point hésiter à recourir aux antiphlogistiques avec largesse.

L'application de 8, même de 10 sangsues à la tempe correspondante à l'organe blessé ; l'instillation de 4 ou 5 gouttes par jour dans l'œil du collyre suivant : sulfate neutre d'atropine, 10 centigrammes, eau distillée, 10 grammes ; le maintien en permanence sur les paupières d'une baudruche remplie de glace ou de compresses trempées dans une eau.très-fraîche et renouvelées toutes les dix minutes ; l'administration à l'intérieur de purgatifs souvent répétées rempliront les indications premières ; si les symptômes inflammatoires ne subissent pas une détente suffisante, une seconde application de sangsues sera nettement indiquée. Quand, grâce à ce traitement énergique, les accidents seront conjurés, les vésicatoires volants, promenés tout autour de l'orbite et l'iodure de potassium recommandés dans le but d'activer la résorption des exsudats, sont d'une utilité incontestable ; on devra dans ces cas prescrire au malade de prendre deux ou trois cuillerées par jour de la potion suivante : iodure de potassium, 15 gr. ; sirop de gentiane, 100 gr. ; eau, 150 gr.

Si l'on a affaire, au contraire, à une irido-choroïdite secondaire, et si au moment où le blessé se présente à l'observation du chirurgien, ce dernier reconnaît l'existence de synéchies postérieures généralisées, il faut avoir recours d'emblée au collyre suivant : sulfate neutre d'atropine, *quinze* centigr.; eau distillée, 10 gr. ; si l'intillation de 4 ou 5 gouttes par jour dans l'œil n'a · mène ancun résultat, on ne doit pas hésiter à élever la dose de sulfate neutre d'atropine de quinze à *vingt* centigrammes. Nous avons vu obtenir ainsi la rupture de synéchies très-solides, et qui paraissaient certainement devoir résister à toute espèce de traitement.

Il ne faut pas non plus oublier ce fait, démontré de la manière la plus évidente par l'observation journalière, c'est que l'atropine qui paraît dans certains cas tout à fait inactive, agit d'une façon véritablement merveilleuse après l'application de sangsues à la tempe correspondante à l'œil malade. Il se passe là sans doute un phénomène particulier d'absorption locale et d'endosmose. Mais quelleque soit l'explication. le fait n'en subsiste pas moins, et l'on doit toujours, avant de renoncer au collyre à l'atropine, avoir recours aux émissions sangunines préalables.

Si cependant, malgré tout, les synéchies postérieures résistent encore, et que la communication entre la chambre antérieure et la chambre postérieure reste interrompue, il n'y a plus qu'un seul moyen d'empêcher l'atrophie de l'œil : l'iridectomie se présente comme indication formelle et doit être pratiquée le plus tôt possible.

Dans le cas enfin où éclatent des troubles symphatiques de l'œil du côté opposé et ou l'iridectomie n'amène aucune amélioration, il ne faut pas hésiter un instant à proposer au malade l'énucléation du globe oculaire qui reste comme la dernière chance de salut.

## HYPHÉMA PAR CONTUSION.

Nous n'avons en vue dans cette étude que l'épanchement du sang dans la chambre antérieure survenant à la suite des contusions du globe de l'œil sans lésion appréciable de l'iris, c'est-à-dire sans déchirure, ni décollement de cette membrane. Certes, il est bien évident pour tout le monde qu'il ne peut y avoir hémorrhagie sans rupture d'un vaisseau, et l'on pourra nous opposer que dans tous les cas il y a déchirure de l'iris. Notre intention n'est point ici de discuter sur les mots, et c'est pour éviter précisément cet inconvénient que nous avons voulu nous expliquer. Nous ne parlerons donc actuellement que d'épanchement de sang dans la chambre antérieure consécutif à une contusion de l'iris, et sans lésion de cette membrane appréciable

à l'œil nu ou aux moyens d'investigation employés dans la pratique clinique de l'ophthalmologie.

*Fréquence et étiologie.* — L'hyphéma traumatique, suivant
M. Wecker, se présenterait très-souvent dans la pratique, et il
s'exprime même ainsi dans son traité des maladies des yeux
sur la fréquence de cette affection : « Les épanchements sanguins par contusion sont très-fréquents, nous avons tout récemment encore observé un hyphéma qui remplissait presque toute
la chambre antérieure, et dont la cause était un coup de fouet.
Le sang se résorba assez vite, mais une iritis avec production
de synéchies multiples fut la suite de cette violence. » (Tome I,
p. 451). Nous regrettons vivement de ne pas être de l'avis de ce
savant ophthalmologiste, mais l'étude des faits nous empêche de
partager son opinion ; et sans prétendre que l'hyphéma soit une
affection rare, nous ne pouvons pas admettre que ce soit une lésion se présentant souvent dans la pratique. Voici, en effet, les
chiffres qui nous sont fournis par notre statistique de l'année
1875 : nous trouvons trois observations d'hyphéma par contusion. Si nous ajoutons à ce premier fait que pendant tout le
cours de l'année 1876, nous n'avons pas pu en recueillir une
seule observation, nous verrons par cela même que sur une
moyenne d'environ 10,000 maladies des yeux, nous avons un
total de trois cas d'épanchement sanguin dans la chambre antérieure : proportion, il faut en convenir, très-peu élevée.

Ces 3 cas sont d'ailleurs ainsi répartis : 2 ont été observés
chez des hommes, l'autre chez un tout jeune enfant. Deux fois
la lésion était à gauche, une fois à droite. Quant aux causes de
ce traumatisme, nous voyons noté : une fois un coup de fouet,
comme dans l'observation rapportée plus haut; une autre fois
une contusion du globe de l'œil par la détente d'un ressort;
dans le troisième cas, l'étiologie n'est point indiquée.

*Symptomatologie.* — Pour ce qui est de l'ensemble symptomatique d'une pareille lésion, elle est bien simple et se résume
dans la constatation de ces faits : 1° présence du sang dans la
chambre antérieure; 2° absence de toute déchirure et de tout
décollement appréciable de la membrane de l'iris.

Le plus souvent l'hyphéma ne remplit pas complètement la chambre antérieure; alors, il se porte presque constamment vers les parties déclives, où il forme une couche de hauteur variable, dépassant rarement cependant le bord inférieur de la pupille. Dans ces conditions, on voit, quand l'œil est en repos, et le malade debout ou assis, une couche d'un rouge noirâtre à ligne de démarcation supérieure parfaitement horizontale et variant, comme coloration, de la gelée de groseille ou l'encre ordinaire, occuper la partie inférieure de la chambre antérieure. Cette couleur tranche d'ailleurs très-nettement sur le reste qui contient l'humeur aqueuse tout à fait transparente. L'iris paraît même un peu refoulé en arrière et comme déprimé par l'épanchement. Mais si l'on fait exécuter quelques mouvements au globe de l'œil, ou que l'on examine le blessé couché, les symptômes que nous venons de signaler sont subitement modifiés : le sang qui était à la partie inférieure se répand dans toute la chambre antérieure, laquelle devient tout à coup complètement trouble et d'une teinte vineuse plus ou moins accentuée. Si l'on abandonne de nouveau au repos l'œil malade le sang se dépose peu à peu dans les parties déclives et l'organe se présente dans l'état que nous avons décrit en premier lieu.

Il sera toujours impossible, quand l'hyphéma remplira toute l'étendue de la chambre antérieure et masquera ainsi la surface de l'iris, de se prononcer immédiatement sur l'état de cette membrane, et de dire s'il s'agit d'une déchirure, d'un décollement, ou d'une contusion simple. Mais quand l'épanchement sera limité, le diagnostic ne saurait être douteux, le chirurgien pourra émettre son avis en toute connaissance de cause.

Les symptômes subjectifs et les troubles fonctionnels sont en rapport avec les lésions que nous venons de signaler. Dans tous les cas il y a une sensation de tension, de douleur vague dans la région périorbitaire correspondant à l'œil contusionné. Mais ce sont tout particulièrement les troubles de la vision qui méritent d'attirer l'attention : quand, en effet, l'épanchement est limité à la partie déclive de la chambre antérieure, le malade debout et l'œil au repos, la vue est très-nette et la lecture des caractères les plus fins de l'échelle typographique possible.

Mais si, au contraire, l'œil fait un mouvement brusque, immédiatement tout devient trouble pour le patient, qui déclare voir tous les objets comme à travers un verre rouge, ce qui s'explique facilement par la présence du sang répandu dans la chambre antérieure au devant du champ pupillaire. Quand l'hyphéma est très-prononcé et occupe toute la chambre antérieure, la vision est habituellement tout à fait abolie et le blessé ne peut pas même distinguer les doigts de la main.

*Diagnostic.* — Il sera donc bien simple dans la plupart des cas de contusion du globe de l'œil de reconnaître la présence de l'hyphéma; mais il se présente, à propos du diagnostic différentiel une question qui peut avoir une importance capitale au point de vue médico-légal, et que nous devons par conséquent chercher à résoudre : c'est la question de savoir, si un épanchement dans la chambre antérieure, étant bien constaté, celui-ci a été réellement produit par un traumatisme ou reconnaît une autre cause étiologique? Nous devons donc dire un mot des formes d'hyphéma spontané et des conditions multiples dans lesquelles peut se rencontrer cette affection.

L'hyphéma peut, en premier lieu, compliquer une maladie du globe de l'œil; il existe quelquefois dans une forme particulière de glaucôme dit hémorrhagique, et dont nous avons eu la bonne fortune d'observer deux cas cette année à la clinique du Dr Galezowski. Nous en avons noté également une observation dans un cas d'iritis goutteuse; et le même fait se présente parfois dans les inflammations de l'iris et de la choroïde chez les diabétiques.

Les auteurs admettent aussi que des tumeurs des membranes profondes de l'œil ou de la cavité orbitaire peuvent, consécutivement à la compression des branches de la veine ophthalmique, déterminer une hémorrhagie dans la chambre antérieure. Voilà pour les causes locales.

Mais, tout en étant exceptionnel, l'hyphéma peut être le résultat d'un trouble de la circulation générale, et il existe dans la science des cas survenus à la suite d'accès de toux violente, de vomissements incoercibles, consécutivement au travail de l'enfantement et dans les maladies du cœur. Bien plus rares sont encore les cas où l'épanchement sanguin se reproduit périodiquement et paraît lié aux troubles de la menstruation ou à la suppression de ce flux physiologique, mais plusieurs auteurs en ont rapporté des exemples parfaitement authentiques.

Lawrence rapporte dans le *Beitrarge zür Ophthalmologie* (Vienne 1860) le fait d'une femme âgée de 45 ans, et qui fut, après la disparition de ses règles, prise chaque mois d'un hyphéma. Guépin fils, dans les *Annales d'oculistique* (t. XLIV, p. 227), cite des observations analogues.

On a même vu et publié des cas d'épanchement de sang dans la chambre antérieure qui surviennent au gré et suivant la position du sujet observé. Ainsi Walther a raconté tout au long dans le *System der Chirurgie* (Fribourg 1848, t. IV, page 51), le cas d'un jeune paysan qui, en penchant la tête en avant et à droite, voyait aussitôt apparaître un hyphéma du côté droit. Weber relate dans les *Archiv für Ophthalmologie* (t. VII, page 65), une observation identique recueillie chez une paysanne d une vingtaine d'années.

Il n'était donc pas inutile d'attirer l'attention sur ces cas, d'autant plus intéressants et indispensables à connaître qu'ils sont moins fréquents ; alors le praticien prévenu et instruit pourra en tirer un grand parti pour la recherche de la nature et des causes de l'hyphéma. Le chirurgien prudent, en effet, ne devra, dans un cas supposé ou allégué d'épanchement sanguin par contusion, et dans lequel il ne restera aucune trace de blessure, conclure au traumatisme que par exclusion et après avoir éliminé successivement chacune des espèces que nous venons de signaler.

*Pronostic et complications.* — L'hyphéma est en général une affection très-bénigne qui disparaît assez rapidement par résorption du sang épanché ; et s'il n'existe pas d'autres lésions, les fonctions de l'œil se trouvent assez promptement rétablies. « Il y a cependant, dit Follin, dans une note manuscrite, des exceptions à cette règle, et il dit à ce propos avoir vu à l'hôpital Saint-Antoine un homme chez lequel, depuis une vingtaine d'années, il existait un épanchement sanguin dans l'humeur aqueuse. La vision était perdue et l'on voyait à la face interne de la cornée une plaque sanguine d'un rouge assez vif. » *Traité de path. ext.*, t. IV. Fasc. 2, page 227.

Les complications qui peuvent se rencontrer avec l'hyphéma par contusion, dépendent uniquement de l'action de la même cause traumatique sur les différentes membranes du globe de l'œil. On peut donc admettre théoriquement des déchirures de la choroïde, des décollements de la rétine ; mais pour ne pas sortir du point de vue pratique auquel nous nous sommes placé, nous devons dire que les deux seules que nous ayons rencontrées sont : l'iritis avec synéchies postérieures, comme le prouve le fait (voy. p. 171) dont nous avons parlé plus haut, et l'hémorrhagie du corps vitré; cette dernière compliquant un hyphéma par coup de fouet.

*(A suivre.)*

---

# REVUE CLINIQUE

### Par le D<sup>r</sup> Galezowski.

Parmi les nombreux malades que je vois tous les jours, soit à ma clinique, soit dans les hôpitaux de Paris, j'en ai rencontré un certain nombre, dont la description me paraît présenter un intérêt plus ou moins grand, c'est pourquoi je me propose de les analyser dans le chapitre intitulé : *Revue clinique.*

### I. — PERSISTANCE DU CORDON HYALOÏDIEN.

Cette anomalie ne se rencontre que très-rarement, néanmoins je l'ai déjà observée quatre fois et sous des aspects très-différents.

Dans un cas, il s'agissait d'un cordon épais, rouge, vasculaire, composé de l'artère et d'une veine entortillée et qui s'étendait depuis la papille jusqu'à la surface postérieure du cristallin, auquel il ne paraissait pourtant pas adhérer. Les deux yeux présentaient la même lésion et la malade a été prise à l'âge de 50 ans, d'hémorrhagies du corps vitré, provenant de la rupture d'un des vaisseaux du cordon. J'ai publié ce fait dans mon traité des maladies des yeux.

Dans un autre cas, le cordon hyaloïdien n'occupait qu'un seul œil, il était mince et contenait des vaisseaux filiformes.

Mais il arrive quelquefois que les vaisseaux hyaloïdiens sont complètement oblitérés et ne constituent qu'un flocon noir, allongé et qui se trouve attaché à la papille du nerf optique. Le diagnostic dans ces cas, devient plus difficile, et on peut le confondre avec un épanchement sanguin du corps vitré.

En général, les malades atteints de cette anomalie ne se plaignent nullement d'un trouble quelconque de la vue, et ils ne viennent nous consulter que lorsqu'il leur survient d'autres affections accidentelles. Quelques-uns, pourtant, aperçoivent, de temps à autre, des nuages ou des mouches passagères.

Ces anomalies sont quelquefois accompagnées d'autres défauts de conformation, soit dans le même œil, soit dans son congénère.

L'observation que je rapporte ci-après confirme mon assertion, on y verra que, tandis qu'un œil présentait un cordon hyaloïdien atrophié, l'autre était atteint d'une amblyopie congénitale très-prononcée avec une diminution notable de l'acuité visuelle et un rétrécissement concentrique du champ visuel périphérique.

### OBSERVATION I. — *Persistance du cordon hyaloïdien,*

Mademoiselle X..., âgée de 12 ans, me fut adressée le 2 août 1876 par M. le Dr Roche (de Tourny), pour une faiblesse de la vue, dont elle est atteinte depuis sa naissance. Née le septième mois de grossesse, elle est restée chétive, et avec les yeux tournés en dedans ; elle a gardé toujours une très-faible vue, néanmoins depuis cinq ou six ans, la vue s'est améliorée un peu.

L'œil gauche est faible et il louche en dedans.

Le champ visuel de cet œil est rétréci concentriquement, et il ne s'étend que de 35 cent. en dehors, de 20 cent. en bas, de 2 cent. en dedans, tandis qu'en haut il empiète sur le point de mire. Elle ne peut rien lire de cet œil. Du droit, elle lit le n° 1. — L'œil gauche est myope de 1/3 et l'œil droit de 1/3 6.

Dans l'œil droit, il existe un flocon filiforme qui part de la papille et flotte dans le corps vitré. Il est attaché à la papille. Dans l'œil gauche on ne trouve qu'un peu de blancheur dans la partie externe de la papille sans aucune autre lésion.

La malade voit quelquefois une mouche devant l'œil droit semblable à une étoile.

## II. — DÉGÉNÉRESCENCE GRISE DE LA CORNÉE.

Il existe une forme toute particulière de kératite interstitielle, qui est caractérisée par une sorte de dégénérescence grise, très-épaisse et diffuse du tissu cornéen. Cette affection occupe généralement le milieu de la cornée, et la tache grise qui en résulte, forme une bande large de 5 à 10 millimètres et qui s'étend en longueur du bord externe au bord interne de cette membrane. Les parties supérieure et inférieure de la cornée conservent leur transparence normale.

Cette affection se développe habituellement d'une manière lente, et atteint rarement le reste de la cornée, de sorte que la vue quoique sensiblement affaiblie, ne se perd pas complètement. Il semblerait que ce processus ne s'attaque qu'à une portion de la cornée qui reste toujours à découvert, en face de la fente palpébrale ; tandis que le tiers supérieur et le tiers inférieur, qui se trouvent cachés par les paupières, conservent leur transparence.

Lorsqu'on projette une forte lumière par un éclairage latéral, on constate sur la partie malade des mailles blanchâtres, semblables au réseau lymphatique, qui sillonne toute la partie opaque de la cornée.

Le premier malade que j'avais observé, atteint de la dégénérescence grise de la cornée, était un chimiste, et j'étais très-disposé à admettre que la maladie provenait des émanations chimiques; depuis j'ai acquis la conviction qu'il n'en est rien, puisque les deux autres cas s'étaient développés dans des conditions toutes différentes. Chez une malade que je soigne actuellement, la maladie s'est déclarée il y a un mois dans les yeux atteints de choroïdite avec flocons depuis plus de vingt-cinq

ans, et après que l'iridectomie a été pratiquée par un de mes
confrères.

Dans le cas que je rapporte ici, l'iridectomie était pratiquée
contre la maladie elle-même dans les deux yeux, mais elle n'a
donné aucun résultat.

OBSERVATION II. — *Dégénérescence grise de la cornée. Iridectomie.*
*Insuccès.*

M. B..., âgé de 49 ans, vint me consulter pour la première fois le
6 décembre 1871 pour un trouble de la vue qui lui est survenu en décembre 1870. Jamais avant les yeux n'étaient malades, et sa santé
générale était toujours parfaite. A ce moment les deux yeux présentaient une opacité grisâtre, diffuse, en forme de petits points ronds
presque confluents. L'œil droit était alors à peine touché, tandis que
la tache cornéenne masquait déjà en grande partie la pupille de l'œil
gauche.

Comme la maladie n'a cessé de faire des progrès, le malade se décida à se faire pratiquer une iridectomie dans ce dernier œil en
mars 1871, par le Dr X..., ce qui n'a pas empêché la maladie de s'étendre latéralement jusqu'aux limites de la cornée. La maladie de l'œil
gauche paraissait rester stationnaire pendant trois ans. Vers la fin
du mois de mai 1875, tout d'un coup l'œil droit se troubla et le mal a
fait de tels progrès que quinze jours après le malade ne pouvait plus
lire.

Au commencement de juillet, le Dr X... pratiqua l'iridectomie sur
l'œil nouvellement atteint, mais, cette fois encore, sans plus de succès que la première fois. La vue resta stationnaire pendant quelque
temps, mais en août elle a commencé à baisser de nouveau. Le malade revint me voir le 23 avril 1876 et j'ai pu constater une diminution notable de l'acuité visuelle dans les deux yeux; il pouvait à
peine lire le n° 6 à gauche et le n° 8 à droite.

Le fait suivant est non moins intéressant, il montre que cette
même dégénérescence grise de la cornée peut se développer
dans le cours d'une irido-choroïdite syphilitique, et qui n'a pas
pu être arrêtée ni par le traitement interne iodo-mercuriel, ni
par une iridectomie pratiquée sur les deux yeux.

OBSERVATION III. — *Dégénerescence grise de la cornée. Irido-choroïdite. Antécédents syphilitiques.*

Madame X..., âgée de 52 ans, m'avait été a lressée par le D⁰ Fiau, le 2 juin 1875. Elle était atteinte d'une irido-choroïdite avec une kératite ponctuée ; les deux cristallins étaient par places opacifiés, l'iris a été excisé par en haut dans les deux yeux par le Dr X... Le corps vitré était rempli de flocons. Elle déclare qu'elle s'était mariée très-jeune et son mari lui avait communiqué la syphilis, et le trouble de la vue, qui s'était déclaré peu de temps après son mariage, est resté toujours au même degré. Elle a été soignée pour cette maladie par Sichel père. Wecker, et depuis deux ans par moi. Le champ visuel est diminué concentriquement, l'acuité visuelle est diminuée jusqu'à 1/5. Je l'ai soumis au traitement par le sirop de Gibert et les douches oculaires de vapeur. Sous l'influence de ce traitement, elle a éprouvé une amélioration très-sensible, lorsque le 11 novembre 1876, j'ai constaté chez elle, sur les deux cornées, des taches transversales de la dégénérescence grise, placées en face de deux pupilles. L'œil n'était pas rouge, et la malade ne souffrait point, mais la vue se trouble davantage. Jusqu'à présent aucun traitement n'a pu améliorer l'état de ses cornées.

Ainsi cette affection présente, comme on voit, des caractères qui lui sont propres, elle a une marche progressive que rien n'arrête, ni le traitement à l'iodure de potassium, que je lui ai administré, ni les douches de vapeur, ni l'iridectomie, cette dégénérescence dont la pathogénie reste encore inconnue, ne s'étend que latéralement.

## III. — AMBLYOPIE GLYCOSURIQUE.

Les altérations de la vue se rencontrent très-souvent dans la glycosurie, et elles peuvent se présenter sous des formes et aspects très variés.

Dans notre Atlas d'Ophthalmoscopie, nous avons résumé toutes les variétés d'altérations oculaires qui ont été observées dans cette diathèse (1).

---

(1) *Traité iconographique d'ophthalmoscopie.* Paris, 1876.

Leber (1), de son côté, a présenté dans un travail très-intéressant, une étude complète sur les amblyopies glycosuriques.

On verra dans l'un et l'autre de ces travaux, que la glycosurie prédispose au développement des troubles visuels qui ne sont pas accompagnés d'altérations dans les membranes internes des yeux. Au nombre de ces affections, il faut placer l'amblyopie glycosurique binoculaire ou monoculaire et l'hémiopie glycosurique binoculaire.

L'amblyopie glycosurique débute d'une manière brusque, de sorte que d'un jour à l'autre, l'acuité visuelle s'affaiblit d'une manière sensible. Les autres symptômes ressemblent beaucoup à ceux de l'amblyopie alcoolique, et il n'y a que l'examen des urines qui dans certains cas peut résoudre la question.

Ces amblyopies dépendent, très-probablement, d'une lésion quelconque occupant les centres optiques.

Une de mes malades, glycosurique et goutteuse en même temps, présentait des apoplexies rétiniennes dans un œil, et une amblyopie sans lésion dans l'autre, ce qui me fait supposer que les lésions du cerveau doivent être, dans ces cas, de même nature que celles de la rétine, c'est-à-dire des taches hémorrhagiques et des exsudations plastiques.

Les amblyopies glycosuriques surviennent très-souvent dans des organismes relativement forts et robustes ; un régime convenable peut non-seulement améliorer la santé générale, mais il concourt en même temps d'une manière puissante à la guérison complète de l'amblyopie. J'ai donné des soins, il y a huit ans, à un imprimeur, habitant Orléans, et qui avait perdu la vue au point qu'il ne pouvait continuer son état ; c'était une amblyopie glycosurique. Le régime antiglycosurique l'a complètement guéri et j'ai eu l'occasion depuis de m'assurer sa parfaite guérison.

Le fait suivant est une preuve nouvelle de la curabilité de ces amblyopies.

_____

(1) Leber, *Arch. f. Ophthalmologie*. Bd. XXI, abth. III, p. 341.

OBSERVATION IV. — *Amblyopie glycosurique. Guérison.*

Madame L..., âgée de 66 ans, lingère, demeurant à Paris, d'une
bonne santé et d'une forte constitution, a commencé à souffrir des
douleurs très-fortes de la région lombaire en 1872, qui l'empêchaient
même de marcher. Ses yeux sont hypermétropes de 1/6.

En 1874, elle a eu des vomissements et des diarrhées qui ont duré
pendant plus de deux mois, que rien ne pouvait arrêter.

En 1875, vers le mois de février, elle a commencé à avoir une soif
ardente, qui la forçait de boire jusqu'à 10 litres d'eau par jour, elle
a perdu peu à peu ses forces et maigri sensiblement. A la fin de
février 1876, la vue s'est perdue dans l'espace de cinq ou six jours, au
point qu'elle ne pouvait ni travailler, ni même marcher. Elle voyait
des feux qui tournaient comme des toupies, en même temps, elle a
eu des vertiges, des maux de tête au front, tremblement de tout le
corps et par moment elle devenait comme folle.

En l'examinant pour la première fois le 4 mars en présence de
MM. Kohn, Parinaud, Martini et Ali, nous avons constaté qu'elle
pouvait à peine distinguer les caractères du n° 20 ; elle confondait les
couleurs, le champ visuel n'était point diminué. A l'ophthalmoscope
on ne trouvait point de lésion. L'examen des urines a révélé la présence de 60 gr. de sucre par litre. C'était donc une amblyopie glycosurique sans lésion. Nous avons prescrit le régime antidiabétique
sévère, les pilules d'arséniate de fer, mais ce traitement resta sans
résultat jusqu'au commencement d'avril. Comme la malade se plaignait constamment des maux de tête et des reins, je lui ai fait appliquer 6 ventouses scarifiées dans la région lombaire, en lui faisant
retirer à peu près 800 gr. de sang. Huit jours après elle était mieux,
la vue était meilleure. Elle lisait le n° 12 de l'échelle.

5 mai. Une sangsue derrière chaque oreille, dégage complètement
la tête.

Le 12. Une purge avec 60 gr. d'huile de ricin.

Le 14. La vue est complètement revenue. Elle lit le n° 1 de l'échelle
avec le n° 6 convexe. la soif est peu ardente et les urines ne contiennent que très-peu de sucre.

# REVUE DE LA PRESSE ÉTRANGÈRE

## UN CAS D'ANOPHTHALMOS OU ABSENCE CONGÉNITALE ET ENTIÈRE DES DEUX YEUX.

### Par le Dr Beggs.

Cette infirmité congénitale est tellement rare qu'on n'en trouve guère plus d'une douzaine de cas cités dans les livres d'ophthalmologie. Le Dr Meighan, de Glascow, a dernièrement présenté à la Société pathologique et clinique de cette ville un enfant qui fait le sujet de l'infirmité en question. L'appareil lacrymal, les paupières et les muscles oculaires paraissent tous présents, mais il n'y a aucune trace des yeux. Les fissures palpébrales sont petites et étroites ; tout ceci, selon le Dr Meighan, est probablement dû à l'absence des globes oculaires.

## NOTE SUR L'AFFECTION OCULAIRE CONNUE SOUS LE NOM D'HYPERMÉTROPIE.

### Par le Dr Beggs.

Ce n'est que depuis la publication des travaux du professeur Donders en 1858-59, que nous avons des notions précises sur cette affection ; mais, d'après « The Medical Record » de New-York, il paraît que, au moins dix ans auparavant, feu le professeur Chester-Dewey a publié des observations sur la maladie en question. Ces observations se trouvent dans « Silliman's Journal », tome VIII, p. 443 de l'année 1849 ; mais, comme en ce temps-là l'ophthalmoscope n'était pas connu, le mécanisme des maladies oculaires n'était par conséquent pas aussi compréhensible qu'il l'est aujourd'hui. Toutefois la note suivante reproduite textuellement des observations du professeur Dewey est extrêmement intéressante, elle mérite d'être publiée à titre de curiosité scientifique, d'autant plus que la description donnée de la maladie est d'une exactitude remarquable et qui ferait honneur aux ophthalmologues de nos jours : « *Note du professeur C. Dewey sur une espèce non encore décrite de vision anormale.* » « Il y a deux espèces bien connues de visions anormales dans les yeux non malades : celle de loin et celle de près. La première se trouve chez les personnes à mesure qu'elles avancent en âge et commençant à environ 40 ans, et est remédiée par des verres plats ou mieux des verres convexes. La dernière condition des yeux a lieu chez les personnes jeunes et elle trouve son remède dans les verres concaves. Les personnes qui voient de loin ne peuvent pas distinguer les objets petits et rapprochés et sont obligées de les éloigner à une certaine distance, tandis qu'elles voient parfaitement bien sans verres les objets éloignés. Celles qui y voient de près ne peuvent pas distinguer les petits objets sans les rapprocher d'une manière incommode, et elles n'ont pas la vision distincte des objets éloignés. Il y a une sorte de vision anormale qui diffère de ces deux états, qui n'est ni longue ni courte, mais dans laquelle les objets ou rapprochés, ou grands ou éloignés ne sont pas vus distinctement. Cette imperfection de la vue a lieu chez les enfants et chez les personnes jeunes. On y remédie par des verres convexes qui conviennent aux yeux des personnes âgées de 65 à 70 ans. Dans ce cas, les yeux plus jeunes réclament les verres employés pour les personnes plus âgées, et à mesure qu'elles avancent en âge, des verres moins convexes sont nécessaires. A l'âge de 45 ans au plus, cette sorte de vision anormale diminue. Comme des personnes jeunes se servent des verres destinés aux vues longues, cet état peut être appelé « néo-macropia ». Il est évident que les verres convexes produisent une altération dans les rayons lumineux qui s'adaptent à ces yeux et leur permet de voir distinctement les objets petits ou grands à des distances variées.

Ce fait prouve qu'il n'y a pas de défaut dans le pouvoir d'accommodation des yeux. Par conséquent on doit chercher la cause .
dans la structure de l'œil. Comme cette sorte d'yeux ne paraît
ni trop, ni pas assez convexe, et comme l'image n'est pas formée assez en avant dans l'œil ou trop en arrière, l'un ou tous
les trois états suivants peuvent en être la cause : 1° trop peu
de convexité du cristallin ; ou 2° sa position trop rapprochée de
la rétine ; ou 3° sa trop peu de densité. La seconde cause est la
probable. Des verres suffisamment convexes ramèneront les
rayons lumineux au foyer, permettront à l'une ou aux trois
causes d'agir, et avec le pouvoir d'accommodation de l'œil donneront une vision distincte pour les objets rapprochés ou éloignés. Quoique cette sorte de vision anormale ne paraisse pas
avoir attiré l'attention, elle est relativement commune, et à
New-England et à New-York j'en ai observé plus de cinquante
exemples dans l'espace de cinq ou six ans. Un enfant à l'âge
de 15 ans a pu voir distinctement pour la première fois en se
servant des lunettes de son grand-père. Un jeune homme de
18 ans avait besoin de verres de 10 pouces de foyer, tandis
que les personnes de 70 ans se servent de verres de 14 à 18
pouces. Les enfants font souvent peu de progrès dans leurs
études parce qu'ils ne voient pas distinctement les objets et ne
se rendent pas compte de la cause qui est si complètement
ignorée par les parents et les instituteurs. La connaissance de
ce sujet fera des verres un grand bienfait pour l'humanité. »

D'après ec qui précède, on verra que le professeur Dewey a
apprécié la nature de l'hypermétropie avec une clarté remarquable, surtout si nous nous souvenons que le sujet n'était pas
de spécialité et que les observations furent faites avant l'invention de l'ophthalmoscope. Il a observé un grand nombre
de cas et il a localisé le défaut en question dans la *structure de
l'œil* qu'il a distinguée du pouvoir d'accommodation. De plus il a
conclu que le défaut de structure consistait en une distance
trop courte entre le cristallin et la rétine, — ceci paraît être la
véritable explication. Quoique le professeur ne paraisse pas
avoir connaissance de l'existence de l'hypermétropie latente et
de l'asthénopie accommodative, il a néanmoins apprécié l'état

maladif des yeux des enfants dans les institutions, et il a prédit l'usage plus étendu des lunettes, ce qui, maintenant, est un fait accompli. Toutefois il s'est trompé en pensant que l'hypermétropie diminuait naturellement avec l'âge. Son observation à propos des verres plats qu'il a recommandés pour la presbyopie est probablement une erreur typographique, car on ne peut pas croire qu'il ait considéré de tels verres comme possédant aucun pouvoir réfractif. Quelle que soit la valeur qu'on puisse attacher aux observations du professeur Dewey, elles sont au moins intéressantes en ce qu'elles ont été faites indépendamment et par un homme ayant d'autres occupations. Elles fournissent une des meilleures descriptions, sinon la meilleure de l'hypermétropie antérieure à celle donnée par Donders.

## SUR LE TRAITEMENT DE L'AMBLYOPIE.

### Par le Dr Boggs.

Dans le *Dublin Medical Journal* de janvier 1877, M. Swanzy publie un rapport sur quatre cas d'amblyopie qui furent soulagés par l'inhalation du nitrite d'amyle. L'amélioration fut marquée, et elle a eu lieu tout de suite après les premières doses. Le premier cas était dû à l'impression d'une forte lumière ; les autres à l'abus d'alcool et de tabac. Les signes ophthalmoscopiques furent négatifs à l'œil gauche du premier cas (à l'œil droit le corps vitré était louche et il n'y avait pas espérance d'amélioration) ; et dans les autres cas, les altérations dans le disque variaient d'une légère pâleur à une perte distincte de la couleur rosée naturelle et d'une décoloration d'un blanc sale. Le degré d'imperfection de la vision variait dans les différents cas d'un quatorzième à un quart environ de l'état normal, et la perception des couleurs fut extrêmement défectueuse. Dans la supposition que, dans les cas dus à l'abus d'alcool et de tabac, la maladie consistait en une nutrition défectueuse de la substance du nerf, M. Swanzy a administré le phosphore dans un cas avec avantage. Toutefois les résultats les plus remarquables

ont suivi l'inhalation du nitrite d'amyle aux doses de dix
gouttes administrées sur du coton. Dans deux cas, après la pré-
mière inhalation et dans les autres après la deuxième date qui
suivait rapidement la première, une amélioration marquée
dans le pouvoir visuel fut observée, et cela dans l'espace de
quelques minutes après l'inhalation. Le traitement fut continué par deux ou trois inhalations par jour pendant un mois
ou six semaines, sans aucun fâcheux effet. Dans un cas il y a
eu augmentation du pouvoir visuel à la proportion de quatre
fois plus que celui qui existait avant le traitement, et dans les
autres dans une proportion suffisante. Les résultats paraissent
avoir été permanents, et M. Swanzy suppose que l'explication
probable de l'amélioration dépend d'un reflux de sang au centre
nerveux, ce qu'il explique par la dilatation des vaisseaux capillaires produite par l'effet paralysant du nitrite d'amyle sur les
nerfs vaso-moteurs de la tête et du cou.

## DE L'INFLUENCE DU NERF SYMPATHIQUE SUR LA CIRCULATION DANS LA RÉTINE.

### Par le Dr Boggs.

Nous lisons dans « The London Medical Record » que le docteur Klein a décrit des expériences qu'il a faites avec le docteur
Svetlin sur des lapins et des chats chez lesquels le nerf sympathique du cou avait été irrité en partie par des moyens
mécaniques, et en partie par le galvanisme. On a trouvé que
les chats étaient plus aptes à l'examen ophthalmoscopique que
les lapins, quoique les résultats obtenus chez ces derniers ne
fussent pas sans valeur. Les docteurs Klein et Svetlin, de ces
expériences sur les animaux et sur l'homme, sont arrivés à
conclure que ni l'irritation du nerf sympathique par un courant
électrique, ni l'extirpation du ganglion supérieur du cou, n'a
eu aucune influence sur la quantité de sang dans les vaisseaux
de la rétine et du nerf optique.

# REVUE DE LA PRESSE FRANÇAISE.

## Par le Dr Galezowski.

Nous avons pensé qu'il serait intéressant pour nos lecteurs de donner une analyse succincte des travaux ophthalmologiques et de tout ceux qui peuvent avoir des rapports avec la pathologie oculaire. Sous le titre : de la Revue de la Presse française, nous résumerons tout ce qui nous semblera digne d'intéresser les ophthalmologistes dans le semestre écoulé.

**Cataracte diabétique,** par TEILLAIS. – La corrélation qui existe entre le diabète et la cataracte a donné lieu à des interprétations variables ; elle a été démontrée par Oppolzer, Heller, Lohmeyer et Lécorché, et l'on ne discute à présent que sur le mécanisme de la production de l'opacité cristallinienne. L'opinion la plus accréditée est celle de Lécorché, qui compare la cataracte diabétique aux cataractes produites artificiellement chez les batraciens auxquels on enlève la partie aqueuse du sang par des purgatifs salins, et conclut que les pertes considérables que subissent les glycosuriques produit un effet semblable sur le cristallin. L'observation que M. Teillais vient de publier offre à divers égards un grand intérêt, puisqu'elle a permis la constatation directe du sucre dans des cataractes diabétiques. Il s'agissait d'une malade atteinte de consomption diabétique, chez laquelle une double cataracte se développa rapidement et simultanément, M. Teillais opéra les deux cataractes à dix jours de distance ; la guérison fut rapide et la vision est restée satisfaisante des deux côtes. Ce premier résultat est utile à signaler au point de vue des indications opératoires ; mais le fait le plus intéressant est la constatation du sucre dans ces cataractes corticales demi-molles. M. Teillais a, en effet, retrouvé très-nettement les réactions que la liqueur de Fehling donne sous l'influence du sucre de glycose. Or, comme d'autre part les membranes de l'œil étaient intactes il semble que ce fait peut être invoqué à l'appui de l'opinion qui attribue la formation de la cataracte diabétique à l'action du sucre contenu dans l'humeur vitrée (*Gazette hebdomadaire*, 12 janvier 1877).

**Métallothérapie**, par le Dr CHOUPPE. — D'après les expériences établies par Burq, les applications de plaques métalliques sur la peau
peuvent ramener momentanément la sensibilité dans des points
antérieurement et complètement anesthésiés; des recherches com-
paratives paraissent établir qu'il ne s'agit dans ces circonstances que
de phénomènes électriques.

Une hystérique est **hémianesthésique**; à gauche, la sensibilité a
disparu dans tous ses modes; les sens spéciaux, l'ouïe, la vue, l'odorat sont atteints du même côté; dans sa moitié gauche, la langue ne
perçoit plus les saveurs. Un pôle d'une pile très-faible est appliqué
sur le front, l'autre au niveau du cou-de-pied. Au bout de quinze à
vingt minutes, la sensibilité commence à reparaître, autour des deux
pôles d'abord, puis suivant deux zones convergentes, du front
vers le tronc, du pied vers l'abdomen; peu à peu ces deux zones se
confondent et c'est alors seulement que la sensibilité commence à
reparaître dans le membre supérieur gauche, où elle marche de
l'épaule vers l'extrémité des doigts. En même temps, les sens obnu-
bilés recouvrent leurs fonctions.

La sensibilité reparaît donc d'abord autour des pôles (plus vite au
pôle négatif, d'après M. Onimus), pour marcher ensuite et simultanément d'un pôle vers l'autre. Avec des plaques d'or, de zinc, de
cuivre, la marche des phénomènes est rigoureusement la même.

Voilà ce que l'on observe, voilà ce que M. Burq avait obtenu;
mais dans une analyse sévère des phénomènes, un autre fait
s'est révélé qui a frappé les expérimentateurs et mérite qu'on y
insiste.

Que se passe-t-il dans le côté sain du corps pendant que le côté
anesthésié recouvre sa sensibilité? Rien, pouvait-on croire. Or il est
loin d'en être ainsi. Pendant que la sensibilité revient dans les parties anesthésiées, elle s'éteint dans les parties saines. Reprenons, pour
mieux faire comprendre ce qui se passe, l'exemple que nous avions
choisi.

Au début de l'expérience le côté droit jouit de sa sensibilité normale, les organes des sens y sont intacts; les choses restent encore
en l'état pendant les premiers instants de l'application de la pile;
mais au moment même où autour des deux pôles apparaît une zone
sensible, une zone parfaitement semblable et symétriquement placée
de l'autre côté du corps perd sa sensibilité. A mesure que la zone
sensible s'étend du côté gauche, du côté droit simultanément, et
d'une manière tout à fait parallèle, l'anesthésie fait des progrès.
Quand les phénomènes sont complets au tronc et au membre inférieur,
il existe un moment où le membre supérieur gauche reste encore
insensible : eh bien, à ce moment le membre supérieur droit jouit
encore de toute sa sensibilité et l'on assiste alors à cette disposition

étrange de la sensibilité cutanée : hémi-anesthésie droite avec membre supérieur sensible, tandis que le membre supérieur gauche, qui, lui, s'attache maintenant à des parties de peau sensibilisée, n'a pas encore d'impressionnabilité, mais cette disposition dure peu et l'insensibilité finit par envahir le membre supérieur droit, tandis que celui de gauche devient sensible.

Les mêmes phénomènes s'observent du côté des organes des sens : la vue, l'ouïe, l'odorat reviennent à gauche et se perdent à droite.

Ces phénomènes méritaient d'être étudiés dans leur genèse et dans leur évolution. Il y a là, en effet, au point de vue de l'innervation de la peau et des sens, des particularités que rien ne permettait de soupçonner, et qui pourraient peut-être modifier les données admises sur la perceptivité des sensations. A quoi peut donc être attribué l'anesthésie produite dans ces cas ? Ce sont là des questions qui ont trait à la physiologie cérébrale ; à peine sont-elles entrevues. Il faudra maintenant des recherches incessantes et surtout bien dirigées pour éclairer leur mécanisme (*Gazette hebdomadaire*, 23 mars 1877).

---

**Contribution à l'étude de quelques complications cérébro-spinales de la fièvre typhoïde**, par LEREBOULLET. — S'il est démontré que, dans la fièvre typhoïde, on peut trouver, comme complications accidentelles, des méningites cérébrales ou cérébro-spinales, il ne faudrait pas en conclure que tous les symptômes nerveux de la maladie soient sous la dépendance de ces lésions inflammatoires. Très-souvent, en effet, le délire, la céphalée, la rachialgie, les convulsions ou les contractures des extrémités, les paralysies, le rétrécissement et l'inégalité des pupilles, les vomissements, etc., peuvent s'observer, alors qu'à l'autopsie on ne constate à l'œil nu qu'une congestion plus ou moins marquée des centres nerveux, alors même que cette congestion peut paraître moins intense que dans les cas où les symptômes nerveux n'ont pas été prédominants. Il est vrai d'ajouter que dans presque toutes les observations de ce genre, on s'est borné à signaler, sans y insister, l'état des méninges, et que l'on n'a point recherché s'il n'existait pas une lésion dont un examen plus attentif eût seul permis de reconnaître l'existence. C'est ce que semble admettre M. Bouchut qui, dans un intéressant travail (*Gaz. des hôp.* 1875, p. 1135), cherche à faire dépendre de la méningite presque tous les symptômes nerveux constatés dans le cours de la fièvre typhoïde observée chez les enfants. Ne pouvant prouver qu'il en soit toujours ainsi, nous devons nous borner à reconnaître que, dans un grand nombre de circonstances, les symptômes offerts par les malades atteints de fièvre typhoïde présentent la plus grande analogie avec ceu de la méningite. Le diagnostic différentiel entre ces deux maladi est donc parfois si difficile que Forget a pu écrire (*loc cit.*, p. 387) « L'encéphalite est peut-être de toutes les maladies celle qu'il est le plus facile de confondre avec l'entérite folliculeuse. C'est au point que Pinel avait fini par classer la fièvre ataxique parmi les affections de l'encéphale. » Griesinger (*loc. cit.*, p. 375) déclare de son côté que le diagnostic des complications cérébrales de la fièvre typhoïde ne peut que très-rarement se faire avec une précision complète. Aussi voit-on non-seulement ces complications souvent méconnues, mais, plus fréquemment encore, des fièvres typhoïdes confondues avec des méningites.

Les observations de fièvre typhoïde à forme cérébrale ou cérébro-spinale, avec symptômes de méningite survenus à une période assez avancée de la maladie, sont assez fréquentes. Nous ne nous arrêterons donc pas à citer les nombreux médecins qui les ont signalées. Dans tous ces cas, après huit ou dix jours d'un état typhoïde plus ou moins prononcé, on voit la stupeur devenir plus profonde, la physionomie prendre un aspect étonné et indifférent tout à fait caractéristique l'attention se perdre, les divagations commencer; puis, vers le soir survient le délire qui souvent, persiste pendant toute la durée de la nuit. Ce délire peut être continu ou alterner avec un état de stupeur profonde avec prostration extrême et rêvasseries. Parfois les symptômes qui l'accompagnent rappellent à s'y méprendre ceux de la méningite. Les vomissements, *la congestion des conjonctives avec inégalité des pupilles*, l'irrégularité du pouls, les tremblements musculaires ou même les mouvements convulsifs, les contorsions de la face, parfois la déviation de la tête et son extension forcée sur le tronc font penser à l'existence d'une méningite subaiguë, et cependant l'autopsie vient infirmer ce diagnostic.

Mais c'est en tenant compte de la marche ultérieure de la maladie, de l'enchaînement des symptômes, des troubles persistants qu'ils peuvent laisser à leur suite, que l'on arrive surtout à pouvoir démontrer l'existence de cette complication. Lorsque, dans le cours d'une fièvre typhoïde, éclatent brusquement les symptômes que nous venons d'énumérer, lorsqu'à ces symptômes s'ajoutent rapidement des hémiplégies, de l'aphasie (Weisse, Feïth, Trousseau, Raven, etc.), de la surdité ou des lésions intra-oculaires aboutissant à l'amaurose (Bouchut, Galezowski, Meyer) ; lorsqu'enfin le malade convalescent de fièvre typhoïde reste indéfiniment atteint de troubles psychiques ou de paralysies motrices, il faut bien admettre que ces symptômes ont été déterminés, non par une simple hyperémie de l'encéphale ou de ses méninges, mais par une lésion persistante de ces organes (*Gazette hebdomadaire*, 13 avril 1877).

**Ophthalmie purulente**, par Brière. — Un préjugé singulier attribue au placenta encore chaud et saignant des accouchées, une propriété particulière de guérir les *nævi materni*. Le D^r Brière dit, que par suite de ce préjugé, une petite fille a failli perdre la vue. Il s'agit d'une jeune fille de 5 mois, qui présentait à la partie interne de la paupière gauche, sous le sourcil, une tumeur (*nævus*) de la grosseur d'une lentille. La mère ayant appliqué, d'après les conseils d'une sage-femme, sur la paupière un fragment du délivre provenant d'une femme de mauvaises mœurs, il survint d'abord sur l'œil droit, puis sur le gauche, une ophthalmie purulente grave, qui n'a cédé qu'au bout d'un mois de traitement très-énergique (*Annales médicales de Caen et du Calvados*).

**Astigmatisme irrégulier**, par Landalt. Ce défaut de réfraction consiste, comme on sait. en une différence de courbure des différentes parties du même méridien. Il peut avoir son siége dans la cornée staphylôme conique ou dans le cristallin. Dans ce dernier cas il y a polyopie.

L'exemple de cette dernière anomalie a été observé par Vulpian sur lui-même, et elle se trouve décrite dans les mémoires de la Société de Biologie, 1861, t. III, p. 335 (*Progrès méd.*).

**Plaie de la cornée avec hernie de l'iris**, par Duplay. — Leçons faites à Saint-Louis. C'est une plaie verticale de la cornée produite par un éclat de bois. Il en est résulté une hernie de l'iris. La lésion la plus simple en apparence, quand il s'agit de traumatismes subis par le globe de l'œil, peut entraîner les suites les plus fâcheuses, compromettant la vision non-seulement du côté blessé, mais encore du côté sain, par l'intermédiaire de l'ophthalmie symphatique. M. Duplay conseille d'employer l'atropine lorsque la hernie est plus près du centre, et l'ésérine, lorsque au contraire elle siége sur une partie de la membrane voisine de sa grande circonférence (*Progrès méd.*).

---

# NOUVELLES.

*Congrès périodique international des sciences médicales à Genève.*

(Séances du 9 au 15 septembre 1877).

## VI. SECTION. — *Ophthalmologie, etc.*

1. Indications de l'énucléation du globe de l'œil dans ses rapports avec l'ophthalmie sympathique. D^r Warlomont de Bruxelles. 2. Étiologie et prophylaxie de la myopie. D^r Haltenhoff de Genève. 3. Quelles sont les meilleures méthodes pour déterminer l'étendue des princi-

pales fonctions de l'organe visuel : *a)* acuité, *b)* perception des couleurs, *c)* réfraction et accommodation, *d)* champ visuel (vision indirecte), mobilité de l'œil. Dr H. FOL, de Genève.

N. B. Toutes les communications relatives au Congrès doivent êtr adressées au secrétariat général : Dr PRÉVOST, 8, rue Eynards, à Genève.

# NÉCROLOGIE.

Nous avons le regret d'annoncer la mort du professeur DOLBEAU, survenu le 10 mars dernier. Il a été enlevé subitement à l'âge de 47ans. Il laisse de *nombreux travaux* sur l'anatomie et la pathologie externe. Les maladies des yeux l'occupaient beaucoup, et ses préparations pour le prosectorat et l'agrégation, mirent en lumière la circulation artérielle et veineuse du globe oculaire. Parmi les œuvres principales qui concernent l'organe de la vue, nous pouvons citer *ses leçons de clinique chirurgicale*, recueillies et publiées par le Dr Jules Besnier en 1868, et un travail sur les *exostoses du sinus frontal.* Il fut nommé professeur en 1867, et eu toujours beaucoup de succès dans son enseignement aussi bien que dans sa pratique chirurgicale.

Une sympathique personnalité bien connue du monde médical, vient de s'éteindre. M. PARENT, imprimeur de la Faculté de médecine, est mort au commencement de ce mois dans toute la force de l'âge. Il sera vivement regretté de tous ceux qui ont été à même d'apprécier les rares qualités de son esprit et de son cœur.

# INDEX BIBLIOGRAPHIQUE.

## THÈSES SOUTENUES A LA FACULTÉ DE PARIS 1877.

No 30. — RAOULT. — *Des atrophies de la papille.*

No 44. — VINCENT. — *Des phénomènes oculo-pupillaires dans l'ataxie locomotrice progressive et la paralysie générale des aliénés.*

No 66. — BERLIOZ. — *Contribution à l'étude de l'hespès palpébral.*

No 110. — PIÉRIN. — *Contribution à l'étude de l'amblyopie congénitale sans lésions appréciables à l'ophthalmoscope.*

*Le Rédacteur en chef, Gérant :* GALEZOWSKI.

Paris. — Typ. A. PARENT, rue Monsieur-le-Prince, 31.

# RECUEIL

# D'OPHTHALMOLOGIE

## Juillet 1877.

---

## CLINIQUE DU PROFESSEUR RICHET

### A L'HOTEL-DIEU

*Leçon recueillie le 16 juin 1877.*

**Par Ed. LEBEC**
Interne.

Messieurs,

Nous avons à vous entretenir aujourd'hui d'une femme de notre service, atteinte d'une maladie assez rare, d'un diagnostic difficile, et qui soulève un problème grave d'ophthalmoscopie.

La malade dont il s'agit est une femme de 69 ans, couchée à la salle Saint-Charles, lit n° 3.

Le 4 février 1877, elle fit une chute dans sa cour, en rentrant chez elle, et tomba sur la face. Elle resta 24 heures sans connaissance; un médecin appelé au bout de quelques jours constata une plaie dans la région orbitaire droite, qu'il traita comme une lésion sans gravité particulière.

Nous devons nous arrêter un moment pour apprécier la

valeur de cette chute. D'après les renseignements pris, nou
savons qu'aucun obstacle ne se trouvait devant la malade, e
que la cour était parfaitement éclairée. Nous devons don
penser que cette chute eut pour cause un étourdissement
comme on en voit fréquemment chez les personnes âgées,
étourdissement dû à une simple congestion cérébrale passagère, ou à une autre lésion, sur laquelle nous ne nous pro-
nonçons pas pour le moment.

Un ou deux jours après cet accident, le mari de la malade
observa que son œil avait quelque chose de singulier, de
« drôle, » c'est là son expression.

La malade répondit qu'elle n'y voyait presque plus de cet
œil. A partir de ce jour, la cécité a été en augmentant, et depuis quelques jours la vue est presque complètement perdue.
Au moment de l'entrée de la malade dans nos salles, voici ce
que nous constatons :

Une cicatrice de forme étoilée à trois branches, adhérente au
squelette, déprimée assez profondément. La paupière supérieure
est un peu adhérente à la cicatrice, ce qui entrave ses mouvements. Il en résulte de plus une sorte de diminution de la fente
palpébrale, que l'on peut constater en regardant la malade en
face. On peut également reconnaître que l'œil droit a un peu
diminué de volume.

La sensibilité de la région temporo-frontale n'a pas été diminuée, ce qui nous indique que le nerf frontal n'a pas été inté-
ressé.

Les milieux de l'œil sont transparents, et néanmoins la
perception lumineuse est presque nulle, la malade peut tout au
plus distinguer le jour de la nuit. Les muscles et les autres
parties molles de l'orbite sont dans un état de parfaite intégrité.

La santé de la malade n'est pas satisfaisante. Sa mémoire,
depuis l'accident, semble avoir diminué. Sa marche est titubante, mais cela ne vient pas d'une paralysie des jambes, mais
seulement d'un affaiblissement de tout le corps.

Nous avons procédé à l'examen du fond de l'œil, et voici ce
que nous a révélé l'ophthalmoscope.

# RECUEIL

# D'OPHTHALMOLOGIE

## Juillet 1877.

---

## CLINIQUE DU PROFESSEUR RICHET

### A L'HOTEL-DIEU

*Leçon recueillie le 16 juin 1877.*

**Par Ed. LEBEC**
Interne.

Messieurs,

Nous avons à vous entretenir aujourd'hui d'une femme de notre service, atteinte d'une maladie assez rare, d'un diagnostic difficile, et qui soulève un problème grave d'ophthalmoscopie.

La malade dont il s'agit est une femme de 69 ans, couchée à la salle Saint-Charles, lit n° 3.

Le 4 février 1877, elle fit une chute dans sa cour, en rentrant chez elle, et tomba sur la face. Elle resta 24 heures sans connaissance ; un médecin appelé au bout de quelques jours constata une plaie dans la région orbitaire droite, qu'il traita comme une lésion sans gravité particulière.

Nous devons nous arrêter un moment pour apprécier la

taine après une perte de connaissance de 24 heures et son corps a présenté un affaiblissement général très-marqué.

Peut-être les centres nerveux, les tubercules quadrijumeaux antérieurs sont-ils pour quelque chose dans cette cécité !

Ce qui milite en faveur de cette opinion, c'est que la mémoire de la malade est notablement affaiblie, que sa démarche est titubante, et qu'elle présente un affaiblissement général marqué, tous symptômes que nous vous avions signalés au commencement de notre leçon.

Enfin, si l'on écarte cette hypothèse, il ne nous reste plus qu'une lésion possible, c'est d'admettre un rétrécissement du calibre du trou optique, et par suite la compression du nerf qui le traverse.

Cette diminution d'ouverture peut se concevoir de trois principales manières :

1° Directement, par une fissure de l'orbite, allant au trou optique, détachant une esquille, qui va comprimer le nerf optique ;

2° Par un épanchement de sang soit dans la gaîne, soit en dehors de la gaîne du nerf optique, comprimant et étouffant les tubes nerveux ;

3° Enfin par un cal volumineux, suite de fracture de l'orbite, et qui viendrait comprimer le nerf.

Ces trois circonstances peuvent être invoquées dans le cas qui nous occupe. Il se peut parfaitement qu'une fissure se soit faite dans l'orbite, et que le nerf soit maintenant comprimé.

On sait que la paralysie du nerf facial n'est pas chose extraordinaire à la suite des fractures du rocher.

Nous avons rapporté, autrefois, l'histoire d'un malade qui, à la suite d'une chute sur le visage, avait perdu l'odorat, parce que la lame criblée de l'ethmoïde s'étant brisée avait atteint les nerfs olfactifs en les détruisant.

Quant à déterminer ce qui revient particulièrement au sang épanché, aux fragments déplacés, ou au cal, il est difficile de le dire avec assurance.

La continuité de la perte de la vision est en faveur d'un cal, qui continue à comprimer le nerf optique.

Nous connaissons des faits analogues :

Dans un cas de fracture de l'humérus, un cal volumineux comprimant le nerf radial, Ollier découvrit le cal, et dégagea le nerf radial de la compression dont il souffrait ; les fonctions de ce nerf se rétablirent.

Si la vue s'était perdue à la suite d'un épanchement des centres nerveux, on pourrait espérer la résorption de ce sang, et le rétablissement plus ou moins complet de la malade.

Quant à la compression dans le trou optique, voici comment elle doit être comprise, quand les vaisseaux de la pupille sont intacts, comme ils le sont ici.

L'artère centrale de la rétine aborde le nerf optique seulement après que celui-ci a pénétré par le trou optique. Il est donc facile de comprendre que le nerf puisse être comprimé avant le point d'arrivée de l'artère, et que les éléments nerveux puissent s'atrophier alors que les vaisseaux paraissent encore intacts.

Voici un autre point important qui semble prouver que la lésion osseuse n'a pas porté uniquement sur le pourtour du trou optique : c'est l'immobilité absolue de la pupille de l'œil malade, tandis que celle de l'œil gauche a conservé toute sa contractibilité. D'où peut provenir cette immobilité de l'iris à droite ? Evidemment de ce que le nerf moteur oculaire externe est comprimé en même temps que le nerf optique. Or, ce nerf qui fournit la racine motrice du ganglion ophthalmique passe par la fente sphénoïdale, ce qui semble indiquer que le cal vicieux s'étend jusqu'à cette fente. Il est vrai que les muscles de l'œil ont tous conservé leur action et qu'il faudrait admettre que seule la racine motrice du ganglion ophthalmique a été atteinte. Aussi n'est-ce là qu'une question que je pose sans la résoudre.

Notre ami le D^r Galezowski s'est particulièrement occupé de ces cas, et il résulte des faits qui lui sont personnels que la papille se perd en mettant un temps relativement long à s'atrophier, malgré l'apparente intégrité du réseau vasculaire.

Or, rappelons-nous que dans notre cas la maladie remonte au 4 février, il y a déjà quatre mois !

Les vaisseaux sont encore volumineux, certains points de la papille ont conservé leurs capillaires ; mais bientôt tous dispa-

raîtront peu à peu, et l'atrophie finira probablement par êtr——◄
complète sur tous les points.

Le pronostic que nous portons est donc absolument grave,
fatal même. Ce qui vient encore augmenter la pénible position
de la malade, c'est qu'elle porte, à l'œil gauche, une cataracte,
compliquée d'un tremulus iridis, que nous ne faisons que vous
signaler.

Dans un cas d'esquilles peut-on espérer que la vue sera rétablie ? Non, car il est évident que l'on ne peut aller agir sur un
cal vicieux au fond de l'orbite.

Si l'on avait affaire à un épanchement de sang, on pourrait
espérer sa résorption, au moyen de révulsifs externes, ventouses,
vésicatoires, etc.

Tout au plus, pourrait-on conserver l'espoir de voir un cal
exubérant se résorber un jour, et cesser de comprimer le nerf
optique ?

Quoi qu'il en soit, la marche de la maladie, dans les cas analogues à celui-ci et que nous connaissons, ne nous laissent que
peu d'espoir d'enrayer une atrophie papillaire absolue dont
l'évolution semble ainsi indiquée par avance.

# DU TRAUMATISME

## DES BLESSURES ET DES CORPS ÉTRANGERS

## DU GLOBE DE L'ŒIL

(SUITE) (1).

### Par le Dr A. Yvert,
Médecin aide-major.

*Traitement.* — Le traitement de l'épanchement de sang dans la chambre antérieure sera le plus habituellement des plus simples, et consistera uniquement dans le repos de l'organe, dans l'application sur l'œil de compresses trempées dans l'eau fraîche et fréquemment renouvelées, et dans l'instillation de trois ou quatre gouttes par jour du collyre ordinaire au sulfate neutre d'atropine. Cette substance médicamenteuse remplira en pareille circonstance un double but : celui d'abord d'empêcher la production de synéchies postérieures en amenant une dilatation excessive de la pupille ; et en second lieu, il est reconnu que la résorption des épanchements sanguins de l'intérieur de l'œil est sensiblement activée par l'emploi de ce collyre. — Si l'hyphéma était très-abondant, une application de 6 ou 8 sangsues à la tempe correspondante donnerait d'excellents résultats.

Follin conseille, dans les cas où la distension de la chambre antérieure par le sang serait considérable et menacerait d'amener une réaction inflammatoire violente, de faire à travers la cornée une ponction évacuatrice. Cette pratique est évidemment excellente, mais avec cette modification importante apportée par M. Wecker, que cette ponction ne doit être pratiquée que longtemps après l'accident : « On ne doit jamais essayer, dit

---

(1) Voir le numéro d'avril 1877.

en effet ce savant ophthalmologiste, d'évacuer le sang épanché dans la chambre antérieure peu de temps après l'accident, car une nouvelle hémorrhagie surviendrait rapidement. Il est aisé de comprendre que s'il ne faut qu'une diminution dans la pression intra-oculaire, comme cela arrive après une paracentèse, pour produire un hyphéma, cet accident sera bien plus imminent encore après la rupture d'un vaisseau provenant de l'iris ou des procès ciliaires. » *Traité du mal des yeux*, t. I, page 452.

Si malgré ces moyens de traitement, des débris de coagulum persistaient dans la chambre antérieure, il faudrait insister tout particulièrement sur l'application de vésicatoires volants fréquemment renouvelés autour des parois orbitaires ; et sur 'administration de l'iodure de potassium à l'intérieur.

### DÉCOLLEMÈNT TRAUMATIQUE DE L'IRIS

L'iris que l'on a comparé à un écran placé de champ entre les chambres antérieure et postérieure de l'œil, est fixé, comme chacun sait, par son grand cercle, à l'union de la cornée et de la sclérotique ; et les adhérences qui retiennent ainsi cette membrane, sans être résistantes, exigent cependant une certaine violence pour être rompues. Aussi, le décollement de l'iris, au niveau de son grand cercle, sans être une lésion bien fréquente, se rencontre cependant de temps en temps à la suite des traumatismes et des blessures de l'œil.

*Fréquence et étiologie.* — Nous ne trouvons point dans les auteurs classiques des renseignements bien exacts sur la fréquence de cette affection. M. Galezowski, dans son Traité des maladies des yeux, dit simplement qu'à la suite de contusion du globe de l'œil, l'iris peut se détacher au niveau de son grand cercle. M. Wecker constate uniquement qu'à la suite d'une contusion violente de l'œil il peut y avoir rupture du bord adhérent de l'iris. Follin, lui, au contraire, affirme que le décollement de l'iris n'est point rare. Quant à M. Desmarres, il ne rapporte dans son remarquable traité que trois exemples de cette affection traumatique. Si nous ajoutons maintenant que dans les années 1875 et 1876, nous n'en avons relevé que quatre cas à la clinique du docteur Galezowski, un relaté dans notre statistique de 1875, et les trois autres recueillis personnellement en 1876, on sera bien forcé de convenir qu'en somme le décollement du grand cercle de l'iris se présente assez rarement dans la pratique.

Les causes de cette lésion sont d'ailleurs multiples : Desmarres raconte qu'il a observé un individu chez lequel un coup de poing sur l'œil avait détaché l'iris de sa moitié supérieure ; cette membrane était tombée comme un rideau dans la seconde chambre et il y avait du sang épanché en abondance. Dans un autre cas, deux hommes marchant l'un après l'autre dans un bois, une branche d'arbre retenue par le premier vint frapper l'œil de celui qui était derrière; il en résulta une plaie contuse de la cornée, une cataracte et un décollement de l'iris. Une troisième observation du même auteur a trait à un malheureux qui avait reçu plusieurs grains de plomb dans la figure, et dont l'un d'entre eux, placé dans la peau de la paupière supérieure, avait contusionné le globe de l'œil ; l'iris était décollé dans un cinquième de la surface au côté externe. Il en résulta la formation de deux pupilles, dont la normale était parfaitement ronde et très-mobile ; la chasse et même la lecture étaient possibles.

Sur les trois cas que nous avons observés, nous avons noté comme causes : une contusion du globe de l'œil par un morceau de fer, une autre par un fragment de lime cassée; une blessure par un éclat de porcelaine.

Si, à nos trois cas personnels, qui concernent deux ouvriers et un enfant du sexe masculin, nous ajoutons les trois de Desmarres, nous voyons que cette affection doit être infiniment plus fréquente chez l'homme que chez la femme, puisque cette dernière n'y est point représentée.

Enfin, pour ce qui est de la fréquence de cette lésion à droite ou à gauche, elle paraît la même, car sur nos trois observations et dans celle de notre statistique, deux fois le décollement siégeait à droite et deux fois à gauche, constatation d'ailleurs sans grande importance.

; *Symptomatologie.* — Avant d'entrer dans l'étude symptomatologique du décollement du grand cercle de l'iris, nous croyons
devoir mettre sous les yeux du lecteur les trois observations
que nous avons recueillies, afin qu'on puisse avec nous en tirer
les conclusions cliniques et constituer l'histoire de cette affection.

OBS. XXXVI. — Décollement traumatique de la partie supérieure et
interne de l'iris droit. — Cataracte molle. — Blessure de la cornée
avec hernie de l'iris. — Résorption de la cataracte, leucome adhérent. — Rétablissement de la vision à travers de la partie décollée de
l'iris.

M. L..., 16 ans, demeurant rue de la Chapelle, 69, se présente le
19 juillet 1876 à la consultation du docteur Galezowski. Ce jeune
homme nous raconte que le 15 du même mois, étant occupé à travailler, il a reçu sur l'œil droit un morceau de lime, gros comme le
pouce ; et que depuis il ne voit plus clair de ce côté. L'examen local
nous montre les lésions suivantes : plaie de la cornée d'environ
4 millimètres, à peu près verticale, et située un peu en dehors du
centre de cette membrane. Décollement du grand cercle de l'iris
sur le quart environ de son étendue, à la partie supérieure et interne ;
hernie d'une portion de l'iris décollé dans la plaie cornéenne. Epan-
chement de sang occupant la partie inférieure de la chambre antérieure. Douleurs peu prononcées, mais appréciables surtout la nuit.
Le blessé ne voit pas de cet œil. Diagnostic : blessure de la cornée
avec décollement et hernie de l'iris. — Traitement : compression du
globe de l'œil, glace en permanence par-dessus le pansement compresseur ; instillation de 4 gouttes par jour dans l'œil du collyre ordinaire à l'atropine.

12 août 1876. Leucome adhérent de la cornée avec saillie légère
de la partie herniée de l'iris. La partie décollée de cette membrane
forme une large pupille artificielle, à peu près elliptique et mesurant
environ 5 ou 6 millimètres de long sur 3 ou 4 de large. L'éclairage
oblique permet de reconnaître au travers une cataracte molle d'un
blanc laiteux, mais pas assez prononcée cependant pour que le
malade ne distingue les doigts et les gros objets. — Continuer les
instillations d'atropine.

17 octobre 1876. La cataracte traumatique est en grande partie
résorbée, et il ne reste plus au niveau de la pupille artificielle que
quelques débris blanchâtres des couches corticales et de la capsule
du cristallin, au travers desquels on éclaire assez bien le fond de
l'œil. Le blessé compte d'ailleurs parfaitement les doigts. Atropine
tous les deux jours.

6 décembre 1876. Plus la moindre trace de cataracte ; par l'ouverture de la pupille artificielle, résultant du décollement, on voit très-directement le fond de l'œil à l'ophthalmoscope. L... voit très-nettement les objets et n'éprouve aucune gêne dans son travail. La pupille normale est réduite à un point, mais perméable. Pas de diplopie.

**Obs. XXXVII.** — Large blessure de la cornée avec décollement du tiers supérieur et hernie de l'iris. — Hyphéma remplissant la chambre antérieure. — Excision de la partie de l'iris herniée.

M. A..., 40 ans, demeurant boulevard de Grenelle, 19, se présente le 29 septembre 1876 à la consultation du docteur Galezowski. Cet ouvrier nous rapporte que le matin même, vers 10 heures, il a reçu sur l'œil gauche un morceau de fer, gros comme une noix, et qu'il a perdu totalement la vue de ce côté. Nous procédons à l'examen local qui nous montre les détails suivants : plaie transversale de la cornée, occupant à peu près toute la largeur de cette membrane et correspondant sensiblement à son grand diamètre horizontal. Toute la partie supérieure de l'iris est décollée dans l'étendue du tiers environ de son grand cercle, et fait hernie dans la plaie cornéenne ; hyphéma très-abondant remplissant la chambre antérieure. Peu de douleurs ; mais le blessé ne distingue même pas la lumière. Diagnostic : blessure de la cornée avec décollement et hernie de la partie supérieure de l'iris. — Traitement : compression, eau fraîche en permanence, collyre ordinaire à l'atropine.

30 septembre. La plus grande partie de l'iris décollé flotte à travers la plaie de la cornée. — Même traitement que la veille.

3 octobre. Excision de la partie herniée de l'iris, compression, eau fraiche, atropine *ut supra*.

5 octobre. Par la pupille artificielle résultant du décollement de l'iris, le blessé distingue le jour de la nuit; il peut même, à la lumière, compter les doigts. Continuer l'atropine.

Depuis nous n'avons point revu ce malade, qui n'est plus revenu à la clinique.

**Obs. XXXVIII.** — Blessure de la cornée, de l'iris et du cristallin droits par un éclat de porcelaine. — Décollement de l'iris à la partie supérieure et externe. — Atrésie papillaire, avec leucome adhérent. — Perte de la vue de ce côté.

X..., jeune enfant âgé de 7 ans, demeurant à la Chapelle, se présente le 23 mai à la consultation du docteur Galezowski, pour une blessure produite la veille avec un morceau de porcelaine et ayant atteint la cornée, l'iris et le cristallin. L'iris a été décollé à sa partie supérieure et externe et fait hernie par la plaie cornéenne. Le traitement institué à été la compression, l'eau fraîche et le collyre à l'atropine. Depuis un an cet enfant vient de temps en temps à la consultation et nous pouvons l'examiner avec soin le 13 août 1876 ; nous trouvons alors l'œil blessé dans l'état suivant : leucome adhérent de la cornée avec cicatrice rayonnée en forme d'étoile ; atrésie complète de la pupille, à la partie supérieure et externe existe une pupille artificielle produite par le décollement du cinquième environ du grand cercle de l'iris, et ayant les dimensions d'un arc de cercle de trois millimètres de hauteur. Au travers, l'examen ophthalmoscopique, fait à l'image droite, permet de reconnaître une opacité centrale du cristallin, mais à la périphérie on distingue très-nettement la coloration rouge du fond de l'œil. Le blessé déclare ne pas même voir le jour; ce qui nous paraît exagéré, et avec d'autant plus de raison que la mère de l'enfant vient demander un certificat pour poursuivre l'auteur de l'accident.

Les symptômes principaux que nous avons constamment rencontrés dans les observations précédentes et qui forment la base du diagnostic sont au nombre de quatre et nous paraissent devoir être ainsi rangés par ordre d'importance : formation d'une pupille artificielle au niveau du grand cercle de l'iris; possibilité d'éclairer au travers de celle-ci le fond de l'œil avec l'ophthalmoscope ; épanchement de sang dans la chambre antérieure ; enfin, hernie de la partie de l'iris décollé dans les cas de blessures de la cornée.

La pupille artificielle, déterminée par le décollement de l'iris au niveau de l'insertion de son grand cercle à l'union de la cornée et de la sclérotique, est, on peut dire, le symptôme pathognomonique de cette lésion traumatique ; et c'est à la bien constater que doit s'appliquer le chirurgien, quand il sera amené à en soupçonner l'existence. Il est bien évident que quand le décollement sera considérable et occupera une grande partie du cercle de l'iris, il faudrait beaucoup d'inattention ou d'ignorance pour ne pas le reconnaître, à moins que la chambre antérieure ne soit complètement remplie par un épanchement de sang, car, dans les cas que nous avons pour but d'examiner actuellement, on voit très-distinctement l'iris décollé flotter dans l'humeur aqueuse ou faire hernie quand la cornée est intéressée; et aux lieu et place de cette partie l'attention est forcément attirée par une ouverture de coloration noire se détachant très-nettement du reste de la surface antérieure de l'iris. Mais, quand l'irido-dialyse traumatique présentera une étendue moyenne et surtout très-minime, il ne faudra pas compter sur l'examen direct, et l'emploi de l'ophthalmoscope devient indispensable.

Dans toutes les observations de décollement du grand cercle de l'iris, en effet, et alors seulement, il est possible d'éclairer le fond de l'œil; on peut même, dans certains cas, distinguer très-nettement les procès ciliaires correspondant à la partie décollée. Nous verrons, d'ailleurs, tout à l'heure, à propos du diagnostic, tout le parti qu'on peut tirer de cet important symptôme.

Quant à l'épanchement du sang dans la chambre antérieure, il peut varier comme abondance; mais en raison même de sa fréquence dans les cas d'irido-dialyse traumatique, il nous a paru mériter une place à part dans l'étude de cette affection.

Pour ce qui est enfin de la hernie de la partie d'iris décollée dans les observations où il y a en même temps blessure de la cornée, elle est la règle, et il était bon d'en tenir compte.

Les symptômes subjectifs accusés par le blessé se résument aussi à bien peu de chose : dans certains cas où la pupille normale n'était pas trop déformée et la pupille artificielle assez large, M. Galezowski dit que les images étaient vues doubles par l'œil contusionné, et qu'il y avait ainsi diplopie monoculaire.

Mais ce fait est exceptionnel, et il n'est point signalé d'ailleurs dans l'observation plus haut citée de Desmarres, dans laquelle la contusion de l'œil par un grain de plomb détermina la formation de deux pupilles, dont la normale était parfaitement ronde et très-mobile. Il n'y est nullement question de diplopie, puisque la chasse et même la lecture étaient possibles. Dans notre observation 36, dans laquelle il y avait également deux pupilles, et dont la normale, il est vrai, était réduite à un point, nous n'avons pas non plus noté ce phénomène.

Mais le symptôme très-fréquent et qu'on retrouve dans presque tous les cas, est l'éblouissement notable accusé par le

blessés quand ils regardent une lumière vive ; fait qui s'explique
bien simplement par la largeur même de la pupille artificielle
et qui est identique à la sensasion éprouvée par un œil naturel
quand le champ papillaire est momentanément augmenté par
une cause quelconque.

*Diagnostic.* — Il sera toujours facile, à l'aide des symptômes
sur lesquels nous venons de nous arrêter, de reconnaître un
décollement du grand cercle de l'iris et de porter un diagnostic
certain. D'Ammon, cependant, dans son traité des maladies des
yeux, a attiré l'attention sur un état très-rare et particulier de
l'iris, simulant tout à fait un décollement traumatique et constitué par le renversement partiel du bord pupillaire dans la
chambre postérieure. Ce phénomène, d'ailleurs exceptionnel,
ne s'observe guère que dans les luxations incomplètes du cristallin dans la chambre antérieure, et quand une partie seulement de ce dernier a déprimé le bord pupillaire correspondant.
M. Wecker a publié une observation dans laquelle il a pu étudier
le mécanisme de ce renversement ; et nous-même nous nous
rappelons parfaitement avoir examiné un malade chez lequel
une subluxation de la partie externe du cristallin droit, ayant
refoulé dans la chambre postérieure le bord pupillaire correspondant, nous montrait de la façon la plus nette le premier
degré de l'affection décrite par d'Ammon. Dans les cas analogues, le diagnostic différentiel est bien simple, et il consiste
uniquement dans le fait suivant : dans l'irido-dialyse traumatique, l'ophthalmoscope permet d'éclairer le fond de l'œil et
même d'apercevoir les procès ciliaires correspondants au décollement ; quand, au contraire, il y a renversement du bord pupillaire, il est absolument impossible d'éclairer le fond de l'œil.

*Pronostic et complications.* — Le décollement traumatique
de l'iris constitue en général une affection peu grave par elle-
même, quand elle est exempte de complication. Il est bien évident que, dans tous les cas, la formation d'une pupille artificielle constituera une lésion gênante, au point de vue de l'esthétique, attendu que, comme l'a constaté Mackenzie, jamais l'iris
décollé n'a pu reprendre sa position normale. Mais, sous le rapport du fonctionnement de l'organe et du rétablissement de la

vision, il est parfaitement prouvé par l'observation de Desmarres, dont le blessé a pu lire et chasser, et par la nôtre dont le
sujet a repris ses travaux, qu'à moins de lésions profondes
concomitantes, l'œil n'est habituellement pas gravement compromis. L'éblouissement est dans la plupart des observations
le phénomène dont se plaignent le plus les blessés.

Quant aux complications qui peuvent être le fait de cataracte
traumatique, de blessures de la cornée, de déchirure de la choroïde, etc., elles entraînent tout naturellement à leur suite la
gravité du pronostic que comportent ces lésions.

*Traitement.* — Le traitement du décollement traumatique
de l'iris variera suivant qu'il existe en même temps une blessure de la cornée ; ou que l'irido-dialyse est la conséquence
d'une contusion simple du globe de l'œil.

Dans le premier cas, qui se rencontre le plus habituellement
en clinique, la partie décollée de l'iris fait hernie par la plaie
cornéenne, et toutes les indications thérapeutiques consistent
dans la compression de l'organe blessé, dans l'application par-
dessus le pansement compresseur de glace ou d'eau fraîche en
permanence, et dans l'instillation trois ou quatre fois par jour
du collyre ordinaire au sulfate neutre d'atropine. Si l'état local
fait craindre une réaction inflammatoire trop intense, il serait
indiqué d'avoir recours simultanément aux émissions sanguines locales, et d'appliquer six ou huit sangsues à la tempe
correspondante.

Quand il n'y a point blessure de la cornée, et que, suivant
l'expression de Desmarres, la partie décollée de l'iris tombe
comme un rideau dans la chambre antérieure ou postérieure,
le traitement est bien simple : des compresses trempées dans
l'eau fraîche et maintenues sur l'œil pendant vingt-quatre ou
quarante-huit heures, et le collyre ordinaire à l'atropine, rempliront toutes les indications, en favorisant la résorption de
l'hyphéma et en empêchant l'iritis traumatique qui pourrait
survenir.

Une fois que tous les accidents inflammatoires auront disparu
et qu'il ne restera plus comme lésion persistante que la pupille
artificielle créée par le décollement de l'iris, le chirurgien peut

encore être consulté et avoir à intervenir pour les troubles qu'entraîne la présence de cette seconde pupille. Dans le cas où le blessé se plaindrait de diplopie monoculaire, empêchant le travail ou la lecture, il serait nettement indiqué de lui faire porter des lunettes avec un verre n'ayant, du côté blessé, qu'une petite ouverture circulaire correspondant exactement à la pupille normale. S'il se plaignait de l'éblouissement produit par le passage d'un trop large faisceau lumineux au travers de la pupille artificielle, des conserves teinte fumée, et de préférence des lunettes identiques à celles dont nous venons de parler, rempliront complètement l'indication.

## DÉCHIRURE DE L'IRIS

Les déchirures de l'iris par contusion du globe de l'œil constituent une des lésions traumatiques les plus rares de cette membrane et à l'histoire de laquelle les auteurs classiques même les plus modernes consacrent à peine quelques lignes dans leurs traités des maladies des yeux. Nous n'avons trouvé qu'un seul travail sur cette question, et dans lequel encore l'auteur a eu beaucoup de peine à résumer quelques observations : c'est le mémoire de White Cooper, intitulé : « *De la déchirure du cercle interne de l'iris,* » et publié dans le tome XXXIV des Annales d'oculistique, à la page 246.

*Fréquence et étiologie.* — Cette pénurie des documents relatifs à la lésion qui nous occupe, s'explique très-facilement d'ailleurs par la rareté excessive de cette espèce de traumatisme. M. Wecker, dans son immense pratique, paraît n'en avoir observé qu'un seul cas ; il dit, en effet, dans les quelques mots où il parle de cette affection : « Nous-même avons observé un malade, qui, à la suite d'un coup violent sur l'œil, avait une déchirure du sphincter de l'iris sans dilatation consécutive. » *Traité des maladies des yeux,* t. I, page 426.

Nous n'avons pas été beaucoup plus heureux dans nos recherches, car sur un total d'environ dix à douze mille malades qui se sont présentés pendant les années 1875 et 1876 à la clinique du docteur Galezowski, nous n'avons pu en trouver que deux observations : la première que nous trouvons consignée dans le registre statistique de ce savant ophthalmologiste et concernant un blessé qui est venu à la consultation le 15 septembre 1875 ; et l'autre que nous avons recueillie personnellement cette année.

Dans tous les cas la déchirure de l'iris a été produite par un coup violent porté sur cet organe, soit avec un bâton, soit avec une branche d'arbre. Des morceaux de pierre, des débris de verre, des fragments métalliques lancés avec une certaine vitesse sont notés comme les causes ordinaires de cette affection. Une explosion de poudre de mine, et une blessure par une charge de petit plomb, telles ont été, dans nos deux observations, les causes étiologiques.

Il n'y a pas donc lieu de s'étonner que cette lésion se rencontre à peu près constamment chez des hommes.

*Symptomatologie.* — Les symptômes qui ont été notés en pareille circonstance, et sur lesquels White Cooper a tout particulièrement insisté sont la dilatation excessive et permanente de la pupille, l'épanchement de sang dans la chambre antérieure, et le développement d'une iritis traumatique ordinairement très-grave et très-violente. Après avoir rapporté notre observation personnelle nous passerons en revue chacun de ces différents symptômes.

Obs. XXXIX. — Blessure de l'œil droit par un coup de feu chargé à plomb. — Déchirure double du petit cercle de l'iris. — Cataracte traumatique. — Irido-choroïdite avec atrophie de l'œil au début. — Iridectomie.

M. P..., 44 ans, demeurant impasse Laugier, no 12, se présente le 19 août 1876 à la consultation du docteur Galezowski. Ce malade nous raconte qu'il y a 40 jours il a reçu dans la figure un coup de fusil chargé à petit plomb et que l'œil droit a été atteint ; il vient demander s'il n'y aurait rien à faire pour lui rendre la vue de ce côté. L'examen local nous montre les lésions suivantes : cicatrices multiples existant sur la peau de la paupière supérieure et au niveau de la commissure externe, paraissant résulter des plaies produites par

le passage de grains de plomb, dont un du numéro 8 ou 10 est encore
à la partie externe et supérieure du globe de l'œil entre la conjonctive et la sclérotique, complètement mobile. La cornée est parfaitement transparente ; mais au niveau de la partie externe du grand
diamètre horizontal de cette membrane, et à l'union de celle-ci avec
la sclérotique, existe une cicatrice vascularisée, simulant assez bien
un ptérygion, produite certainement par un grain de plomb ayant pénétré dans l'œil. L'iris a été déchiré en deux endroits qui correspon-
dent assez exactement aux deux extrémités de son diamètre vertical;
les deux moitiés supérieure et inférieure de cette membrane se sont
rétractées, et par suite la pupille a pris une forme que nous ne saurions mieux comparer qu'à un ovale assez régulier, limité de chaque
côté par deux croissants constitués eux-mêmes par les deux moitiés
d'iris. Des synéchies postérieures existent tout au pourtour de cette
pupille artificielle d'un nouveau genre et interrompent toute communication entre les chambres antérieure et postérieure, qui n'existent
plus de fait que latéralement. Le cristallin qu'on voit presque en
entier par l'ouverture pupillaire est opacifié et d'un blanc laiteux.
L'œil paraît un peu diminué de volume et est d'une densité moindre
que celui du côté opposé. Le blessé ne souffre pas et distingue assez
bien la lumière au moment de l'éclairage oblique. Diagnostic : blessure de l'œil par des grains de plomb, déchirure de l'iris avec cataracte traumatique et irido-choroïdite. Traitement : appliquer 6 sangsues à la tempe droite; instiller 4 gouttes par jour dans l'œil du
collyre suivant : sulfate neutre d'atropine 10 centig., eau distillée
10 gr.

21 septembre 1876. Le collyre n'ayant point amené la rupture des
synéchies postérieures et l'atrophie de l'œil étant imminente, l'iridectomie est pratiquée à la partie supérieure et interne pour rétablir
la communication entre les deux chambres.

Depuis nous n'avons pas revu ce malade.

La dilatation excessive et permanente de la pupille, qui dans
tous les cas analogues frappe au premier abord l'attention de
l'observateur, n'a rien que de très-naturel, pour quiconque
connaît bien l'anatomie et la physiologie de l'iris. Chacun sait,
en effet, que d'après l'opinion la plus généralement admise, les
changements dans les dimensions du champ pupillaire sont
soumis à l'influence de deux forces agissant précisément en
sens inverse : l'une, la dilatation, est produite par les fibres
radiées et ressort du grand sympathique; l'autre, la contraction, dépend uniquement du sphincter interne qui reçoit son

innervation d'un filet de la troisième paire. Or, qu'arrivera-t-il dans les cas de rupture, de déchirure de ce cercle interne de l'iris? Ce qu'on voit arriver forcément dans toute circonstance analogue : les fibres radiées, n'ayant plus à lutter contre la tonicité de leur antagoniste, et agissant seules, entraînent inévitablement vers la périphérie les débris de la membrane irienne ; et suivant que la déchirure aura été simple ou multiple, le bord pupillaire paraîtra lui-même plus ou moius irrégulier et déchiqueté. On peut donc regarder cette dilatation comme la règle ; et le fait de M. Mecker dans lequel il y a eu déchirure du sphincter de l'iris, sans dilatation excessive de la pupille, nous paraît tout à fait exceptionnel.

Les conséquences de la dilatation pupillaire, quand il n'y aura pas toutefois, comme dans les deux cas que nous avons recueillis, complication de cataracte traumatique, seront le plus habituellement un trouble de la vision ayant beaucoup d'analogie avec celui déterminé artificiellement par l'instillation d'atropine dans l'œil, et un éblouissement notable, bien plus accentué encore que celui dont nous avons parlé à propos du décollement de l'iris.

L'épanchement de sang dans la chambre antérieure est un symptôme également très-fréquent et presque obligé de la rupture du bord pupillaire ; il est dans la plupart des cas assez abondant. Il n'offre d'ailleurs aucune particularité spéciale et nous n'avons rien à ajouter actuellement à ce que nous avons dit à l'article Hyphéma par contusion simple.

Quant à l'iritis traumatique qui survient à la suite de déchirure de l'iris, elle est ordinairement très-violente et très-grave en raison même de la force du traumatisme nécessaire à la détermination de la lésion principale, et il faudra toujours redouter l'apparition de la suppuration.

*Diagnostic.* Le diagnostic de la déchirure du cercle interne de l'iris ne saurait, après cette étude symptomatologique, être douteux un seul instant ; on pourra bien hésiter quelquefois immédiatement après l'accident, entre une rupture ou une contusion simple de l'iris, lorsque l'épanchement de sang remplira la plus grande partie de la chambre antérieure, mais après la résorption, la dilatation persistante et considérable de la pupille, et l'irrégularité du bord pupillaire, lèveront tous les doutes.

*Pronostic et complications.* — Le pronostic, dans le cas de déchirure de l'iris, devra toujours être très-réservé, non pas tant à cause de cette lésion en elle-même dont le plus grand inconvénient consiste dans un trouble de la vision et un éblouissement assez prononcés, qu'en raison des complications qui du côté des membranes profondes peuvent être la conséquence du même traumatisme. Le chirurgien ne doit pas ignorer, en effet, que, le plus souvent, les déchirures de l'iris sont compliquées de cataracte traumatique (deux fois dans nos deux observations), de luxation du cristallin, de rupture de la choroïde ou de décollement de la rétine. Aussi ne saurions-nous recommander trop de prudence au praticien qui est interrogé sur les suites possibles ou probables d'un pareil accident.

*Traitement.* — Pour ce qui est du traitement, il devra surtout avoir pour but de combattre ou de prévenir les symptômes inflammatoires et de maintenir la dilation pupillaire : l'iritis traumatique suppurée et le phlegmon du globe oculaire sont, en effet, toujours à redouter en pareille circonstance. Aussi, les émissions sanguines locales abondantes, l'application en permanence sur l'œil de glace ou d'eau très-fraîche, et l'instillation de 4 ou 5 gouttes par jour de collyre ordinaire à l'atropine, rempliront-elles les premières indications. L'emploi des purgatifs légers, répétés deux ou trois fois par semaine, et quelques vésicatoires volants promenés autour de l'orbite, concourront au même but. Mais, quand tous les accidents auront été conjurés, la tâche du chirurgien ne sera point encore terminée, car il pourra être plusieurs mois, plusieurs années même après le traumatisme, consulté pour l'éblouissement et les troubles de la vision résultant de la dilatation excessive et permanente de la pupille. White Cooper, dans l'article auquel nous avons déjà fait plusieurs fois allusion, a entrepris la solution de cette question et l'a résolue en grande partie : cet auteur conseille de porter un encadrement de lunettes, auquel on fixe une plaque opaque d'acier mince ou d'écaille et pourvue à son centre, au point qui correspond à la pupille, d'une ouverture circulaire ou d'une fente transversale. Cette idée est excellente en théorie, et l'application modifiée au point de vue de l'esthétique, par le talent et l'adresse qui caractérisent certains opticiens bien connus de la capitale, donnera certainement en pareil cas les plus beaux résultats.

## TREMBLEMENT TRAUMATIQUE DE L'IRIS

Dans la plupart des observations de tremblement de l'iris survenu à la suite d'un traumatisme du globe de l'œil, cette lésion n'est que tout à fait secondaire, et constitue un des symptômes les plus caractéristiques de la luxation du cristallin ; nous en parlerons plus longuement au sujet de cette importante question.

Mais M. Galezowski dit avoir observé des faits dans lesquels, à la suite de coups et de contusions, le tremblement de l'iris constituait non plus un symptôme secondaire, mais une affection particulière et primitive ; et il admet que dans ces cas, infiniment rares d'ailleurs, il y a une rupture probable de la zone de Zinn, et communication directe entre la chambre postérieure et le corps vitré. Nous ne pouvions passer sous silence ces faits, d'autant plus utiles à connaître qu'ils se présentent moins souvent dans la pratique.

## PIQÛRES DE L'IRIS

Les blessures de l'iris par des instruments piquants, qui restent limitées à cette membrane et ne déterminent point en même temps des troubles du côté de l'appareil cristallinien, sont d'une rareté excessive ; et leurs symptômes par conséquent très-simples et peu nombreux. Aussi, ne faudra-t-il pas s'étonner, si nous ne nous arrêtons pas longuement sur cette espèce de lésion, que nous retrouverons d'ailleurs à propos du traumatisme du cristallin.

*Fréquence et étiologie.* — Ce qui prouve bien la rareté des piqûres simples de l'iris est le petit nombre des observations que nous avons pu recueillir : ainsi, dans notre statistique de 1875 il n'est fait mention que de deux cas ; et dans toute cette année 1876 nous n'en avons vu qu'un seul. Les auteurs, au reste, sont aussi pauvres que nous en pareille matière ; et M. Wecker se contente de dire que les piqûres de l'iris ne sont d'aucune importance quand elles n'intéressent pas le cristallin.

Les causes les plus ordinaires de ce genre de blessures sont les aiguilles, les ciseaux, les canifs, les plumes métalliques, les poinçons ; Desmarres cite même un fait, dans lequel la lésion a été produite par un piquant de châtaigne. Sur les trois observations que nous avons pu recueillir personnellement, il y eut deux fois piqûre avec des aiguilles et une fois avec un poinçon. La première a trait à un ouvrier, la seconde à une femme et la troisième à un jeune enfant, ce qui tendrait à faire admettre une fréquence à peu près égale dans l'un et l'autre sexe.

*Symptomatologie.* — Les symptômes des blessures de l'iris par un instrument piquant varieront beaucoup suivant l'époque à laquelle le patient se montrera au chirurgien et suivant la nature du corps vulnérant. Si l'on est appelé à examiner le blessé immédiatement ou peu après l'accident, et que d'ailleurs la piqûre se résume en un point mathématique, comme le fait a lieu avec les aiguilles, il sera souvent difficile de se prononcer : le seul phénomène appréciable consistera, suivant Desmarres, dans un resserrement de la pupille. Il sera presque toujours impossible, même à l'aide de l'éclairage oblique, de reconnaître le point de la surface de l'iris qui aura été traversé, pas plus que l'endroit où a eu lieu la perforation de la cornée.

Quand l'instrument piquant, au contraire, sera plus volumineux, un canif, une pointe de ciseaux, une plume à écrire, par exemple, les symptômes seront beaucoup plus manifestes et le diagnostic bien simple. Il sera très-facile alors de constater : que la membrane transparente a été perforée, et l'on verra au point correspondant de la surface antérieure de l'iris, une blessure plus ou moins large pouvant même parfois simuler une seconde pupille. Le plus habituellement aussi, dans ces cas, on reconnaîtra la présence d'un épanchement de sang dans la chambre antérieure, et tous les caractères de l'iritis traumatique au début.

Dans le fait particulier de blessure par une plume à écrire, le tatouage spécial de la cornée, sur lequel nous avons insisté à propos de piqûres de cette membrane, pourrait être de quelque utilité.

Lorsque le chirurgien ne sera consulté que plusieurs jours, plusieurs semaines et même plusieurs mois après la piqûre de l'iris, il ne pourra souvent que constater les lésions produites par l'iritis traumatique, telles que synéchies postérieures, irrégularité de la pupille, parfois même irido-choroïdite, mais sans qu'il soit en droit d'affirmer pour cela qu'il s'agit d'une piqûre. Par contre, il existe des cas analogues à celui dont parle Desmarres dans son Traité des maladies des yeux (1818), dans lesquels la blessure, laissant une cicatrice infundibuliforme, il en résulte un entraînement de la pupille dans le sens de la cicatrice et une sorte de froncement de la face antérieure de l'iris ; avec de pareils symptômes il est évident qu'on a affaire à une piqûre ancienne de cette membrane. Nous avons nous-même observé un exemple dans lequel la partie de l'iris blessée, ayant contracté des adhérences avec la plaie cornéenne, il en résulta une synéchie occupant toute la longueur de la chambre antérieure.

Obs. XL. — Blessure ancienne de la cornée et de l'iris avec une aiguille. — Synéchie filiforme traversant toute l'étendue de la chambre antérieure. — Irido-choroïdite avec atrophie de l'œil.

Mlle M..., 3 ans, demeurant faubourg Saint-Denis, n° 142, se présente le 10 août 1876 à la consultation du docteur Galezowski. La mère de cette enfant nous raconte qu'il y a deux mois environ, sa fille a reçu un coup avec une aiguille à coudre dans l'œil gauche à ce moment elle était à la campagne, et le médecin de la localité lui prescrivit des instillations d'un collyre dont elle ne se rappelle point la composition. Toujours est-il que la vision a complètement disparu de ce côté, et elle vient aujourd'hui à la consultation demander s'il n'y aurait pas quelque chose à faire pour recouvrer la vue. L'examen local donne le résultat suivant : œil en grande partie atrophié, plus mou et beaucoup plus petit que celui du côté opposé ; taie à peu près circulaire de la cornée, de 2 millimètres de diamètre environ, située un peu en dessous et en dedans du centre de cette membrane. De la partie postérieure de cette cicatrice part une synéchie, ayant exactement la forme d'un fil, dirigée dans le sens antéro-postérieur, et traversant toute l'étendue de la chambre antérieure pour aboutir à la pupille qui est réduite à un point et complètement oblitérée. Pas d'injection péri-kératique, pas de douleurs ni spontanées, ni provoquées par la pression. *Diagnostic* : atrophie de l'œil par irido-choroïdite, survenue consécutivement à une piqûre de la cornée de l'iris et probablement aussi du cristallin. Comme traitement il n'y a pas actuellement à intervenir, l'iridectomie n'ayant plus lieu d'être pratiquée à cause du degré trop avancée de l'atrophie.

*Diagnostic.* — Il ne saurait évidemment pas y avoir de doute sur le genre de traumatisme de l'iris, quand, au moment de l'examen, on voit encore implanté dans l'œil le corps du délit, tel qu'un piquant de marron d'Inde ou un morceau d'aiguille. Dans les cas, beaucoup plus nombreux, où l'instrument vulnérant n'est point resté dans la plaie, il suffira de rechercher avec soin les symptômes que nous avons indiqués plus haut, et en particulier d'étudier les formes et les dimensions de la piqûre pour différencier cette lésion des blessures proprement dites avec lesquelles on peut seulement les confondre.

*Pronostic et complications.* — Comme le dit M. Wecker, les piqûres de l'iris ne sont d'aucune importance quand elles n'intéressent pas le cristallin, mais à la condition, ajoutons-nous, qu'elles soient traitées immédiatement de façon à prévenir l'iritis traumatique avec toutes ses conséquences. Nous venons de voir, en effet, par l'observation précédente que cette affection abandonnée à elle-même, ou traitée par des moyens trop anodins, peut aboutir rapidement à la perte absolue de l'organe. Quant à la complication la plus ordinaire, presque forcée on pourrait dire, des piqûres de l'iris, c'est la lésion du cristallin et le développement d'un caractère traumatique.

*Traitement.* — Le traitement sera uniquement dirigé dans le but de prévenir l'iritis et la production des synéchies posté-

rieures : aussi l'instillation de quatre ou cinq gouttes par jour
dans l'œil du collyre ordinaire à l'atropine, et l'application de
compresses d'eau fraîche pendant les vingt-quatre premières
heures, rempliront, dans la plupart des cas, toutes les indications.

Si la réaction inflammatoire paraissait devoir être un peu trop
intense, il faudrait reconrir sans plus tarder aux antiphlogistiques locaux et employer une dose d'atropine plus forte :
10 centig. pour 10 gr.

Enfin, lorsque le blessé se présente trop tard, avec des synéchies postérieures et une irido-choroïdite, il est indiqué d'agir
immédiatement, comme nous l'avons dit, en traitant de cette
affection.

## BLESSURÉS DE L'IRIS

Les blessures proprement dites de l'iris ne se rencontrent
pas plus souvent à l'état de simplicité dans la pratique que celles
dont nous venons de traiter ; car il est malheureusement exceptionnel que les plaies de cette membrane par instrument tranchant ou contendant laissent intact le cristallin. Et alors, la blessure de l'iris n'étant que tout à fait secondaire, il est tout naturel de n'étudier ces lésions compliquées et multiples qu'au
chapitre de la cataracte traumatique. Aussi, tous les ouvrages
d'ophthalmologie sont-ils très-pauvres en documents sur la
question qui nous occupe.

*Fréquence et étiologie.* — Nous n'avons trouvé non plus aucun
renseignement sur la fréquence des blessures de l'iris dans nos
traités classiques des maladies des yeux ; et nous serons encore
une fois obligé de recourir à notre statistique pour en avoir une
idée aussi exacte que possible. Or, sur les 342 observations de
lésions traumatiques que nous avons dépouillées pour l'année
1875, et dont 29 se rapportent à des affections de l'iris, les
blessures simples y sont au nombre de 4 : ce qui fait un peu
plus de 1/7. Par contre, nous n'en avons observé cette année

qu'un seul exemple, et cela il y a quatre jours à peine. Nous sommes donc en droit de conclure que les blessures simples de l'iris sont très-rares.

Les causes susceptibles de produire de pareilles lésions sont d'ailleurs multiples : Desmarres parle de coups de couteau, de coups de ciseaux, de fragments de verre projetés par une explosion, de morceaux de pierre ou de porcelaine. Dans un des 4 cas que nous avons notés plus haut, la blessure avait été occasionnée par un éclat de syphon d'eau de Seltz. Dans le fait que nous venons d'observer, elle fut la conséquence d'une chute sur le bord tranchant d'un escalier en pierre. Quant à la fréquence relative suivant le sexe et l'âge, elle nous est encore fournie par les données suivantes, autant toutefois qu'il est permis de juger d'après un nombre aussi minime d'observations : sur les cinq, deux se rapportent à des femmes, deux à des enfants et la cinquième à un homme.

*Symptomatologie*. — Les symptômes ordinaires des blessures de l'iris, ceux du moins que nous avons notés dans le cas qui nous est personnel, sont au nombre de trois principaux et se résument ainsi : plaie plus ou moins étendue de la cornée, solution de continuité de l'iris avec hernie de cette membrane à travers la plaie cornéenne, hyphéma remplissant la chambre antérieure.

La lecture de l'observation qui va suivre, nous paraissant donner une idée aussi nette que possible de la manière dont se présente en clinique cette espèce de traumatisme, nous nous dispenserons d'entrer dans de plus longs détails.

OBS. XLI. — Blessure de la cornée et de l'iris gauches consécutive à une chute sur le rebord d'un escalier en pierre. — Hernie d'une grande portion de l'iris à travers la plaie cornéenne. — Hyphéma remplissant la chambre antérieure. — Excision de la partie herniée de l'iris.

G..., âgé de 10 ans, demeurant à Vincennes, se présente le 7 décembre 1876 à la clinique du docteur Galezowski. La mère de ce jeune enfant nous raconte que la veille en courant son fils était tombé la face contre le rebord d'un escalier en pierre et que depuis ce moment il ne pouvait plus absolument rien voir de l'œil gauche. L'examen local nous montre : une plaie très-étendue de la cornée, à peu près régulièrement horizontale et située à l'union du tiers supérieur et des deux tiers inférieurs de la hauteur de cette membrane ; l'iris a été divisé à ce niveau, et la plus grande partie du lambeau inférieur fait saillie par la solution de continuité de la cornée, à travers laquelle il paraît flotter. Un épanchement de sang abondant remplit toute l'étendue de la chambre antérieure. Le blessé ne distingue rien de ce côté, mais souffre très-peu. *Diagnostic* : blessure de la cornée, de l'iris, et peut-être du cercle ciliaire, avec hernie de l'iris et hyphéma. Traitement : compression du globle de l'œil, application permanente par-dessus le pansement compresseur de glace ou d'eau très-fraîche ; 6 sangsues à la tempe gauche ; instillation de 4 gouttes par jour dans l'œil du collyre ordinaire à l'atropine.

La compression et l'atropine sont continuées jusqu'au 20 décembre. Ce jour-là excision de la portion de l'iris herniée qui empêche la cicatrisation de la plaie cornéenne. Le même pansement compresseur est appliqué.

Le 23 décembre, la blessure de la cornée et en voie de réparation, l'hyphéma a presque complètement disparu, mais les parties de l'iris blessé paraissent réunies et fermer la chambre postérieure.

Tout fait craindre l'atrophie probable de cet organe.

Un fait, qui se présente assez souvent comme conséquence des blessures de l'iris (puisque sur quatre cas de notre statistique il est signalé deux fois), et qui peut par conséquent à un moment donné acquérir une très-grande importance au point point de vue médico-légal, doit maintenant fixer notre attention. Nous voulons parler du coloboma traumatique de l'iris, qui n'est autre qu'une solution de continuité occupant toute la hauteur de cette membrane. Or telle est actuellement la question que nous devons résoudre : étant donné un coloboma de l'iris, à quel signe reconnaître si l'on a affaire à une lésion congénitale ou à une affection traumatique? La solution du problème sera le plus habituellement très-facile; si l'on veut bien se souvenir pour un instant du mode de développement de l'iris dont la notion nous est fournie par les derniers travaux sur l'embryogénie. L'histologie nous démontre, en effet, qu'au moment où l'iris commence à apparaître chez l'embryon, cette membrane n'a pas la forme circulaire qu'elle aura quand elle sera définitivement constituée : elle représente d'abord un demi-

anneau occupant la partie supérieure du globe de l'œil et dont
les deux extrémités s'avancent constamment jusqu'à ce qu'ils
arrivent à se réunir en bas sur la ligne médiane. D'où il résulte
qu'à un moment donné l'iris a tout à fait la forme d'un fer à
cheval, avec solution de continuité inférieure. Or, si à cette
époque, pour une cause ou pour une autre qui, le plus souvent,
nous échappe, survient brusquement un arrêt de développement, l'iris présentera naturellement une échancrure à la partie médiane et inférieure. Et c'est là précisément le siége exact
du coloboma congénital. Si nous ajoutons à cette localisation
spéciale que cette affection congénitale existe ordinairement
des deux côtés; et qu'elle est souvent accompagnée de la même
lésion dans la choroïde, ou de cataracte zonulaire, nous aurons,
croyons-nous, des données suffisantes pour éviter l'erreur. Le
coloboma résultant d'une blessure de l'iris, en effet, pourra
occuper indistinctement tout le pourtour de cette membrane, et
dans le cas même où il existerait à la partie inférieure, on ne
le verra jamais occuper exactement la ligne médiane, ni présenter la régularité de l'échancrure par arrêt de développement.

*Diagnostic*. — Le diagnostic des blessures de l'iris se trouve
donc par cela même complètement établi.

*Pronostic et complications*. — Les blessures de l'iris, en raison
de la solution de continuité de la cornée qui fait en somme de
cette plaie une plaie pénétrante, exposée par suite à la suppuration et à ses conséquences fâcheuses ; en raison de la communication facile de l'air extérieur avec le sang épanché dans
la chambre antérieure, fait sur la gravité duquel nous nous
sommes étendu à propos des traumatismes de la membrane
transparente ; ces blessures, disons-nous, comportent toujours
un pronostic très-réservé. Le plus souvent, d'ailleurs, la nature
ou la violence de la cause qui a déterminé le traumatisme, doit
faire redouter des lésions plus profondes et incompatibles avec
le rétablissement de la vision.

*Traitement*. — Tous les efforts du chirurgien devront tendre,
dans le cas de blessure de l'iris, à empêcher la sortie du cristallin et de l'humeur vitrée, en même temps qu'à modérer les
phénomènes inflammatoires, qui n'aboutissent que trop souvent

à la suppuration. L'application de glace en permanence sur le globe de l'œil, la compression méthodique de cet organe, de larges émissions sanguines locales (8 ou 10 sangsues) et l'instillation souvent répétée du collyre ordinaire à l'atropine formeront la base de ce traitement antiphlogistique.

Quand la blessure aura été produite par des éclats de verre ou de porcelaine, par des morceaux de pierre, et que l'iris fera hernie par la plaie cornéenne, il faudra toujours s'assurer d'abord avec une sonde qu'il n'y a pas eu pénétration du corps étranger ; et ce n'est qu'après cette constatation préalable qu'on a le droit de recourir à la compression. Si, malgré tout, la portion herniée de l'iris empêchait la cicatrisation de la plaie de la cornée, comme dans l'observation plus haut, il ne faudrait pas hésiter à en pratiquer l'excision.

On pourra bien ainsi, grâce à ce traitement énergique, apaiser les premiers symptômes inflammatoires, et parer au premier danger. Mais, il ne faut pas oublier que l'irido-choroïdite est la suite habituelle des blessures de l'iris ; le chirurgien doit donc surveiller attentivement son malade et se tenir prêt à pratiquer l'iridectomie.

## CORPS ÉTRANGERS DE L'IRIS

L'histoire des corps étrangers de l'iris est certainement, de toutes les affections traumatiques de cette membrane, celle qui présente le plus d'importance au point de vue de la gravité énorme des conséquences qui peuvent en résulter; aussi devons-nous étudier avec soin et en détail chacune des formes symptomatiques que cette affection est susceptible de revêtir, et qui, comme nous le verrons tout à l'heure, peuvent varier depuis la réaction inflammatoire la plus intense jusqu'à l'état de tolérance le plus absolu.

*Fréquence et étiologie.* — Ce n'est pas que les corps étrangers de l'iris se rencontrent fréquemment dans la pratique, loin de là ; car, au contraire, on peut affirmer que c'est une affection très-rare. Si nous nous reportons, en effet, à notre statistique de 1875, nous trouvons en tout deux cas de corps étrangers de cette membrane ; et pendant l'année 1776, nous n'avons pu en recueillir qu'une seule observation. Ce qui porte au chiffre de trois le total des faits relevés sur un nombre approximatif de dix mille maladies des yeux : proportion évidemment très-minime.

Si nous parcourons maintenant la liste de ces corps étrangers, nous voyons que leur nature est presque toujours identique, et dans tous les cas que nous avons relevés, il est fait mention de particules de fer ou d'acier, de fragments de capsule, de morceaux de pierre, d'éclats de verre, de grains de plomb et de poudre. Dans les trois observations qui nous sont personnelles il s'agit deux fois de morceaux de pierre, et dans le troisième d'une petite parcelle d'acier.

· Il est, d'ailleurs, assez difficile, avec un aussi petit nombre de faits, de juger de la fréquence relative de cette affection chez l'homme et chez la femme ; et tout ce que nous pouvons conclure est que cette fréquence paraît à peu près égale dans les deux sexes. Sur nos trois cas, en effet, deux se rapportent à des femmes et l'autre à un ouvrier.

*Symptomatologie.* — Mais l'étude symptomatologique doit surtout fixer notre attention, car elle va nous présenter dans son évolution des bizarreries le plus ordinairement tout à fait inexplicables et bien propres malheureusement à induire en erreur le praticien qui ne serait point prévenu de cette marche insidieuse.

On peut dire d'une manière générale que la présence d'un corps étranger dans l'iris se traduit par tous les symptômes d'une iritis suppurée suraiguë, éclatant subitement, quelques heures après l'accident. Voilà la règle, et le tableau suivant nous permettra de donner au lecteur une idée nette de la façon dont se présente cette affection dans la grande majorité des cas.

OBS. XLII. — Corps étranger de l'iris droit (morceau de pierre) ayant pénétré il y a 24 heures. — Iritis traumatique avec hypopion.

— Extraction du corps étranger par l'iridectomie. — Disparition de tous les accidents.

Mme Rh..., 54 ans, demeurant à Liene, se présente le 17 mars 1875, à la consultation du docteur Galezowski. Cette femme rapporte que la veille, étant occupée à piocher dans un endroit rocailleux, un fragment de pierre l'a blessée à l'œil droit, et que depuis ce moment elle souffre beaucoup et ne peut plus supporter la lumière. L'examen local pratiqué par M. Galezowski lui montre les lésions suivantes : injection périkératique très-intense et d'une teinte vineuse très-accentuée ; la pupille est très-rétrécie, la coloration de l'iris est d'un gris sale, et sa face antérieure paraît chagrinée ; du pus occupe la partie inférieure de la chambre antérieure sur une hauteur de 2 millimètres environ. Ce qui frappe surtout est l'existence d'une plaie circulaire, située à la partie supérieure et externe de la cornée ; et à quelques millimètres en dedans, par conséquent à la partie supérieure et interne de l'iris, la présence d'un petit corps irrégulièrement arrondi, d'un blanc jaunâtre, fixé dans l'épaisseur même de cette membrane, dont il dépasse, d'ailleurs, la face antérieure et qu'on reconnaît pour être un petit morceau de pierre. Douleurs périorbitaires très-violentes ; photophobie extrême. *Diagnostic* : Corps étranger de l'iris avec iritis traumatique et hypopion. Traitement : l'iridectomie est immédiatement pratiquée, et la partie de l'iris dans laquelle est implanté le corps étranger enlevée avec ce dernier. Après l'opération : application de 6 sangsues à la tempe droite, instillation de 4 ou 5 gouttes par jour de collyre ordinaire à l'atropine ; compresses d'eau fraîche, en permanence sur l'œil.

Les symptômes inflammatoires cédèrent très-rapidement et quelques jours après la malade quittait la clinique voyant très-bien de l'œil blessé.

OBS. XLIII. — Corps étranger (morceau de pierre) fixé depuis cinq ou six jours à la partie inférieure et interne de l'œil gauche. — Iritis traumatique avec hypopion. — Extraction par l'iridectomie du corps étranger. — Guérison rapide.

Mme B..., 28 ans, demeurant à Rueil, se présente le 26 avril 1876 à la consultation du docteur Galezowski. Cette femme nous raconte qu'il y a cinq jours, étant occupée aux travaux de la campagne, un morceau de pierre lui est sauté dans l'œil gauche. Depuis ce moment elle a ressenti de violentes douleurs et n'a pu reprendre son travail. L'examen local nous montre : une injection périkératique, très-intense, avec la coloration lie de vin, caractéristique, et tous les signes d'une iritis suppurée avec un hypopion occupant le quart inférieur de la

chambre antérieure. Une petite plaie à peine visible existe à la partie interne et inférieure de la cornée sous forme d'une tâche blanche;
au même niveau on distingue très-nettement à la partie interne et
inférieure de l'iris un petit corps étranger implanté dans cette membrane, de la grosseur d'une tête d'épingle, et qu'on reconnaît facilement pour être un morceau de pierre. Douleurs péri-orbitaires excessivement intenses, photophobie très accentuée. *Diagnostic* : petite
pierre fixée sur l'iris; iritis suppurée. Traitement : appliquer des
compresses en permanence sur l'œil et revenir le lendemain, jour
d'opération, pour en pratiquer l'extraction.

27 avril 1876. — Iridectomie portant sur la partie de l'iris qui renferme le corps étranger, lequel est enlevé du même coup. Eau fraîche sur l'œil.

Quatre jours après la malade rentrait chez elle parfaitement guérie
et pouvant lire de l'œil blessé.


Ainsi une personne vient vous· trouver quelques heures ou
quelques jours après un accident, en vous disant qu'elle a reçu
quelque chose dans l'œil: si vous constatez tous les signes de
l'iritis suppurée, avec un hypopion plus ou moins abondant,
vous devez immédiatement songer à l'existence probable d'un
corps étranger implanté dans l'iris, et vos investigations doivent
être tout naturellement dirigées dans ce sens. La présence de ce
corps étranger est-elle parfaitement apparente, et la nature de
ce dernier très-facile à déterminer, ne vous hâtez pas trop
cependant de porter le diagnostic, car il y a un symptôme dont
nous n'avons pas encore parlé, et dont nous apprécierons plus
tard la valeur et l'importance, qu'il faut toujours rechercher
avant de se prononcer d'une manière définitive. Ce symptôme,
qui existe dans tous les cas, consiste dans la blessure que le
corps étranger a fatalement déterminée au moment de son passage
à travers la cornée. Si le blessé est examiné peu de temps après
le traumatisme, on peut distinguer encore les lèvres de la plaie
de la membrane transparente, et voir une sorte de dépression
spéciale sur laquelle nous nous sommes longuement arrêté au
chapitre des blessures de cette membrane; si l'accident remonte
à quelques jours, la cicatrisation pourra déjà avoir lieu, et il ne
restera absolument qu'un trouble plus ou moins appréciable,
mais toujours visible, de la cornée.

Nous avons assisté dans nos observations 42 et 43, au déve-loppement des symptômes inflammatoires, types que déterminent habituellement les corps étrangers ; or, tout le monde a pu remarquer avec nous que dans la première ceux-ci avaient atteint une intensité telle au bout de vingt-quatre heures qu'ils avaient obligé la patiente à venir demander immédiatement les secours de l'art; tandis que la seconde malade avait pu attendre cinq jours sans la moindre intervention. L'affection ne présente donc pas dans tous les cas la même rapidité d'évolution, ni les mêmes allures dans sa marche. Bien plus, et nous devons pré-cisément maintenant insister sur ces faits exceptionnels, il existe dans la science des observations dans lesquelles les corps étran-gers de l'iris ont pu rester plusieurs jours et même plusieurs années sans déterminer le moindre accident ni la moindre réaction inflammatoire.

M. Galezowski, par exemple, rapporte, dans son Traité des maladies des yeux, avoir opéré, au mois de juillet 1869, un jeune homme, chez lequel un morceau de capsule, après avoir traversé la paupière supérieure et la cornée s'était logé dans la partie inférieure de l'iris et y était resté vingt-quatre heures sans la moindre souffrance.

Desmarres, père, dit avoir vu quelquefois, chez des ouvriers mineurs, des grains de poudre fixés depuis quelque temps dans l'iris et pouvant y séjourner sans inflammation.

D'Ammon a beaucoup insisté sur la possibilité et le mécanisme de l'enkystement des corps étrangers de l'iris, et le fait qu'il cite à la page 49, du tome XXIII, des *Archives générales de médecine*, est certainement un des plus instructifs et des plus intéressants sur la question. Il s'agit d'un ouvrier occupé à casser des pierres sur la route et qui reçut un fragment de caillou dans l'iris. Ce corps étranger était enveloppé d'une fausse membrane et ne produisait depuis longtemps ni gêne, ni inflammation. Le malade qui en était porteur se présentait à la consultation pour des granulations de l'autre œil.

On trouve encore dans le *Bulletin de la Société médico-pratique* de 1836, page 97, l'observation curieuse d'un sujet qui portait depuis longtemps, et sans la moindre réaction inflammatoire, un grain de plomb implanté dans l'iris.

Desmarres rapporte un fait analogue qu'il a eu l'occasion d'observer, mais dans lequel il y avait atrophie du globe de l'œil.

Nous ne pouvions certainement pas, sous peine de laisser de côté le point le plus difficile et le moins connu de l'étude symptomatologique des corps étrangers de l'iris, passer sous silence ces faits intéressants. Nous pourrons mieux d'ailleurs en apprécier toute l'importance à propos du diagnostic différentiel.

*Diagnostic.* — Il paraîtra peut-être inutile à certains esprits de discuter la question du diagnostic des corps étrangers de l'iris et de nous voir lui consacrer un paragraphe spécial. Le sujet cependant vaut la peine qu'on s'en occupe ; car deux faits que nous avons été à même d'observer à la clinique du Dr Galezowski, et un troisième rapporté par ce savant ophthalmologiste, alors chef de clinique de Desmarres, sont bien de nature à induire en erreur un praticien qui ne serait point averti de la possibilité de leur existence.

La première de ces observations a trait à un jeune ouvrier porteur d'un corps étranger de la cornée et d'une tache pigmentaire congénitale de l'iris du même côté. Nous la rapporterons tout entière, à cause de son importance.

**Obs. XLIV.** — Corps étranger de la cornée gauche (paillette de fer). Tache noire congénitale de l'iris du même côté simulant un corps étranger de cette membrane.

M. L..., 14 ans, apprenti mécanicien, demeurant 12, rue des Vieilles-Ouvrières, se présente le 9 août 1876 à la consultation du docteur Galezowski. Cet ouvrier nous raconte que la veille, en travaillant, il a reçu un petit morceau de fer dans l'œil gauche et qu'il vient pour le faire enlever. Nous voyons, en effet, à la partie inférieure et externe de la cornée un petit point noir, que nous reconnaissons pour être une paillette de fer. Injection périkératique généralisée, et peu prononcée. Mais, ce qui attire notre attention est l'existence, à la partie supérieure et interne de l'iris du même côté, d'une tache noire, punctiforme et paraissant au premier abord de même nature que le corps étranger de la cornée. Une tache analogue, et un peu plus petite, existe sur l'iris droit. Peu de douleurs, pas la moindre symptôme d'iritis, *Diagnostic* ; corps étranger de la cornée gauche ; taches pigmentaires congénitales de l'iritis. Traitement : extraction immédiate de la paillette de fer ; compresses d'eau froide et instillation de quatre gouttes par jour dans l'œil du collyre ordinaire au sulfate neutre d'atropine.

Or, n'est-il pas évident, qu'en pareille circonstance, toutes les probabilités étaient, après un examen superficiel, en faveur d'un corps étranger de l'iris ; et une semblable coïncidence n'est-elle pas de nature à soulever au moins une discussion diagnostique ? Certainement il était impossible à un esprit prévenu et procédant par ordre de se fourvoyer ; mais encore fallait-il pour cela suivre une marche réglée d'avance et étudier avec soin chacun des symptômes présentés par le malade. Par quels moyens avons-nous donc pu affirmer la non-existence de corps étranger dans l'iris ? Notre affirmation reposait sur les trois faits suivants : absence de plaie pénétrante de la cornée, absence d'iritis traumatique intense, constatation de taches pigmentaires identiques sur l'iris du côté opposé.

Il est bien certain, en effet, que la condition indispensable pour qu'un corps étranger puisse aller s'implanter dans l'iris, est le passage de ce corps à travers la membrane transparente, d'où résulte une blessure de la cornée. Dès l'instant qu'on ne peut point en trouver la trace, on a tout lieu de croire qu'il n'y a pas eu pénétration. D'un autre côté, dans l'immense majorité des cas, tout corps étranger de l'iris détermine, comme nous venons de le voir, une iritis traumatique intense avec hypopion : or, dans le cas particulier que nous discutons, nous n'avions aucun symptôme d'iritis. Enfin des taches pigmentaires identiques à celle que nous aurions pu prendre pour une paillette de fer, existaient dans l'iris du côté opposé. Ces trois faits réunis nous ont donc tout naturellement conduit à admettre l'existence d'une simple pigmentation simulant un corps étranger de l'iris gauche.

Dans l'observation suivante, l'erreur était encore plus facile : il s'agit en effet d'un abcès spontané de l'iris, avec hypopion

qu'on aurait pu prendre avec d'autant plus de raison pour un
corps étranger que cette première affection est infiniment rare.


Obs. XLV. — Abcès de la partie externe et inférieure de l'iris gauche, de la grosseur d'un grain de millet, simulant un corps étranger
de cette membrane. Guérison.

M. P..., 12 ans, demeurant 94, boulevard de Clichy, se présente le
26 mai 1876 à la consultation du docteur Galezowski. La mère de cet
enfant nous rapporte qu'elle s'est aperçue de l'existence de cette
affection il y a quinze jours, mais que, comme son fils ne se plaignait
d'aucune douleur, elle s'en était fort peu préoccupée jusqu'à ce jour.
Ce qui l'a déterminée à l'amener à la consultation est le trouble
visuel qui existe de ce côté. L'examen local nous montre : une injection périkératique fort peu prononcée ; la surface antérieure de l'iris
paraît dépolie, d'un gris sale avec quelques taches d'un rouge cuivré
par places, rappelant tout à fait l'aspect d'une iritis specifique ; synéchies postérieures multiples et paraissant remonter déjà à quelque
temps ; hypopion occupant la partie inférieure de l'humeur aqueuse.
A la partie inférieure et externe de l'iris, pris du bord pupillaire,
existe une petite collection purulente, de la grosseur d'un grain de
millet, d'un blanc jaunâtre et simulant à s'y méprendre un corps
étranger. Deux petites tumeurs analogues, mais infiniment plus
petites, et visibles seulement à la loupe, se trouvent à côté de la première. Pas trace de plaie, ni de cicatrice sur la cornée. Douleurs très
peu marquées. Nous ne trouvons aucun antécédent spécifique, ni rhumatismal, ni scrofuleux, pas plus chez les parents que chez l'enfant.
*Diagnostic* : abcès spontanés multiples de l'iris. Traitement : instiller
quatre gouttes par jour dans l'œil du collyre suivant : sulfate neutre
d'atropine 10 centig., eau distillée 10 gr. Prendre deux cuillerées à
bouche par jour de la potion suivante : iodure de potassium 15 gr.,
sirop de gentiane 100 gr., eau 150 gr.

Grâce à ce traitement et à l'application de vésicatoires volants à la
tempe gauche, la dilatation de la pupille se fit peu à peu ; une grande
partie des synéchies postérieures disparurent et un mois après il ne
restait plus que quelques traces localisées d'exsudats, et l'irrégu-
arité du bord pupillaire. L'hypopion avait été résorbé et la vision
était à peu près normale de ce côté.


Or, les deux raisons principales qui, dans ce fait intéressant
et tout à fait exceptionnel, nous permirent de porter le diagnostic
d'abcès spontanés et de rejeter celui de corps étranger implanté
dans l'iris, sont : d'abord l'absence de plaie ou de cicatrice

de la cornée ; et, en second lieu, le peu d'intensité de la réaction inflammatoire et des douleurs. Nous pourrions y ajouter la constatation des deux petits abcès visibles à la loupe, mais ce seraient là des subtilités de minime importance et inutiles d'ailleurs.

Enfin, dans le cas observé par M. Galezowski et rapporté tout au long dans son mémoire sur « la pupille artificielle, » *Annales d'oculistique*, 1862, t. XLVII, la difficulté du diagnostic tenait à la nature et à la disposition même du corps étranger. Il s'agissait, en effet, d'une barbe d'épi de blé, très-fine et longue de 4 millimètres, qui avait traversé la cornée et s'était logé dans l'iris, parallèlement aux fibres radiées ; on comprend aisément combien l'erreur, en pareille circonstance, tout en étant pardonnable, serait nuisible pour le malade.

*Pronostic et complications.* — Les corps étrangers de l'iris présentent toujours une gravité énorme, tant au point de vue des lésions qui peuvent survenir dans l'œil blessé lui-même, que sous le rapport des troubles sympathiques dont leur présence doit toujours faire redouter l'apparition. L'iritis traumatique intense avec fonte possible du globe de l'œil consécutive à un phlegmon de cet organe ; l'irido-choroïdite avec atrophie complète, telles sont les complications à craindre pour le côté blessé. L'ophthalmie sympathique, avec ses conséquences fatales, apparaît enfin comme la compagne trop souvent fidèle de pareilles blessures. Nous n'ignorons pas que les faits d'enkystement des corps étrangers, dont nous avons rappelé plus haut quelques observations, diminuent un peu la gravité du sombre tableau que nous venons de dépeindre. Mais, malheureusement, ces faits sont tellement exceptionnels qu'il n'est point permis de compter sur des résultats aussi favorables ; et comme nous allons le voir maintenant, à propos de l'intervention, un praticien prudent doit toujours agir activement.

*Traitement.* — Les indications thérapeutiques réclamées par la présence d'un corps étranger de l'iris sont bien simples et peuvent se résumer en deux mots : en pratiquer le plus tôt possible l'extraction ; or, l'expérience a démontré, que si, en pareille circonstance, on se consentait de saisir le corps étranger, la contusion de l'iris, résultant de l'implantation de ce dernier et des froissements nécessités pour sa recherche, amenait une recrudescence notable dans l'iritis traumatique. Dans les cas, au contraire, où l'on prenait soin d'enlever, avec le corps étranger, la portion d'iris dans laquelle il était implanté, tous les accidents disparaissaient comme par enchantement. Il est donc formellement indiqué, dans tous les cas, de recourir à cette dernière méthode et de pratiquer ainsi l'iridectomie. Et il ne faut point alléguer l'existence de symptômes inflammatoires trop intenses, ni la présence du pus dans la chambre antérieure, pour remettre l'extraction du corps étranger : nous ne saurions trop répéter que cette dernière est le plus énergique de tous les antiphlogistiques, et qu'elle ne doit être retardée sous aucun prétexte.

Une fois, d'ailleurs, cette indication capitale remplie, l'application d'eau fraîche en permanence sur l'œil, les émissions sanguines locales, et l'instillation du collyre à l'atropine pourront être employées avec avantage.

Il est une conséquence éloignée des traumatismes de l'iris, sur laquelle nous ne pouvons certainement pas nous appesantir, mais dont nous devons cependant dire un mot : c'est la question des kystes de cette membrane. Il est, en effet, généralement admis depuis les excellents travaux de Guépin sur cette question (*Thèse de Paris*, 1860), que le plus souvent les kystes de l'iris reconnaissent pour cause le traumatisme, soit que la blessure ait été accidentelle, soit qu'elle résulte d'une opération de cataracte ou autre. « On peut même supposer, comme le dit Follin, que dans un certain nombre de cas où le liquide est coloré en brun, il s'agit d'anciens foyers sanguins. »

Cette courte, mais importante notion sur l'étiologie des kystes de l'iris, nous a paru un complément indispensable des affections traumatiques de cette membrane.

(*A suivre.*)

# PETITS PHÉNOMÈNES ET TROUBLES OCULAIRES

## D'ESPÈCES ET D'ORIGINES VARIÉÉS

### Par le D<sup>r</sup> Cuignet (de Lille).

(Suite et fin) (1).

Nous devons examiner, dans cette seconde partie de notre travail, les troubles qui se rapportent essentiellement à la rétine.

1° *Photophobie.* — Un des plus fréquents, c'est la photophobie. Elle existe, indépendamment de toute anomalie de la réfraction, indépendamment de toute altération des membranes, des milieux oculaires chez un certain nombre d'individus. On pourrait presque dire qu'elle est idiopathique chez ces sujets-là, si on ne devait ajouter de suite qu'elle est en partie ou en totalité provoquée par des causes qui surexcitent leur disposition originelle. Ainsi des jeunes gens arrivés à l'âge de 15 à 20 ans, dans le courant ou au bout de leurs études, ayant la rétine surmenée par le travail des yeux, par leurs études assidues et par leur application sur des papiers blancs, aux vives lumières de jour ou des éclairages artificiels, se plaignent assez souvent de ne plus pouvoir supporter qu'avec peine l'éclat du grand jour et celui des lampes ou des becs de gaz. Des jeunes filles nerveuses, chlorotiques ou anémiques en arrivent au même point sans que la fatigue oculaire y soit pour quelque chose. Les hommes et femmes, à n'importe quel âge, ont à se plaindre de la même sensation désagréable après un long séjour dans les pays chauds, où l'organe visuel se trouve pendant huit ou neuf mois de l'année en présence de réverbérations solaires extrêmement vives. Aussi voit-on, dans ces pays, que les habi-

(1) Voir le numéro d'avril 1877.

tants prennent volontiers l'habitude de se protéger par des lunettes bleues, vertes ou de teinte fumée, contre cette sensibilité exagérée de la rétine. La photophobie est plus particulièrement idiopathique chez les très-jeunes enfants. On sait qu'ils
ne peuvent pas supporter l'approche d'un éclairage intense et,
notamment, l'exposition de leur regard aux ouvertures donnant
sur un beau ciel en plein jour. J'ai souvent observé que, dans
cette situation, l'enfant converge fortement pour annuler une
partie de cet éclairage trop éclatant pour sa rétine et que, si la
déviation des globes ne suffit pas, il cligne et ferme violemment
les paupières.

Je ne serais pas éloigné de croire que certains strasbismes
convergents, qui ne sont explicables par aucune anomalie de
vision, par aucun dérangement musculaire proprement dit,
dépendent seulement d'un de ces états photophobiques idiopathiques congénitaux, car le seul motif de strabisme que l'on relève chez eux est justement cette sensibilité à la lumière qui
suffit, à elle seule, pour donner lieu à des déviations oculaires.
Nous en tronvons une preuve indirecte chez les albinos. Ils
ont tous le fond de leur œil presque dépourvu de pigment et tous
éprouvent dès leur naissance cette difficulté pénible de supporter l'éclat du jour; aussi sont-ils tous strabiques en convergence alternative, par le fait seul de cette photophobie, puisqu'ils n'ont, à part le manque de pigment choroïdien, aucun
vice de réfraction, aucune autre altération des milieux et des
membranes.

Plus symptomatiquement cette même photophobie extra-
physiologique, mais non pathologique, accompagne les irrita-
tions sécrétoires, des névralgies voisines, des maladies d'un œil
seul; quelquefois elle est le premier signe d'une affection sympathique par réaction de l'œil malade sur l'œil sain. On sait qu'elle
existe dans la plupart des anomalies, mêmes légères de la réfraction. Enfin, on la voit quelquefois persister à l'état idiopathique
chez des enfants absolument guéris de kératites qui ont provoqué et entretenu ce symptôme si pénible pendant longtemps et
qu'il faut avoir recours à des moyens assez violents, à des perturbations locales ou générales pour en obtenir la cessation.

2° *Alternatives d'acuité visuelle.* — Il est certain que la vision a des alternatives d'acuité qui peuvent s'apprécier plusieurs fois par jour sur des personnes jouissant d'un état normal visuel. On en entend souvent qui déclarent ces différences à tel ou tel moment soit au jour ordinaire, soit à la lumière artificielle, soit de près pour des lectures ou pour des perceptions délicates, soit de loin pour apercevoir des petits objets. Il est bien entendu que je ne parle ici que de différences d'acuité placées exclusivement sous la dépendance de la rétine, du nerf optique ou du centre nerveux cérébral et non de celles qui dépendraient de troubles dans les humeurs, dans l'accommodation, dans la réfraction. Il me paraît certain, en outre, que la vue est parfois plus aiguë ou plus trouble pour les choses rapprochées en même temps que pour les choses éloignées et que, d'autres fois, elle l'est plus pour une distance et moins pour l'autre. On pourrait dire qu'il n'y a personne qui n'ait fait ces remarques sur soi-même. Ces modalités de la vision s'accusent assez souvent dans le cours des maladies qui n'intéressent en aucune façon l'organe oculaire. Les preuves que les sujets en donnent ne sont pas toutes les mêmes ; elles portent sur des actes visuels très-variés ; nous en citerons particulièrement une qui est très-souvent accusée, c'est la perception des mouches volantes physiologiques qui tantôt se fait avec une vive intensité, tantôt cesse complètement, non en raison d'un déplacement des globules mouvants, mais bien en raison de l'acuité visuelle accrue dans le premier cas, diminuée dans le second. Des observations bien faites et portant sur les différents incidents de la vie tels que le réveil, la somnolence, le moment avant et le moment après les repas, les excitations passionnées, le repos, l'exercice, la position du corps, ces observations montreraient bien certainement des différences d'acuité régulières et attachées à ces différentes causes.

J'ai noté, à propos de quelques troubles se rattachant à l'accommodation des obscurcissements passagers qui se dissipent en se frottant les yeux, en clignant, en regardant vaguement au loin ou autour de soi, ou en faisant usage de verres capables de donner du repos au muscle accommodateur. Il y a de ces obscur-

cissements qui ne dépendent pas de cette cause, mais bien d'un
état des éléments perceptifs surmenés par une fixation très-intense ou par une assiduité prolongée au travail sur des objets
menus et rapprochés ; ainsi pour le dessein, pour la lecture de
caractères petits, surtout chez des personnes qui sont affectées
de myopie ou d'hypermétropie plus ou moins prononcée et qui
viennent de subir un déchet dans leur santé générale. Ces
obscurcissements vont jusqu'à faire disparaître complètement
les lettres voisines ou des mots de la lecture, jusqu'à étendre
un voile presque noir sur tous les objets et même jusqu'à durer
pendant des heures ou quelques jours. Ces troubles n'ont aucun
caractères pathologique ; mais leur nature, leur intensité,
l'inutilité des lunettes prouvent qu'ils proviennent d'une source
placée au delà de l'accommodation ou pour le moins complexe,
c'est-à-dire des organes d'adaptation et des centres nerveux.

3° *Photopsies.* — Dans l'état habituel et sans la provocation
on ne perçoit pas les phosphènes. Cependant beaucoup de personnes disent, avec un certain étonnement, qu'elles aperçoivent
quelquefois des feux dans leurs yeux. Il n'y a guère que les
médecins qui peuvent bien se rendre compte de ces impressions
lumineuses et les décrire dans leurs variétés de formes, de position, d'éclat. Elles ne consistent pas dans les phosphènes seuls,
mais dans une foule de sensations lumineuses qu'il est difficile
de réunir sous une seule dénomination. Elles se produisent
particulièrement chez des personnes qui font un grand usage
de la vision appliquée et assidue et qui ont une impressionnabilité rétinienne et probablement cérébrale aussi qui fait naître
ces impressions et les fait percevoir avec facilité et exactitude.

A. La première est celle des *phosphènes.* On ne les perçoit pas
d'habitude ; mais sous l'influence d'une excitation physiologique un peu forte et lorsqu'on se trouve dans l'obscurité on peut,
en convulsant fortement les yeux dans plusieurs sens, obtenir
les phosphènes qui s'offrent alors à l'opposé du mouvement
accompli par les yeux. Ils se présentent sous la forme de cercles
plus ou moins amples et plus ou moins colorés, tantôt sembla-

bles à une auréole nuageuse, tantôt à un cercle étincelant. Dans
le premier cas ce cercle est d'une teinte continue; dans le second
il se décompose en une grande quantité de stries étincelan-
tes, obliques et parallèles entre elles. Les dessins représentant
les phosphènes quant à leur étendue, à leur éclat et à leur composition ne sont pas exacts, car on les figure tous de la même
dimension, de la même teinte vive et formés par un cercle de feu
indiscontinu. Cette représentation n'est pas exacte, ni en réalité
expérimentale, ni en présomption rationnelle, car on doit bien
penser que l'élément rétinien sensible est formé par des fibres
parallèles entre elles, impressionnées par le choc de la convul-
sion oculaire et ne pouvant donner qu'une image en stries.

On aperçoit souvent aussi le phosphène médian; celui-là est
plus décoloré, formé par un anneau de diamètre plus petit.

B. *Image de Purking.* — Ces mêmes personnes, affectées
d'une grande sensibilité rétinienne, voient quelquefois se des-
siner devant elles, dans un ou dans des instants rapides, des
espèces de branchages lumineux, composés de lignes éclatantes
qui se divisent en lignes secondaires, absolument comme les
vaisseaux de la rétine. Ce sont des apparitions très-rapides,
qu'on ne peut saisir et étudier et dont on ne peut se rendre
compte, tant sous le rapport de leur nature que sous le rapport
de leur cause, que quand on est physiologiste. En général ces
branchages lumineux se voient tout à coup dans le ciel en face de
la personne qui est le sujet de ce phénomène. Si elle étudie les
conditions de sa production elle s'aperçoit qu'elle marche ayant
le soleil descendu vers l'horizon et longeant soit une allée d'ar-
bres à espaces de feuilles tamisant la lumière, soit une grille en
bois interposée entre le soleil et elle, à espaces tour à tour clairs
et sombres; ou bien qu'elle balance rapidement sur le côté de
sa tête en rapport avec le soleil couchant un écran peu étendu,
qui à chaque mouvement interrompt l'éclat de l'astre par une
ombre. On sait que c'est dans des conditions analogues, c'est-
à-dire en balançant rapidement sur le côté externe de l'œil un
faisceau de lumière emprunté à une lampe et concentré par une
forte lentille, qu'on obtient ce même effet de branchages écla-

tants que l'on a nommé spectre ou image de **Purkinge** et qui
n'est autre chose que la représentation des vaisseaux rétiniens
émanant de la papille et se distribuant à tout le fond de l'œil.
Cette image apparaît encore, mais sous forme de vaisseaux noirs
se réunissant sur un point également noir, qui est la papille,
lorsque, les yeux fermés en présence d'une vive lumière, on
subit des interruptions rapides de cette lumière par le mouvement d'un corps opaque passant et repassant devant les yeux.

**C.** *Eclats.* — Dans des conditions d'excitabilité physiologique
accrue par la fatigue des yeux, par des émotions, par un violent
exercice, on voit quelquefois apparaître devant soi, dans le
ciel ou sur un mur, ou sur le papier, une lueur d'un blanc plus·
ou moins éclatant, ou d'un jaune lumineux vif, laquelle **tantôt**
s'efface de suite, tantôt dure quelques instants et décroît ensuite
en intensité et en dimension pour s'effacer graduellement. Elle
est voisine de la macula le plus souvent, et quelquefois elle est
tout à fait au centre perceptif. On aperçoit encore de ces éclats
sous forme de lueurs qui accomplissent un arc de cercle ou un
cercle complet autour de l'œil. Elles sont beaucoup plus **nettes**
dans l'obscurité. Il en est encore d'une autre forme, **consistant**
en petites étoiles fort vives qui apparaissent tout à coup, **parfois**
multiples, passagères ou plus durables ; les unes **conservant**
leur forme de point lumineux, les autres éclatant comme des
feux d'artifices. Il en est qui ressemblent à une nuée de **petits**
papillons très-étincelants , blancs, jaunes, rouges, bleuâtres;
d'autres à un scintillement, à un frétillement de couleurs **par**
groupes, par grandes étendues ou occupant tout le champ visuel.

Ces éclats et lueurs sont le plus souvent de la teinte de la lumière ordinaire; parfois ils sont blancs, d'autres fois rouges ou
bleus. A la rigueur on pourrait dire que ce sont des perceptions
phosphéniennes, mais elles s'en différencient par leur sponta-
néité, leur forme, leurs teintes. Enfin il y a des personnes qui
accusent de vastes lueurs tantôt rouges, tantôt bleues, ou très-
éclatantes, notamment pendant les accès de migraine. Elles
croient tout à coup voir une chambre très-éclairée alors qu'elle

est absolument obscure; ou encore des étincelles, des pétille-
ments, des zigzags lumineux, de vastes éclairs. Leur position
n'est pas toujours centrale; il en est qui apparaissent en haut,
en bas, en dedans, surtout vers le côté externe du champ visuel.

**D.** *Ombres.* — Au contraire, on aperçoit quelquefois des ombres subites plus ou moins intenses, plus ou moins étendues,
centrales ou périphériques, instantanées ou ayant un peu de
durée, se formant tout à coup ou peu à peu et disparaissant de
même. Il en est qui sont mobiles et qui passent rapidement tra-
çant un sillon obscur ou noir soit dans le ciel, soit devant l'œil,
soit sur le sol.

C'est parfois comme une souris qui traverse une chambre et
fait tourner la tête pour la suivre; ou la forme vague d'un
chien noir qui marche à quelques pas en avant; ou bien ce sont
de grandes plaques sombres apparaissant dans un point du champ
visuel. En général, il suffit de cligner fortement, de fermer les
yeux ou de se les frotter pour faire disparaître ces fantômes. On
sait que la peur en engendre qui ont des formes d'hommes,
d'animaux, de monstres et que l'on croit réellement les voir,
même se mouvoir, avancer ou reculer, se rapetisser ou s'agrandir, se changer les unes dans les autres. Quelquefois les éclats
et les ombres se succèdent plus ou moins régulièrement et il
est des cas où ils paraissent en rapport avec les propulsions circulatoires. Des personnes déclarent qu'elles ont vu ou voient
encore ou des lueurs, ou des ombres se projeter sur les murs,
de face ou de côté, dans un synchronisme parfait avec les ondées
artérielles. On les croit volontiers affectées de maladies du
cœur ou d'autres entraves circulatoires; mais je puis bien cer-
tifier que, très-souvent, ces phénomènes qui passent inaperçus
dans l'état ordinaire à cause de leur trop faible degré sont, au
contraire, rendus évidents, ordinaires, analysables, lorsque la
rétine est devenue très-impressionnable par la fatigue ou par
quelque disposition névropathique du sujet.

**E.** *Spectres et fantaisies nocturnes.* — Je les qualifie de noc-

turnes parce qu'ils apparaissent surtout la nuit; mais on peut
les apercevoir dans le jour en fermant les yeux ou en les bou-
chant par l'apposition des mains ou d'un bandeau. Ces fantaisies ont une variété infinie et semblent dépendre de caprices
nerveux particuliers à chacun. Un de mes amis aperçoit, dès
qu'il ferme les yeux, un immense damier étincelant; un autre
voit des têtes grimaçantes d'animaux; ou bien ce sont des jeux
bizarres de lumières, de couleurs, d'ombres qui semblent formées, réunies et mues dans un kaléidoscope. C'est principalement le matin que l'on est sujet à ces fantaisies visuelles, lorsqu'on s'éveille et qu'avant d'allumer et de se lever on regarde
fixement dans l'ombre comme pour la percer ou que, si le jour
est venu, on ferme les yeux pour regarder en dedans, comme
on dit.

4° *Perceptions globulaires*. — Lorsqu'on fixe avec intensité un
point du ciel de teinte uniforme, bleue par exemple, on ne
tarde pas à apercevoir quelque chose qui est comme le mouvement de traînées de sable se confusionnant avec rapidité les
unes dans les autres, mouvement analogue à un tourbillon de
petits grains plus visibles au centre et s'obscurcissant à la périphérie. Il m'est souvent arrivé, en fixant le beau ciel de l'Algérie, de voir, au bout de peu de temps, cette confusion sablon-
neuse, grisâtre et assez opaque. Plus tard, lorsque ma vue a été
plus excitée par l'assiduité et la continuité des études, j'ai vu
se joindre à ce phénomène une perception qui m'a d'abord fort
étonné et qui, à la longue, m'est devenue familière et indiffé-
rente. Je l'ai retrouvée chez beaucoup d'autres sujets prédisposés par la fatigue à des troubles physiologiques. Elle consiste
en ce que l'on voit passer devant ses yeux des petits grains brillants qui ressemblent à des grains de sable étincelants ou à de
très-petits points lumineux. Quand on s'attache à les étudier,
on ne tarde pas à reconnaître qu'ils passent assez rapidement,
se suivant à une petite distance les uns des autres, ceux-ci en
ligne presque droite, ceux-là en courbes plus ou moins prononcées. De plus, on finit par voir que ces grains suivent toujours
les mêmes lignes, comme des chemins multiples tracés d'a-

vance et dans lesquels ils s'engagent à intervalles plus ou moins espacés. La petitesse de ces grains, leur forme constamment un peu ovale, leur passage successif, leur mode de cheminement dans des voies toujours les mêmes, les unes droites, les autres plus ou moins courbes, leur manifestation due à des incidents d'excitation de la rétine, leur analogie avec d'autres phénomènes du même ordre, m'ont fait penser que ces grains brillants n'étaient pas autre chose que des globules du sang traversant les vaisseaux capillaires, rendus étincelants non pas par eux-mêmes, mais par l'irritabilité spéciale de la rétine. Ce sont comme autant de petits phosphènes dus au frottement des globules sanguins contre des éléments rétiniens très-excitables. Je me rappelai à ce sujet avoir vu dans l'œil de la grenouille la circulation totale, avec son passage des artères jusqu'aux veines, par l'intermédiaire de vaisseaux n'acceptant plus qu'un seul globule à la fois; ces globules ne se suivent pas au contact les uns des autres; au contraire ils se succèdent à des intervalles irréguliers, mais bien marqués. Or, c'est de la même manière que l'on voit les grains brillants se succéder en tous sens, les uns en ligne droite, les autres en demi-cercles, d'autres en cercles presque complets et d'autres encore qui se croisent avec les premiers, tous paraissant bien suivre des voies tracées, régulières, canaliculées, vasculaires.

Ces grains seraient donc bien les globules marquant leur sillage à travers la rétine par un point étincelant, mobile, circulant.

Ces points ne sont pas tous brillants; il en est qui sont noirs, sinon absolument, du moins à leur centre avec un contour un peu lumineux. Ils se suivent comme les brillants, sont remplacés par eux comme ils les remplacent par instants. Avec leur petitesse, on ne peut bien les analyser dans leur forme; mais il est des circonstances dans lesquelles ces mêmes points brillants ou noirs apparaissent beaucoup plus gros et susceptibles d'être bien aperçus et bien analysés. Ceux-là constituent les deux formes des perceptions globulaires que nous analysons dans ce chapitre. Voici comment on les suscite et quels sont leurs caractères

Lorsqu'on est pris d'une oppression subite, lorsqu'on se baisse vivement et qu'on garde la tête en déclivité pendant quelques instants, on voit tout à coup passer dans tout le champ visuel des perceptions qui ont le volume d'un pois ordinaire et qui sont tout à fait noires au centre et brillantes, en auréole étincelante et régulière à la périphérie. D'autres fois, chacun de ces points est brillant au centre et entouré d'un halo noir. Enfin on voit parfois un mélange des uns et des autres. Ces gros points ainsi constitués se jouent dans tout le champ visuel, de la même façon que les petits, c'est-à-dire en se suivant irrégulièrement les uns les autres et en décrivant des trajets ici rectilignes, là courbes, là circulaires, plus loin se croisant et toujours paraissant suivre les mêmes chemins tracés, c'est-à-dire circulant dans des vaisseaux.

Nous reconnaissons donc deux espèces de perceptions globulaires, les unes petites et les autres grosses, l'une constituée, comme le phosphène, par un noyau obscur et une auréole étincelante, l'autre par un noyau brillant entouré d'un anneau obscur. Je suis disposé à croire que les points de la première espèce, c'est-à-dire les petits, sont composés de la même manière, les uns à noyau noir très-prononcé avec un halo pâle autour, les autres à noyau très-vif avec halo noir autour. Mais tantôt le centre, tantôt la périphérie domine, de sorte que quand le point est très-petit c'est la teinte centrale qui le détermine. Les petits points n'ont pas tous le même volume; il y en a de très-petits et d'autres de volume moyen. C'est principalement sur ces derniers que peut porter l'examen, et, par suite, la constatation des variations de position dans les teintes du centre de la périphérie. Du reste, ces variations répondent à celles des phosphènes. On sait que selon l'étendue et la force de la pression exercée ultérieurement sur l'œil, selon la rapidité du mouvement excursif nécessaire pour le produire, selon leur position équatoriale ou antérieure, enfin selon le degré de sensibilité rétinienne, ils donnent aussi des éclats et des noirs qui peuvent être tour à tour centraux ou périphériques.

5° *Perceptions colorées.* — Je mets de côté le daltonisme; il

s'agit seulement de perceptions colorées éventuelles, passagères.
Nous avons entendu plusieurs fois des personnes souffrant habituellement des nerfs, accuser la production de teintes subites
devant les yeux ; celle-ci voit un instant tout en jaune ; celle
là voit tout en rouge ; une autre tout en bleu ou en vert. D'autres fois ces perceptions sont limitées ; elles ne sont que des
lueurs partielles, rapides, de teinte bleue le plus souvent, quelquefois vertes ou rouges. Il en est qui sont multicolores ; nous
en verrons tout à l'heure des exemples.

6° *Impressions persistantes et figurées.* — On sait depuis
longtemps qu'un certain degré d'excitabilité rétinienne procure
aux sujets, qui en sont atteints, la faculté de retenir au fond de
l'œil, pendant un temps plus ou moins long, qui est en général
de dix à soixante secondes, l'impression faite sur cette membrane par des objets ou des espaces éclairés. C'est au moyen de
ces impressions conservées sur la rétine que Wells a analysé
les inclinaisons des méridiens oculaires dans les positions plus
ou moins penchées de la tête et des yeux. Voici comment on
obtient ces impressions et quels sont leur caractères.

Si l'on fixe le regard sur un objet éclatant par réflection, par
miroitement, ou vers un espace entr'ouvert sur une vive lumière, par exemple, vers une fenêtre ou dans l'entrebâillement
d'une porte, ou vers une lucarne lorsqu'il y a des vives lumières derrière, la rétine reçoit la forte impression que causent ces
éclats ; si l'on détourne alors le regard pour le reporter sur un
écran d'une teinte atténuée, et mieux vers l'obscurité, on revoit
devant soi l'éclat et la forme de l'objet et de l'espace qui ont
fait impression. Les personnes douées ou affectées de cette sensibilité rétinienne, délicates et habituées à observer et à analyser ces phénomènes, les aperçoivent de suite, même lorsqu'ils
résultent d'impressions latérales, et elles s'en rendent très-bien
compte. Cette disposition à s'impressionner ainsi n'est pas
constante ; elle varie d'énergie avec des circonstantes de la vie
individuelle. En général, c'est le matin, dès le réveil, qu'elle
est la plus accentuée ; encore, à la suite d'un travail assidu et
fatigant des yeux ; tout autant après une exposition un peu

prolongée à l'obscurité ou à des vives lumières. Dans ces conditions on voit, après la fixation de l'objet éclairé, une fenêtre
par exemple, celle-ci se représenter contre ces murs avec les
carreaux, les barres de séparation des vitres et l'encadrement ;
si c'est un espace linéaire, comme l'entrebâillement d'une
porte, il est représenté sous la forme d'une ligne reportée contre un écran, une muraille, ligne qui suit les inclinaisons de
la tête.

La teinte de ces impressions persistantes est le plus souvent
celle de l'espace, ou de l'objet éclairé dont on a obtenu la représentation par fixation intense ; ainsi elle est blanche pour une
fenêtre éclairée au grand jour ordinaire ; elle est d'un jaune vif
pour les vides éclairés par du soleil ; elle est rouge ou bleue
quand on a fixé un objet ou un espace d'un rouge ou d'un bleu
éclatant.

Mais quelquefois cette teinte est d'un rouge plus vif que la
lumière qui l'a fournie ou autre que celle du foyer lumineux
qui lui a donné naissance ; par exemple, elle est bleue, ou irisée pour l'image d'une fenêtre sans qu'il y ait de la part des
autres éléments anatomiques ou des sécrétions de l'œil, rien qui
serve à provoquer des variations ou des teintes uniformes.
Il arrive qu'elle est tout à fait noire, ou de teinte chocolat
foncé.

Ces impressions ont non-seulement le caractère de persister,
mais encore celui de retenir la forme des objets ou espaces
éclairés qui les ont procurées. Nous allons en voir qui n'ont
plus autant ce dernier caractère, mais surtout le premier.

7° *Impressions persistantes non figurées.* — Lorsqu'on regarde
pendant quelques secondes un foyer de très-vive lumière, telle
que celle d'un éclairage électrique, celle de la réflection du soleil sur une surface polie, sur un miroir, et qu'on reporte son regard sur un écran, on est tout surpris d'y apercevoir, au centre
visuel exact ou un peu en côte de la macula, une image qui rappelle la forme du foyer lumineux ou du rayon réfléchi, mais
sans en avoir le dessin exact et qui offre différentes teintes.
Pour moi le centre est d'un vert bien accentué et le contour est

d'un rouge violacé. Si je cligne, le centre tourne au bleu clair
très-éclatant et le contour s'accentue dans sa teinte rouge. Cette
impression se transporte avec le regard. Elle est centrale quand
le foyer lumineux a été fixé directement ; elle est un peu laté-
rale quand il n'a pas été fixé, mais seulement regardé par son
voisinage ; rarement elle est périphérique, ou plutôt il est rare
de l'apercevoir à la périphérie, à cause du peu d'intensité de
l'impression dans les localités équatoriales, et de l'attention
extrême qu'il faut porter sur elles pour les reconnaître et les
analyser. Elle est plus vive quand elle est centrale et elle va en
se dégradant à mesure qu'elle est plus périphérique. Elle va
également en se dégradant à mesure de sa durée ; les deux
teintes du début se fondent et tournent au vert tendre, puis au
rose un peu fané, puis au jaune ; au bout de quelques minutes
l'impression disparaît. Elle a, du reste, une durée en rapport
avec celle de l'exposition au foyer lumineux, avec la susceptibilité rétinienne, avec sa position plus ou moins voisine du centre, enfin avec l'attention qu'on apporte à la distinguer. Lorsque
l'exposition du foyer a été bien centrale, de longue durée et très-
vive, l'impression est noire au début, et non colorée ; mais elle
ne tarde pas à se convertir et à se diviser en deux teintes ainsi
que nous l'avons indiqué plus haut.

J'ai dit, tout à l'heure, que le clignement a pour résultat de
changer la teinte centrale de cette image. Or, le clignement
modifie la longueur de l'œil, par conséquent la réfraction, et
change le point de la rétine sur lequel l'impression se fait.
D'après cela, j'étais disposé à penser que nous possédions, conformément à la théorie de mon ami Galezowski, des couches
successives impressionnables pour les différentes couleurs.
Partant de là, je présumai que l'opposition des verres concaves
ou convexes, éloignant ou rapprochant le foyer de l'image, aurait pour résultat d'en modifier les teintes selon que ce foyer se
ferait à des hauteurs différentes sur les cônes et les bâtonnets.
L'expérience n'a pas confirmé cette prévision. Avec quelques
verres que ce fût, j'ai toujours eu les mêmes teintes. Je n'ai
donc pas pu fournir un appoint à l'explication des perceptions

colorées par les propriétés des cônes et bâtonnets à leurs différents étages de hauteur.

8° *Vertiges.* — L'exercice normal de la vision donne quelquefois lieu à un vertige qui consiste en un tournoiement des objets, une sensation pénible dans la tête et une nauséeuse vers l'estomac. Ce vertige se produit tantôt par le simple fait du regard chez des personnes convalescentes, fatiguées, anémiques, névropathiques, tantôt par la tension et la fixation continuées du regard à propos de quelque travail d'application. Il est aussi ressenti en présence de très-vives lumières et surtout dans le passage brusque de l'ombre à la lumière. Il accompagne encore la photophobie, les spasmes passagers des muscles.

Le vertige apparaît aussi lors qu'on se trouve en présence d'objets doués d'un mouvement rapide, faisant face ou circulaire, comme quand on est au milieu d'une danse en rond ; ou encore quand on tourne soi-même avec quelque rapidité et une certaine constance. Il frappe certaines personnes, tout à coup, placées devant un précipice ou seulement devant une grande profondeur. En mer, il atteint plus vite et plus fortement les personnes qui fixent les mouvements des vagues et ceux du navire. Les vertiges ne sont pas exclusivement oculaires ; mais la vision y a une bonne part, car on les éprouve beaucoup moins la nuit, ou dès qu'on ferme les yeux.

Je termine ici cette étude sur les petits phénomènes et troubles oculaires. Je crois en avoir assez dit pour qu'on en reconnaisse bien la nature ainsi que leurs causes différentes et pour que l'on évite de leur donner une signification très-inquiétante lorsqu'ils ne se rattachent pas à des altérations bien constatées des organes visuels ou des centres nerveux.

D' F. CUIGNET.

# TROUBLES VISUELS
# DANS L'INTOXICATION SATURNINE

**Par le Dr Galezowski.**

## ARTICLE PREMIER.

### DE L'ACTION TOXIQUE DU PLOMB EN GÉNÉRAL.

L'action du plomb sur notre organisme est très-variable ; soit qu'on veuille l'envisager au point de vue de son effet toxique ou général, soit que l'on cherche à l'apprécier au point de vue de la durée de son emploi et des tissus sur lesquels il agit.

On sait combien est salutaire l'action de certaines préparations plombiques dans le traitement des plaies et combien on retire d'effets salutaires des collyres d'acétate de plomb dans le traitement de certaines ophthalmies rebelles, néanmoins l'action de ces mêmes préparations peut devenir nuisible dans certaines conditions particulières de l'œil et de l'organisme.

L'intoxication de l'économie par l'absorption et la pénétration directe dans le sang des éléments métalliques constituent un danger réel pour certains organes ; souvent l'état pathologique qui en résulte peut compromettre jusqu'à l'existence elle-même de l'individu.

Le plomb et ses combinaisons salines, lorsqu'ils sont introduits dans l'organisme par n'importe quelle voie, passent dans le sang et y restent accumulés sous différentes combinaisons chimiques. C'est par le sang que ce poison se trouve transporté, soit dans les muscles, soit dans le foie ou les reins, soit enfin dans le système cérébro-spinal et y provoque des désordres plus ou moins graves, qui constituent toute une classe des maladies saturnines.

D'après Renaut (1), deux ordres de phénomènes se passent alors dans l'organisme : 1° le composé métallique mêlé au sang est en partie éliminé par des émonctoires quelconques ; 2° une certaine portion du métal se fixe dans l'intimité des tissus et va y constituer une réserve, où s'emmagasine le poison.

Le plomb s'introduit dans l'organisme par des voies très-variées.

On sait aujourd'hui qu'on peut être empoisonné par le plomb en buvant de l'eau qui passe par les tuyaux de plomb. On est empoisonné par le plomb lorsqu'on manie la céruse et le minium.

Les peintres en bâtiments, qui ont constamment leurs mains couvertes de la couleur blanche de céruse, absorbent plus que les autres ce métal. J'ai vu des femmes empoisonnées par le plomb en se servant de la céruse pour blanchir les dentelles. Un médecin, cité par Tanqueulles-Planche, a vu son organisme saturé par le plomb, après avoir dormi quelque temps dans une chambre nouvellement peinte.

Le tableau synoptique qui a été rédigé par Renaut, dans sa thèse d'agrégation, montre, en effet, que cette intoxication peut se produire d'une manière accidentelle dans des cas très-nombreux, où on n'aurait pu jamais soupçonner la présence de plomb, vu que ce métal n'avait été employé que d'une manière accidentelle et minime.

On a vu des empoisonnements à la suite d'absorption des cidres et des bières clarifiés par la litharge ; du thé et du chocolat conservé dans des feuilles ou des boîtes de plomb, ou bien la céruse employée pour saupoudrer les plaies, et même par les injections vaginales et interpalpébrales des solutions à l'acétate de plomb plus ou moins concentrées.

Les fards, les cosmétiques de toutes sortes, les teintures des cheveux peuvent contenir une plus ou moins grande quantité des sels de plomb et devenir la cause d'une intoxication.

M.    Dr Noël Guéneau de Mussy, m'a cité un fait très-inté-

---

(1) Renaut. *De l'intoxication saturnine chronique*. Paris, 1875.

ressant, se rapportant à une famille tout entière, soignée par Vigla pour des coliques saturnines; ces accidents toxiques ont été occasionnés par l'usage des fards en céruse.

En présence de la facilité excessive d'absorption que présente ce métal, il importe d'examiner avec le plus grand soin tous les faits qui, de près ou de loin, peuvent contribuer au développement des différentes affections toxiques, et en particulier des affections oculaires

Parmi les différents organes qui subissent une influence pernicieuse du poison saturnin, l'œil occupe incontestablement une des premières places : on y remarque des désordres provenant de l'action topique des préparations plombiques ; dans d'autres cas, ce sont des amblyopies et des amaurosesqui sont le résultat de l'intoxication saturnine.

· Selon nous, il existe quatres formes différentes d'altérations de la vue :

1° Incrustations plombiques sur la cornée et la conjonctive;

2° Névrites optiques suivies ou non d'atrophie papillaire;

3° Rétinite albuminurique ;

4° Paralysies des muscles droits de l'œil.

Nous examinerons successivement chacune de ces affections.


## ARTICLE II.

### INCRUSTATIONS PLOMBIQUES DE LA CORNÉE ET DE LA CONJONCTIVE.


L'emploi des collyres qui contiennent dans leur solution des sels de plomb présente un danger sérieux pour l'œil, toutes les fois que la cornée ou la conjonctive se trouvent ulcérées à leur surface. Le plomb amorphe se précipite alors dans toute l'étendue de l'ulcération, et il y est bientôt recouvert par une pellicule épithéliale qui empêche son expulsion.

Stœber, Cunier et Desmarres avaient décrit ces taches métalliques et ils ont indiqué les procédés opératoires pour les enlever.

Pour ma part, j'ai rencontré ces taches chez cinq de mes

malades, dont deux subirent l'opération, et j'ai eu plusieurs fois
l'occasion d'observer des faits de même genre à la clinique du
Dr Desmarres père.

Les taches plombiques de la conjonctive se rencontrent moins
souvent; elles n'ont point d'influence sur la vue et sont presque
toujours le résultat de l'emploi de la poudre d'acétate de plomb
neutre en insufflation sur les conjonctives granuleuses.

*Signes distinctifs des taches plombiques.* — Elles se présentent ordinairement sous la forme d'une opacité blanche crayeuse,
blanche nacrée et avec des contours bien tranchés. Il est un
fait constant, que ces taches se recouvrent très-rapidement
d'une espèce de pellicule épithéliale, ce qui les rend complètement luisantes à la surface.

Dans un examen microscopique d'une de ces pellicules
blanches, enlevées par M. Desmarres père, le professeur Robin
avait trouvé des altérations très-caractéristiques, dont voici les
détails :

« Le produit examiné était constitué d'une épaisse couche
d'épithélium pavimenteux, qui, ainsi que cela s'observe souvent
pour les substances organisées, combinées avec les matières
métalliques, offre une coloration blanche par la lumière réfléchie,
et noire ou brun à la lumière transmise sous le microscope. »

Les taches métalliques ne présentent de gravité qu'autant
qu'elles occupent la partie centrale de la membrane transparente;
à la périphérie, en effet, de la cornée, nous la voyons persister
pendant des années entières sans exposer l'œil à aucun accident.
Tout au contraire, celles qui se trouvent en face de la pupille
sont très-gênantes pour la vue, et exigent une intervention
chirurgicale.

*Traitement.* — La disparition des taches plombiques ne
peut pas être obtenue par aucun moyen thérapeutique, et on est
forcé de recourir à un procédé opératoire, qui consiste à faire
une ablation de ces incrustations.

Cunier avait enlevé de nombreuses taches de plomb et de zinc
de la cornée, et, à cet effet, il a imaginé un instrument assez
ingénieux.

Desmarres père préfère de gratter ou racler la cornée à l'endroit incrusté, en se servant du couteau triangulaire de Baër.

Je me sers du même instrument, avec cette seule différence qu'au lieu de faire le grattage j'engage de prime abord le couteau à plat sous la pellicule opaque, et je le fais glisser, peu à peu, entre la membrane opaque et la cornée transparente jusqu'à ce que toute la pellicule se trouve ainsi détachée.

L'opération en elle-même n'est nullement difficile; la pellicule incrustée est tellement dure et résistante, qu'elle se laisse généralement décoller toute d'une pièce, et, chose étonnante, la plaie qui en résulte est unie, luisante, et se cicatrise parfaitement sans laisser de trace et sans amener de nouvelle opacité.

Le fait suivant est tout récent ; il se rapporte à un de mes malades de la clinique, qui a eu la cornée brûlée par un acide, et qui a eu ensuite des dépôts plombiques dans toute l'étendue de la brûlure après avoir employé un collyre à l'acétate de plomb.

OSERVATION. — *Brûlure de la cornée — Dépôt de plomb. — Ablation de la pellicule. — Guérison.* (Observation recueillie par M. Despagnet.) — M. C..., Félix, 23 ans, cocher, eut la cornée gauche brûlée par quelques gouttes d'esprit de sel (acide chlorhydrique) qui lui avaient jailli dans l'œil. L'accident arriva le 31 décembre 1876, à l'époque où il se trouvait à la campagne avec ses maîtres. La brûlure occupait les deux tiers inférieurs de la cornée et avait amené une ulcération de toutes ses parties. Le médecin de l'endroit prescrivit divers collyres et, avec l'un d'eux, une solution de sous-acétate de plomb, le malade devait baigner son œil. Après plusieurs lotions, il en résulta un dépôt de plomb sur toute l'étendue de l'ulcère, dépôt qui devint adhérent, et forma un large leucome qui opacifia toute la cornée, à tel point que le malade ne pouvait plus se conduire de cet œil. Le 12 février 1877 il se présente à la consultation.

*Etat actuel.* — La cornée est blanche. L'inflammation consécutive à la brûlure a beaucoup diminué d'intensité, mais

elle existe toujours, légère mais continue, étant entretenue par
le dépôt en plomb qui fait l'office de corps étranger. On prescrit d'une part les instillations d'atropine, pour diminuer l'inflammation, et d'autre part des bains de l'œil avec une solution
d'iodure de potassium, de manière à former l'iodure de plomb
qui est soluble. La tache diminua sensiblement pendant tout
le temps que dura le traitement, mais la couche était trop
épaisse et le plomb trop adhérent à la cornée pour qu'il dispa-
rût complètement, et il fallut se décider à faire l'ablation de la
pellicule blanche plombique qu'on pratiqua le 12 avril 1877.

L'opération, qui fut très-douloureuse, se pratiqua le plus
simplement possible. Après avoir détaché avec le couteau un
des bouts du leucome, on le prit avec la pince, et disséquant
tous les bords, on l'enleva d'une seule pièce, exactement comme
une écaille de poisson. Les résultats furent immédiats, le malade recouvrait immédiatement la vue de cet œil. Il restait
cependant un léger trouble de la cornée. On prescrivit une goutte
de glycérine anglaise en instillation ainsi que des gouttes d'atropine. Le lendemain on constata une légère inflammation; l'injection péri kératique est assez prononcée ; on continue les compresses d'eau froide sur l'œil et que l'on a déjà appliquées la
veille.

L'inflammation diminue peu à peu et le 20 avril elle est très-
légère, la cornée s'éclaircit, on continue seulement les gouttes
d'atropine. Le malade a déjà repris ses occupations depuis
2 jours.

Le 1er mai le résultat est aussi satisfaisant que possible. La
cornée tout entière est transparente, hormis un point situé à
la partie inférieure, un peu au-dessous du diamètre horizontal,
ou à cause de l'irritabilité du malade on dut, le jour de l'opération, laisser une parcelle de plomb. On continue l'atropine et
l'on reprend les lotions à l'iodure du potassium.

Le 25 mai le malade est complètement guéri. Son acuité
visuelle est de 4/5.

# ARTICLE III.

L'intoxication saturnine chronique peut se traduire par des phénomènes nerveux, de tremblements dans tous les muscles. Ces derniers peuvent rester à l'état permanent pendant de longues années comme le tremblement mercuriel, puis, sous l'influence des causes plus ou moins variées, le malade peut être pris d'accidents nerveux graves qui se traduiront chez les uns par des coliques saturnines, lors même que ces individus ne travaillent plus dans le plomb ; chez d'autres on verra apparaître des phénomènes nerveux d'encéphalopathies ; chez d'autres, enfin, ce seront des troubles visuels plus ou moins sérieux qui auront lieu.

D'après Renaut (1) la cause prochaine de ces accidents et surtout de la colique de plomb serait la présence d'une réserve de ce métal dans le tube digestif lui-même, et une action de ce métal sur les tuniques musculaires éminement sensible. D'après ce même auteur, tant qu'un saturnin chronique est soumis à l'action de plomb, il peut contracter la colique, soit parce que le métal, à un moment donné, est absorbé surabondamment, soit parce que l'équilibre entre l'apport du plomb et son élimination journalière est rompue d'une autre façon, par exemple, par le passage dans le sang d'une partie de la réserve plombique, ou par la suppression totale ou partielle de l'élimination régulière de ce métal.

Ces accidents d'intoxication spontanée peuvent survenir aussi, comme le remarque très-justement M. Renaut, à la suite de l'absorption de l'alcool en grande quantité ; l'élimination régulière du plomb serait entravée par celle de l'alcool introduit, ce

---

(1) Renaut. *De l'intoxication saturnine chronique*. Paris, 1875, p. 71.

qui donne naturellement lieu à un excès du plomb dans le sang, d'où les accidents toxiques.

Tanquerel et d'autres auteurs ont rapporté des faits qui ne peuvent laisser de doute à ce sujet. Une observation de M. Renaut est on ne peut plus concluante. Un ouvrier a travaillé longtemps à la céruse sans accidents aigus ; il cesse son travail et au bout de plusieurs semaines, à la suite d'un excès de boisson, il est pris de colique saturnine.

Si la colique de plomb peut survenir chez les saturnins à la suite des excès alcooliques, il est encore plus intéressant de savoir que les mêmes conditions peuvent amener des troubles visuels tout particuliers, qui ne ressemblent ni à l'une, ni à l'autre de ces causes toxiques isolées.

Il résulte de la combinaison de ces deux poisons une sorte d'amblyopie spéciale, dont le diagnostic pourrait présenter des difficultés très-sérieuses.

En voici un fait de ce genre qui vient de se présenter à mon observation à ma clinique et dont les détails ont été recueillis par M. le docteur Ducellier, médecin-major à la Garde Républicaine.

OBSERVATION. — M. M..., âgé de 36 ans, débitant de boissons et marchand de couleurs pour la peinture en bâtiments, se présente à la consultation le 1er juin 1877, et il est inscrit au n° 33,338 du livre d'observations. Ses antécédents pathologiques sont compliqués ; dès sa jeunesse, il a tremblé des mains et des bras ; il assure que ses parents et grand'parents ont présenté les mêmes symptômes. Depuis l'âge de 11 ans, il a commencé à travailler dans le blanc de céruse, et depuis cette même époque il a été atteint d'attaques d'épilepsie qui ont augmenté de fréquence d'année en année, au point que vers dix-sept et dix-huit ans il tombait trois fois par jour en moyenne ; elles ont diminué depuis leur traitement et ne paraissent maintenant que une ou deux fois par jour sous l'influence de contrariétés.

Il a commencé son commerce il y a dix ans et s'est adonné aux boissons alcooliques y compris l'absinthe, sans aucune retenue. Il a ajouté à ce commerce de boissons celui de marchand de couleurs il y a quatre ans, et deux ans après les tremblements des mains et des avant-bras ont augmenté fort notablement, ce qui permet de supposer une intoxication par le plomb, en raison des coliques avec constipation dont il se déclare atteint depuis lors. Pas de liseré noir des gencives. L'alcool, le plomb, l'absinthe ne lui suffisant pas, il a abusé du tabac dont il fume un paquet par jour, environ quinze pipes, et le café qu'il boit par litres. Mais il a jugé prudent de fumer moins, pour ne pas abuser de tout, et ne fume plus que très-peu. Il n'hésite pas attribuer ses tremblements à l'intoxication par le plomb ; ils ont augmenté beaucoup deux ans après qu'il commença à manipuler la céruse.

Il y a vingt-cinq jours il éprouva en se levant un trouble très-marqué de la vue et crut à du brouillard ; les deux yeux étaient également pris ; le symptôme augmenta notablement surtout ces trois derniers jours et il se décida à consulter. Il éprouve de violents maux de tête, des hallucinations la nuit, il a des vertiges très-fréquents.

Il lit jusqu'au numéro cinq à un pied de distance. Il distingue les couleurs vives, mais confond les couleurs pâles, et surtout le violet et le bleu. Le violet lui paraît gris clair. L'état de réfraction de l'œil est normal.

L'ophthalmoscope ne révèle que la turgescence des veines de la rétine. Quant aux artères, elles m'ont paru irrégulièrement contractées, et il existe par places comme de légères ampoules. En général, les branches principales sont très-peu volumineuses, et se trouvent dans un état de contraction spasmodique.

Cette observation présente des points de diagnostic très-difficiles, et notamment le tremblement des membres qui date depuis son enfance et les accidents épileptiformes. Mais si on compare cette observation avec celles d'encéphalopathies saturnines, entre autres celles de Tanquerel, Grisolle, Renaut et Lancereaux, on voit que l'intoxication plombique est capable, à elle seule, de provoquer des accidents de ce genre. Mais si on ajoute à cela l'alcoolisme et le nicotisme, auxquels le malade était sujet, on comprendra que ces accidents ne pouvaient que prendre une extension plus grande, et c'est ce qui a, en effet, eu lieu.

Le trouble de la vue, que notre malade accuse, n'a rien de commun avec l'amblyopie alcoolique. Il suffit de se rapporter au chapitre premier de ce travail, que nous avons consacré aux amblyopies alcooliques, pour se convaincre qu'entre les symptômes accusés par notre malade, et ceux qu'éprouvent habituellement les buveurs, il n'y a rien de commun. Je crois donc plus juste de rapporter cette amblyopie de même que le tremblement des membres à l'intoxication saturnine.

Quant au tremblement des membres, il m'a paru se rattacher beaucoup plus à l'intoxication saturnine qu'à l'alcoolisme. C'est un tremblement permanent semblable à celui de la paralysie agitante, mais sans la généralisation à la tête.

Les auteurs modernes ont souvent nié son existence, mais les anciens l'ont signalée, et parmi les modernes Lafont en a même donné la description des signes distinctifs. Selon lui, ils augmentent par la fatigue et apparaissent avec plus d'intensité à la fin de la journée. Ce tremblement débute souvent par les membres thoraciques, restant unilatéral et localisé du côté droit. M. Binon, interne à Saint-Antoine, m'a dit qu'il avait vu à la fin du mois de mai 1877 un saturnin dans le service de M. Lancereaux qui présentait un tremblement de ce genre.

Quant à la nature de l'amblyopie qu'accuse notre malade, elle peut être expliquée par deux causes :

D'une part, il y a un affaiblissement de l'acuité visuelle par une intoxication saturnine ayant agi sur le centre optique et sur la rétine, que l'ophthalmoscope ne nous revèle point; de l'autre côté, le muscle accommodateur se trouve dans un état de tremblement comme tous les autres muscles, ce qui fait que le regard n'est pas fixe, et les objets paraissent mal définis et très-peu précis.

Le docteur Renaut rapporte dans sa thèse plusieurs observations qui lui ont été communiquées par le professeur Vulpian; quelques-uns de ces malades accusaient des troubles visuels passagers, qui étaient probablement de même nature et quoique l'examen ophthalmoscopique ne soit pas signalé dans l'observation, il est plus que probable qu'il n'y avait point de lésion dans les membranes internes de l'œil, la vue ayant été complètement rétablie au bout de peu de temps.

Voici un court résumé de l'une de ces observations (1).

OBSERVATION. — *Communiquée par M. Vulpian.* — *Coliques saturnines.'— Paralysie des extrémités.* — *Troubles passagers de la vue.* — Dejouenne, 59 ans, peintre, entré le 14 octobre 1874, salle Saint-Raphaël, n° 16, service de M. Vulpian. Le frère du sujet travaillait déjà dans le plomb; il a eu vers la fin de sa vie la langue paralysée, en outre, son intelligence avait tout à coup décliné. Quant au sujet lui-même, il s'est toujours bien porté jusqu'à l'âge de 15 ans où il prit le métier de peintre-vernisseur. En 1851, il fut atteint d'une première colique de plomb. Vers 1855, il eut une légère paralysie de la main droite. En 1873, il a eu, pour la deuxième fois, des coliques, qui ont été suivies d'une légère paralysie de la main droite. En 1875, il fut repris de douleurs et de lassitude dans les membres et puis de nouvelles coliques.

Sa mémoire a beaucoup baissée, le teint est jaunâtre, les conjonctives sont saines. On trouve sur les gencives le liseré plombique manifeste.

*Organe des sens.* — L'ouïe est normale ; la vue a été dans ces jours derniers très-trouble; le sujet ne pouvait pas distinguer les personnes, même à une faible distance ; maintenant ce trouble de la vue paraît avoir disparu. Il peut distinguer les numéros des lits qui sont de l'autre côté de la salle. Les pupilles sont très-contractées.

Le malade remarque des tremblements dans le bras et surtout à droite, pendant les mouvements volontaires.

Cette observation est intéressante à plusieurs points de vue: d'abord, le père et le fils ont été atteints d'accidents saturnins, comme cela avait lieu aussi chez mon malade; ensuite le malade

(1) Renaut. *Intoxication saturnine*, p. 145.

a eu des tremblements dans les membres et des troubles visuels passagers, ce qui est probablement dû aux spasmes artériels.

Duplay (1), dans son travail sur les amauroses saturnines, rapporte deux observations d'amblyopie et d'amauroses passagères, et il est très-probable qu'il ne s'agissait là aussi que d'une simple amblyopie nerveuse, sans aucune lésion apparente des membranes oculaires, ce qui explique le rétablissement complet et très-rapide de la vue.

Le malade de la première observation rapportée par Duplay était resté aveugle pendant quinze jours et il a ensuite recouvré complètement la vue. Celui de la deuxième observation, qui était dans le service de Rayer, a été pris d'une amblyopie et puis d'une amaurose, après une attaque de coliques, et voici dans quelles circonstances :  .

« Le 21 janvier 1832, il y a une amélioration très-notable des « coliques, mais, quelques instants après la visite, nouvelles « coliques qui arrachent des cris au malade. Tout-à-coup il « cesse de distinguer les objets qui l'environnent. Au bout de « très-peu de temps il ne perçoit même plus la lumière. Le soir, « il survient tout-à-coup un accès épileptiforme. Le 22, le malade « est assoupi ; on le réveille avec peine ; il répond lentement et « avec mauvaise grâce aux questions qui lui sont adressées ; la « vue n'est pas revenue ; les yeux sont fixes, les pupilles dilatées. « Le soir, l'état du malade est complètement changé, il répond « bien à tout ce qu'on lui demande. L'œil a perdu sa fixité ; la « pupille offre des alternatives de dilatation et de resserrement ; « le malade peut distinguer les objets qui l'entourent, mais il « les aperçoit à travers une espèce de brouillard. Le 23, aucun « nouvel accident, la vue est nette. »

Ainsi donc, dans ces deux cas, la vue s'était perdue brusquement, mais chez le premier malade elle n'est revenue qu'au bout de quinze jours, tandis que chez le second l'amaurose n'a duré que quelques heures, un jour tout au plus. Cette cécité ne pouvait donc être que de nature nerveuse ou provoquée par une

---

(1) Duplay. *De l'amaurose, suite de la colique de plomb* (*Archives générales de médecine*, mai 1834, II⁰ série, t. V, p. 5.

sorte de spasme des vaisseaux, et l'ophthalmoscope n'aurait rien révélé dans ces cas.

La même chose devait avoir lieu dans l'observation suivante, rapportée par Rau (1) et où l'examen ophthalmoscopique n'a pas été pratiqué :

Le Dr Rau a été appelé auprès d'une femme âgée de 57 ans, pour une cécité qui lui était survenue subitement, d'abord dans un œil, et le lendemain dans l'autre.

Rau trouva les deux pupilles dilatées d'une manière considérable, à peine voyait-on l'iris.

Des purgatifs ont amené une amélioration prompte. Au bout de quatre jours les pupilles sont devenues plus étroites. Le Dr Rau a appris, à ce moment, que la malade, qui avait les cheveux gris, se teignait avec une sorte de cirage noir, dont elle mettait une certaine quantité sur la tête qu'elle s'enveloppait entière avec un mouchoir. Cette teinture contenait une grande quantité de préparations plombiques et le trouble de la vue ne pouvait être attribué qu'à l'intoxication saturnine qui s'en était suivie.

ARTICLE III.

NÉVRITE OPTIQUE SATURNINE.

L'intoxication saturnine amène, dans un certain nombre de cas, des accidents oculaires beaucoup plus graves que ceux que nous avons examinés jusqu'à présent.

Ce sont, notamment, des altérations organiques des organes visuels, soit des centres optiques, soit des membranes nerveuses du globe oculaire.

Parmi ces affections, la névrite optique saturnine doit occuper la première place.

Elle a été déjà observée nombre de fois, entre autres par

---

(1) Rau. *Amaurose* durch Farben der Kopfhaare mit einem bleihaltigen Mittee. (*Archiv. Ophth.* Bd I, Abth. II, p. 205.

Hutchinson (1), Ed. Mayer (2), Schneller (3). Pour ma part, j'a:
eu l'occasion d'observer un cas d'atrophie papillaire qui était
aussi consécutive à une névrite optique et dont je rapporte. plus
loin les détails,

Saelberg Wells déclare avoir vu aussi un cas où l'intoxication plombique avait amené une cécité absolue avec atrophie de
la papille par névrite optique.

Mais les faits les plus concluants et les mieux décrits sont
ceux de Hutchinson ; les observations sont accompagnées de
très-belles planches en chromo-lithographie ; c'est donc à ces
faits surtout que nous nous rapporterons dans notre étude sur
la névrite saturnine.

*Symptomatologie.* — Cette affection atteint le plus souvent et
d'une manière brusque les deux yeux, tantôt pendant les crises
des coliques, tantôt à la suite des accidents épileptiques et de
toute autre forme d'encéphalopathie saturnine.

Les sujets jeunes paraissent, de préférence, prédisposés à ces
sortes de névrites.

La maladie du nerf optique est habituellement précédée pendant plusieurs semaines de maux de tête sourds, gravatifs.
Peu à peu, les malades s'aperçoivent qu'un de leurs yeux est
devenu plus faible que l'autre, ou bien que les deux yeux sont
également et en même temps affaiblis.

L'affaiblissement de la vue suit une marche progressive très-
apide, à tel point que deux mois suffisent pour amener une
cécité absolue, et l'atrophie de la papille en est la conséquence.

A l'examen ophthalmoscopique, la névrite optique ne diffère
pas beaucoup de celles que nous observons dans les méningites
ou dans les tumeurs cérébrales ; peut-être trouve-t-on moins
d'engorgement veineux et d'étranglement du nerf optique, surtout pendant la première période de la maladie.

---

(1) Hutchinson. On Lead poisoing as a cause of optic neuritis (*Ophth.*
*Hosp. Rep.*, 1871, p. 6.)

(2) Mayer. *Union médicale,* 1868, 3e série, vol. V, p. 982.

(3) Schneller. *Klin. Monatsblatt,* 1871, p. 240.

Chez un malade de Hutchinson, les symptômes de stries vei-
neuses étaient pourtant arrivés à tel degré qu'il s'en est suivi
des épanchements sanguins rétiniens. Voici, du reste, l'observation en question :

OBSERVATION *rapportée par Hutchinson* (résumée). — Une
jeune femme, âgée de 19 ans, travaillait pendant deux ans à la
fabrique de céruse, sans prendre de précautions d'aucune sorte.
Pendant les derniers quatre mois, elle éprouva quelques accidents, pour lesquels elle était admise à l'hôpital. A l'examen, on
a constaté chez elle une paralysie des extenseurs et des coliques
de plomb très-accentuées. Ces accidents ont été guéri promptement, mais elle retourna à la fabrique. Peu à peu elle commença
à souffrir de maux de tête et n'y faisait point attention. Bientôt
la vue s'est aussi affaiblie d'une manière très-sensible, et lorsqu'elle rentra à l'hôpital, Hutchinson a constaté une cécité
complète avec névrite optique et de nombreuses apoplexies
rétiniennes.

Les observations de Hutchinson, de Schneller et de Mayer
démontrent d'une manière indubitable, que la névrite optique
est une affection grave, progressive et qui ne s'arrête sous l'influence d'aucun traitement ; dans tous les faits qui sont connus
dans la science, elle s'est terminée par une atrophie des papilles,
même, alors que, comme chez la malade de Hutchinson (Obs. I),
les accidents nerveux, les coliques et tous les phénomènes
d'encéphalopathies saturnines ont guéri, la vue s'est définitivement perdue.

Quelle raison peut-on donner à cette issue fatale de la névrite
optique. Faut-il admettre, avec Schneller et Renaut, l'existence
d'altérations idiopathiques du nerf optique dans sa portion
papillaire, ou l'affection provient-elle plutôt d'une altération des
centres optiques, dans la substance cérébrale, altérations produites par des dépôts plombiques, comme cela a été observé dans
des différentes portions de la moelle épinière et de la substance
cérébrale elle-même, par Lanceraux, Dumontpellier, Renaut,
Vulpian.

Selon moi, c'est cette dernière explication qu'on devra donner à la névrite optique, qui n'est en elle-même que la conséquence de la transformation du tissu nerveux, imprégné des sels saturnins et, le plus souvent, des sels sulfuro-plombiques.

Comme conséquence naturelle et nécessaire de ces lésions, on voit se développer d'abord une névrite optique, la papille subit un étranglement complet, la circulation artérielle s'arrête, le sang ne peut plus arriver à sa surface et on a, comme conséquence plus ou moins rapprochée, une atrophie de la papille.

Les atrophies saturnines de la papille ne se développent jamais autrement que d'une manière secondaire et comme une conséquence de la névrite optique. Et ici nous ne partageons pas les idées de Horner, quand il dit que dans une amaurose saturnine toute inflammation peut faire défaut, et qu'on aura alors une atrophie essentielle du nerf optique. Tous les faits connus jusqu'à présent sont contraires à cette assertion.

Quant à ce qui me concerne personnellement, j'ai eu l'occasion d'observer un seul fait d'atrophie de la papille chez une fille atteinte d'une intoxication saturnine et qui a perdu la vue. Lorsqu'elle est venue me voir, elle présentait déjà une atrophie des papilles avec des traces d'infiltration séreuse péri-papillaires. Ces atrophies, en effet, comme je l'ai démontré le premier, conservent toujours un certain degré d'exsudation blanche organisée et qui, en se confondant avec les bords de la papille elle-même, lui impriment une apparence diffuse et irrégulière.

Le fait que j'ai eu l'occasion d'observer moi-même, et dont je rapporte plus bas les détails, se rapportent à une intoxication plombique survenue chez une ouvrière en dentelles

On sait que les *ouvrières en dentelles* sont occupées constamment à mettre les dentelles entre deux feuilles de papier de céruse pour une blancheur nécessaire. Ce papier, que l'on appelle *blanc d'argent*, est couvert à sa surface d'une couche épaisse de la poudre de céruse, et les ouvrières sont obligées, par frappage, d'imprégner la dentelle de la poudre de céruse, et c'est ainsi que ce poison peut être absorbé par les mains, les poumons, etc.

Voici cette observation :

. OBSERVATION. *Atrophie des papilles par névrite optique, suite d'intoxication saturnine.* — Madame B..., âgée de 25 ans, est amenée à ma clinique, le 12 septembre 1866, dans un état de cécité complète ; c'est à peine qu'elle reconnaît le jour de la nuit. Sa santé générale est actuellement assez satisfaisante, mais elle travaillait au blanchissage des dentelles, depuis l'âge de 8 ans, et déjà vers l'âge de 18 ans elle a commencé à ressentir des malaises généraux, suivis bientôt d'une première attaque de coliques saturnines. Ces coliques étaient suivies d'accidents d'encéphalopathie, tels que vomissements, hémiplégie droite et difficulté de la parole, qui ne cessèrent qu'au bout de six mois. Pendant la convalescence, elle fut prise de diplopie, qui a duré six semaines ; cette dernière a été suivie bientôt d'un affaiblissement très-rapide de la vue de l'œil droit, et puis du gauche. Le traitement qu'on lui fait subir par l'iodure de potassium et les bains sulfureux n'a eu aucune influence sur la vue, et la cécité s'en est suivie au bout de quatre mois.

. *Etat présent.* Nous avons constaté que les deux pupilles sont larges, et en apparence complètement immobiles ; mais si on les examine à l'aide d'une loupe, on constate, non sans peine, qu'elles subissent un certain degré de contractilité. La malade s'aperçoit de la différence entre le jour et la nuit, mais ne reconnaît même pas le mouvement de la main, quand on la passe devant ses yeux. A *l'ophthalmoscope*, on constate une atrophie complète de la papille, avec des contours diffus, comme cela a justement lieu après une névrite optique ; les vaisseaux sont légèrement tortueux, mais sensiblement diminués de volume. Aucune autre lésion ni dans la rétine ni dans la choroïde.

On voit par cette observation que les accidents oculaires sont survenus chez cette malade d'une manière presque insensible, mais qu'ils ont pris ensuite une extension très-rapide et aboutirent à une cécité presque absolue ; c'est à peine si la malade distingue un peu le jour. Au moment où elle est venue me voir, tous les symptômes d'encéphalopathie saturnine avaient disparu, mais le nerf optique resta atrophié.

Malheureusement cette marche paraît habituelle dans la névrite optique saturnine, et nous pouvons encore espérer la
guérison tant que les troubles de la vue sont purement fonctionnels et que l'ophthalmoscope ne dévoile rien d'anormal.
Mais aussitôt qu'on voit survenir la névrite optique, rien ne
pourrait plus arrêter sa marche progressive qui doit se terminer tôt ou tard par une atrophie des papilles.

## ARTICLE IV

### RÉTINITE ALBUMINURIQUE SATURNINE

Le plomb, de même que tous les poisons, est éliminé par les
différents organes et surtout par les reins, comme Claude Bernard l'a très-bien démontré. Mais cette élimination ne peut pas
se faire sans que le métal n'agisse pas à la longue sur l'organe
éliminateur, et n'y amène des troubles de nutrition d'une certaine gravité.

L'albuminurie est une des conséquences assez fréquentes
de l'élimination saturnine. Ollivier a très-bien démontré
qu'elle se développe très-régulièrement dans l'intoxication
saturnine aiguë et qu'elle y détermine des altérations graisseuses de l'épithélium et des tubes contournés du rein,[avec
altération consécutive de nutrition dans cet organe.

D'après Charcot, Gombault et Dickinson, le rein subit au
bout de quelque temps une transformation interstitielle particulière à tendance hyperplasique.

Ces altérations interstitielles du rein, sont généralement de
l'albuminurie, d'œdème des membres, des symptômes d'encéphalopathies et d'urémie.

Les lésions oculaires accompagnent souvent cette maladie,
et les plus caractéristiques sont incontestablement celles de
la rétinite albuminurique, comme cela avait été démontré par
le travail et les observations de M. Danjoy (1).

_____

(1) Danjoy. *Archives génér.*, 1864, 5e série, III, p. 402.

De mon côté, j'ai eu l'occasion d'observer dans le service du professeur Béhier, à l'Hôtel-Dieu, un malade atteint de rétinite albuminurique, et dont l'albuminurie a été occasionnée par une intoxication saturnine. L'image du fond de l'œil de cet individu ainsi qu'un court résumé de la maladie se trouve rapporté dans mon Traité d'ophthalmoscopie. La planche chromolithographique nous montre que les lésions rétiniennes ne diffèrent ici en rien de ce que nous observons dans d'autres albuminuries. Nous devons cependant ajouter que la marche de cette rétinite est plutôt lente, qu'elle était même entrée dans la période de résolution sous l'influence de traitement approprié. Voir cette observation.

OBSERVATION. — *Rétinite albuminurique saturnine.* — *Amélioration.* — M. C..., âgé de 41 ans, entra dans le service du professeur Béhier, à l'Hôtel-Dieu, le 21 janvier 1870, et fut couché au n° 3 de la salle Sainte-Jeanne. Il est pâle, anémique, avec un teint cachectique très-caractéristique ; sa figure est légèrement bouffie ainsi que les paupières ; ses jambes sont enflées. Il a travaillé toute sa vie dans les produits chimiques et plus particulièrement dans la fabrication des préparations des différents sels de plomb. Il en est résulté une intoxication saturnine dont les premiers phénomènes se sont déclarés en 1863, époque à laquelle il a eu une première attaque des coliques de plomb, dont il a guéri assez promptement. En 1869, il fut pris d'une nouvelle colique saturnine grave, qui était suivie d'une paralysie de l'avant-bras droit. Depuis cette époque, sa santé tout entière s'est altérée, il a maigri, ses jambes ont commencé à enfler. Le professeur Béhier avait constaté chez lui une albuminurie très-abondante, et une bronchite de nature suspecte accompagnée d'hémoptisies et d'une pleurésie du côté gauche. Depuis un an, sa vue commença à faiblir, et à l'examen ophthalmoscopique, fait en présence du professeur Béhier et de

---

(2) Galezowski. *Traité d'opthalmoscopie.* Paris, 1876, fig. 4, pl. IV.

notre ami le docteur Liouville, nous avons pu constater une rétinite albuminurique des plus caractéristiques des deux yeux, comme on peut en juger par la fig. 4 de la pl. IV de notre Atlas d'opthalmoscopie. Les veines par places étaient doubles de volume ; la papille blanche est légèrement infiltrée. De nombreuses tâches exsudatives et hémorrhagiques se voyaient sur le segment postérieur de la rétine. Le malade distinguait les couleurs, mais il pouvait à peine distinguer les caractères n° 5 de l'échelle typographique. Sous l'influence du traitement institué dans le service, le malade so trouva soulagé, la vue s'améliora légèrement et la quantité d'albumine diminua aussi ; six semaines après le premier examen, il pouvait déjà lire le caractère n° 3. Ses forces commençaient à revenir.

## ARTICLE V.

### PARALYSIES SATURNINES DES MUSCLES DE L'ŒIL.

Les paralysies musculaires saturnines ont été connues depuis très-longtemps ; Van-Swieten, Stoll, Andral|et Grisolle en ont signalé l'importance. Mais c'est Duchenne (de Boulogne) qui a développé surtout cette partie de la pathologie musculaire, en démontrant surtout par les localisations électriques, combien l'action du poison est concentrée de préférence sur tels muscles ou des groupes isolés des muscles et jusqu'à quel point d'autres d'entre eux sont préservés, comme, par exemple, le long supinateur dans l'avant-bras.

Ces faits sont aujourd'hui bien connus, de même qu'il est aussi démontré que la perte de la contractilité électrique précède celle de la contractilité volontaire.

La marche de la paralysie saturnine est ordinairement progressive, elle gagne successivement les différentes régions de l'organisme. Elle débute généralement par l'avant-bras, où elle peut s'arrêter, mais souvent elle gagne le bras, l'épaule, ou bien

elle se porte aux cuisses, aux jambes et aux pieds, puis succes-
vement aux muscles de l'œil. Lorsque le processus paralytique
tend à se généraliser, on peut considérer que les muscles sont
atrophiés, et ils ont subi une dégénérescence profonde par
l'action du plomb, soit que ce poison ait agi directement sur la
périphérie des nerfs, comme le pense le professeur Charcot, soit
que le processus morbide ait agi sur la moelle épinière, comme
cela avait lieu chez la malade de M. Lancereaux (1).

Tous les muscles de notre organisme et tous les nerfs
moteurs peuvent être pris de paralysie saturnine; mais ces accidents s'observent beaucoup plus rarement du côté de l'organe
de la vue. Il n'existe dans la science que très-peu de faits de ce
genre. Stellwag (Von Carion), Renaut et moi, nous avons
signalé des cas de ce genre. Il me paraît utile d'analyser tout
ce qui se rapporte à la paralysie des muscles de l'œil.

Il existe, selon moi, trois sortes de paralysies des moteurs de
l'œil : 1° paralysies isolées ; 2° paralysies complexes; et 3° paralysies d'accommodation.

I. *Paralysies isolées des nerfs moteurs de l'œil.* — Elles sont
les plus communes et se traduisent par un strabisme convergent
ou divergent plus ou moins prononcé ainsi que par la diplopie. Ces paralysies sont souvent complètes et ne laissent point
de motilité dans la direction du muscle paralysé. Cet état indique une altération d'une certaine gravité et peut même rester
incurable. Ainsi dans la paralysie de la 3ᵉ paire, si toutes les
branches nerveuses sont prises dès le début, qu'il existe un
ptosis complet avec strabisme divergent et mydriase, on peut
considérer ce cas comme très-grave, dans lequel l'action thérapeutique restera bien souvent sans efficacité. Les paralysies
incomplètes, au contraire, celles dans lesquelles, malgré la diplo
pie aux images croisées, la paupière n'est que paresseuse, et
l'œil exécute ses mouvements d'une manière incomplète, on peut
espérer que la lésion du nerf n'est pas très-profonde et que par

(1) Lancereaux Société de Biologie, 1862.

conséquent ses fonctions pourront être rétablies. Parmi les observations qui se trouvent rapportées dans l'excellente thèse d'agrégation du docteur Renaut, il existe deux faits dans lesquels la paralysie des nerfs moteurs de l'œil a été observée, comme on verra par les extraits suivants.

OBSERVATION. *Paralysie de la troisième paire. Hémiplégie de cause saturnine. Ataxie* (Communiquée par MM. Vulpian et Raymond). — Maulin, coloriste, 32 ans, travaille à la peinture depuis l'âge de 14 ans ; à l'âge de 22 ans il a des coliques très-violentes. Huit ans après, il éprouve des faiblesses dans les jambes, avec des douleurs lancinantes. *Les yeux ne perçoivent plus nettement la lumière.* A son entrée à l'hôpital, le 19 mai 1873, on constate qu'il a la vue faible, et qu'il a de la diplopie à droite ; de ce côté, il y a un strabisme externe. Douleurs en ceinture et douleurs fulgurantes dans les membres inférieurs.

Le 1er novembre 1873, il est presque complètement paralysé.

*Réflexions.* — Lorsqu'on analyse scrupuleusement cette observation, on se convaint facilement que la paralysie de la troisième paire dont le malade a été atteint doit être rapportée à l'ataxie, qui à son tour est due à l'intoxication saturnine, comme cela a été très-bien démontré par le Dr Renaut.

II. *Paralysie simultanée de plusieurs nerfs moteurs de l'œil.* — Il arrive, quelquefois, que l'intoxication saturnine entraîne une paralysie dans plusieurs nerfs moteurs de l'œil à la fois, soit dans un seul, soit dans les deux yeux. Cette forme de paralysie doit être rapportée plutôt à la cause cérébrale qu'à une ataxie locomotrice, du moins si je dois juger d'après les deux seuls faits que j'ai eu l'occasion jusqu'à présent d'observer ; dans l'un comme dans l'autre cas, il y avait tous les signes caractéristiques d'encéphalopathies saturnines.

Le premier fait se rapporte à un malade de l'Hôtel-Dieu que j'ai vu dans le service de clinique pendant la suppléance de Aran. Il était entré dans le service pour des coliques saturnines. Bientôt il a été pris des attaques épileptiformes, et, au moment où tous ces accidents se sont dissipés, le malade commença à éprouver des troubles de la vue.

Appelé, par Aran, auprès de ce malade, j'ai pu constater une paralysie incomplète de deux sixièmes paires et de la troisième gauche, sans mydriase. Mes notes de cette époque ne contiennent pas d'autres détails.

J'ai eu l'occasion d'observer un autre fait encore plus intéressant que le précédent; il se rapporte à un malade qui vint me consulter à ma clinique et qui, à la suite d'accidents répétés d'encéphalopathies saturnines, avait l'œil droit très-sensiblement affaibli par une paralysie incomplète de tous les muscles externes de cet œil seul.

III. *Paralysie de l'accommodation et des muscles de l'iris.* — Stellwag (Von Carion) a signalé, le premier, l'existence de la paralysie de l'accommodation dans l'intoxication saturnine. Elle existe, en effet, tantôt avec une mydriase, tantôt sans aucun changement dans la pupille. On reconnaît cette affection par l'absence de toute altération dans les membranes internes des yeux et par des troubles de la vue, caractéristiques de la paralysie accommodatrice. Les malades ne voient pas beaucoup de changement dans la vision au loin, mais le travail de la lecture et d'écriture devient presque impossible ; à l'aide, au contraire, des verres convexes de quatre dioptries, on obtient une complète correction de la vue.

La dilatation et l'inégalité des pupilles peut pourtant exister, sans qu'il existe des troubles visuels. Nous trouvons, en effet, parmi les observations rapportées par Renaut, deux cas, dans lesquels le trouble de la vue plus ou moins prononcé a été observé soit dans un, soit dans les deux cas, avec l'inégalité marquée des deux pupilles.

Voici le résumé d'une de ces observations :

OBSERVATION (1). *Encéphalopathie saturnine. Ataxie.* (Com-

---

(1) Rengat. *De l'intoxication saturnine*, 1875,

muniquée par MM. Vulpian et Raymond.) — Josselin, 42 ans,
fumiste. Entré le 8 avril 1874, salle Saint-Raphaël, n° 11. Il a
commencé à travailler à la fabrique de plomb de Clichy à la
fin du mois de janvier dernier jusqu'au 25 mars. Vers la fin de
son séjour, il eut une attaque de coliques qui dura du 20 mars
au 3 avril.

Le 25 mars, une attaque d'encéphalopathie saturnine se
déclare et il tomba en perdant connaissance ; il eut ensuite des
mouvements convulsifs ; cette attaque dura deux heures.

Il cessa alors complètement de travailler dans le plomb ; il lui
est resté un certain degré d'affaiblissement musculaire limité
au membre supérieur. Le 2 avril, il s'était aperçu qu'il ne
pouvait se plus servir de ses membres supérieurs pour manger; le
bras était agité de secousses telles, qu'il ne pouvait boire. Le
lendemain, il éprouva quelques fourmillements dans les membres
inférieurs. Au bout de quatre jours, il ne put marcher que difficilement. En même temps il ressentit des troubles du côté de
la tête, il eut des maux de tête assez violents, *avec diminution de
la vue* et de l'ouïe, surtout à gauche.

*État actuel.* — Hémicrânie du côté gauche, assez forte,
s'étendant au côté correspondant de la face et présentant des
exacerbations nocturnes.

*Pas de paralysie de l'œil ; la pupille gauche est plus dilatée que
la droite.*

*Traitement.* — Iodure de potassium, de 1 à 3 grammes. Deux
bains sulfureux par semaine.

20 juin. — Le malade quitte l'hôpital, à peu près complètement
guéri.

Les altérations accommodatives sont, comme on voit, de peu
d'importance ; néanmoins il importait beaucoup de les signaler,
car elles démontrent combien l'organe de la vue est susceptible
de subir des modifications sous l'influence du poison saturnin. Il
est probable même qu'en soignant la maladie au moment de
l'altération pupillaire, on pourra prévenir la propagation du mal
aux nerfs optiques, car, dans ce dernier cas, la guérison devient
impossible.

Maintenant que nous avons analysé tous les troubles visuels que peut provoquer l'intoxication saturnine, voyons quelle est l'explication anatomo-pathologique qu'on peut lui donner.

L'affection atteint-elle les fibres nerveuses de l'œil, ou bien l'altération n'est-elle pas plutôt localisée dans la substance de la moelle et du cerveau ? Si je me rapporte aux recherches anatomo-pathologiques de Lancereaux, de Westphal et de Raymond, sur les lésions du système nerveux chez les saturnins, je suis tout porté à croire que ce que ces auteurs ont observé dans certaines parties de la moelle et du cerveau, au point de vue des paralysies musculaires, doit être identique en tous points à ce qui se passe du côté des organes de la vue. La névrite optique, les paralysies de la troisième ou de la sixième paire, le mydriase ne sont pas, n'indiquent point une altération des nerfs à leur périphérie, mais que tous ces phénomènes indiquent une lésion du centre cilio-spinal, soit des centres optiques, dont le siége est dans le cerveau.

SUR UN

# NOUVEAU PROCÉDÉ OPÉRATOIRE DU TRICHIASIS

## AU MOYEN DU THERMO-CAUTÈRE.

### Par le Dr Galezowski.

Il y a très-peu de maladies qui résistent d'une manière plus désespérante à l'action des moyens chirurgicaux que le trichiasis, surtout lorsqu'il est accompagné d'une désorganisation du tarse et qu'il existe conjointement au trichiasis un renversement de la paupière en dedans (entropion).

Les difficultés de traitement proviennent de la nature des lésions qu'amènent les granulations dans toute l'épaisseur de la paupière et principalement dans le tarse. Sous l'influence du travail inflammatoire granuleux qui, de la conjonctive, gagne

successivement le tissu sous-conjonctival, le tarse lui-même
subit, peu à peu, une dégénérescence progressive avec rétraction consécutive de tout son tissu. Il en résulte, peu à peu,
une déviation du bord palpébral tout entier ou de quelques cils
seulement en dedans. La rétraction du tarse suit, ordinairement, une marche progressive pendant de longues années, ce
qui fait que la déviation des cils et du bord palpébral tout entier
augmente de plus en plus, et ne fait qu'aggraver l'état des
paupières.

Pour remédier à cet état des choses, il ne suffit pas de chercher à obtenir le redressement des cils, qui ne sont déviés que
d'une manière secondaire ; il faut chercher à enrayer la cause
de la maladie en redressant le tarse.

Différents procédés chirurgicaux ont été employés dans ce
but, avec plus ou moins de succès. Le meilleur, selon moi, est
celui d'Anagnostaki, car on attire ici tout le bord palpébral avec
un lambeau de la peau et des fibres musculaires à la moitié supérieure du tarse dénudé. De cette manière on maintient ren-
versé d'une manière permanente la paupière et le bord palpébral avec ses cils.

Le procédé de Stretfield présente aussi des avantages incon-
testables, mais il est plus minutieux et plus difficile dans son
exécution, et implique une assez grande perte de substance du
côté de la peau, ce qui n'est pas exempt de certains inconvénients.

Mon procédé me paraît remédier à tous ces inconvénients, il
est très-simple dans son application et il donne toujours des résultats très-satisfaisants. Je l'ai pratiqué jusqu'à présent 9
fois, et à part un seul cas où le résultat est resté incomplet, j'ai
obtenu dans tous les autres cas des résultats certains et durables.

Le point essentiel dans cette opération consiste à attirer le
bord palpébral au dehors et à le maintenir définitivement dans
cette position.

Or, pour atteindre ce but d'une manière plus efficace et surtout plus durable, nous cautérisons les tissus sous-cutanés au
moyen d'un thermo-cautère, et le tissu inodulaire qui se forme

à la suite de la cautérisation, amène le renversement de la paupière en sens invers de l'entropion. On obtient ainsi le redressement du tarse et de la paupière en dehors.

Pour exécuter cette opération nous nous servons d'un instrument nouveau dont il est bon de connaître la valeur et la manière de s'en servir.

On sait de quelle grande utilité est aujourd'hui l'appareil appelé thermo-cautère, que M. le D<sup>r</sup> Paquelin a inventé et qui a été si admirablement exécuté par notre ingénieux fabricant M. Collin. Le thermo-cautère occupe, aujourd'hui, une place des plus importantes dans la chirurgie, grâce surtout aux applications très-nombreuses qui lui ont été assignées par MM. Verneuil, Krishaber.

Cet instrument emprunte sa chaleur à la combustion sans flamme d'une substance hydrocarbone.

Sa construction repose sur la propriété qu'a le platine, qui a été préalablement chauffé, de devenir incandescent au contact d'un mélange gazeux d'air et de certaines vapeurs hydrocarbonées, par exemple de pétrole.

L'instrument ainsi chauffé, auquel on donne toutes les formes voulues, peut être employé pour la section de tous les tissus.

Le termo-cautère se compose de trois parties principales : 1° d'un couteau à foyer de combustion ; 2° d'un vase contenant le pétrole ; 3° d'une soufflerie semblable à celle de l'appareil pulvérisateur de Richardson.

Le cautère proprement dit se compose essentiellement d'un tube en platine, fermé et aplati à son extrémité tranchante. Deux tubes concentriques y sont adaptés, l'un interne, qui plonge dans son intérieur, et est destiné à l'apport du mélange gazeux ; l'autre externe, qui est soudé à son pourtour par une de ses extrémités, et sert de voie de dégagement aux produits de combustion, à l'aide d'orifices ménagés à l'autre extrémité. Ce dernier tube livre passage, par son extrémité libre, au tube interne, qu'un pas de vis terminal permet de fixer sur un manche en bois canaliculé.

L'un de ces tubes reçoit de l'air atmosphérique de la souffle-

rie, l'autre livre passage à cet air saturé des vapeurs d'essence
minérale ou de pétrole.

PEROT

**Thermo-cautère.**

*Mode d'emploi.* — On commence par chauffer le cautère de
platine sur une lampe à alcool. Au bout d'une minute, on fait
fonctionner l'insufflateur en maintenant toujours l'instrument
sur la lampe ; presque à l'instant le cautère devient incandescent. A ce moment on peut se servir de l'instrument et le pro-
mener sur la partie que l'on veut couper ou cautériser, mais en
ayant soin d'insuffler de l'air hydrocarboné toutes les demi-
minutes. L'incandescence se maintiendra de cette façon tout le
temps de l'opération au même degré.

C'est à l'aide de cet instrument que je pratique l'opération
de trichiasis; mais pour ne pas laisser des cicatrices vicieuses
sur la paupière, je commence d'abord par faire une incision de
la peau parallèlement au bord palpébral et je la dissèque en
haut et en bas, puis je cautérise avec le thermo-cautère tous les
tissus qui recouvrent le torse ainsi que la surface elle-même de
ce dernier.

## DESCRIPTION DU PROCÉDÉ DE L'AUTEUR.

L'opération de trichiasis, pratiquée par mon procédé, se compose donc de deux temps :

*Premier temps de l'opération.* — Le malade étant couché et anesthésié, on introduit d'abord une plaque en écaille sous la paupière, afin de garantir la cornée ; et on incise la peau parallèlement au bord de la paupière, d'un angle à l'autre de l'œil. On dissèque ensuite la peau des deux côtés de la plaie.

*Second temps de l'opération.* — Pendant que les deux bords de la plaie sont fortement écartés au moyen de crochets ou de pinces, on cautérise avec un thermo-cautère à bout très-fin tous les tissus sous-cutanés, la couche musculaire, celle du tissu cellulaire et, enfin, la surface du torse. L'opération terminée, on nettoie bien la plaie, et l'on fait appliquer sur l'œil des compresses d'eau glacée. Dès le troisième jour, la paupière et la joue même deviennent enflées, la suppuration s'établit et dure une huitaine de jours. Peu à peu cependant, les bords de la plaie se rapprochent, et le tissu cicatriciel qui en résulte amène le redressement complet de la paupière et des cils. Quant à la plaie cutanée, n'ayant pas été cautérisée mais seulement incisée, ses bords se rapprochent d'une manière très-intime, et constituent une cicatrice linéaire fort peu apparente. Et, en effet, en prenant la précaution d'inciser préalablement la peau avant la cautérisation on évite l'inconvénient d'avoir, sur la paupière, une large cicatrice rouge, qui dure quelquefois fort longtemps.

Voici une des observations que nous avons recueillies au sujet de cette opération, et qui date déjà de plusieurs mois. Le résultat est on ne peut plus satisfaisant.

OBSERVATION. — *Entropion et trichiasis, opération avec le thermo-cautère.* — *Guérison.* — Madame V..., cuisinière, âgée de 48 ans, demeurant à Paris, vint nous consulter au

mois de février dernier. Elle souffrait de son œil droit, depuis de longues années. A l'examen, nous avons pu constater qu'il s'agissait d'ulcères superficiels de la cornée, consécutifs au frottement des cils déviés, et du renversement
de la paupière supérieure en dedans. Cette femme nous ra-
conta qu'elle avait depuis longtemps des cils déviés, et qu'elle
les arrachait tous les cinq ou six jours avec une pince. Le bord
inférieur de la paupière était dévié en dehors, ainsi que le
point lacrymal. Evidemment, la maladie principale était le trichiasis avec entropion, et pour obtenir la guérison nous avons
songé à appliquer notre procédé. L'opération fut très-simple;
une fois la peau incisée et largement disséquée en haut et en
bas, j'ai pratiqué une cautérisation de toutes les fibres musculaires de l'orbiculaire et la surface externe du tarse. L'opération
terminée, les bords de la plaie cutanée ont été réunis, et la
malade a été soumise au pansement très-simple avec des compresses d'eau froide.

Dès le troisième jour il s'est déclaré un gonflement très-notable des deux paupières et de la joue; la plaie a commencé à
suppurer très-abondamment. Le quatrième jour, les compresses
d'eau froide ont été remplacées par des cataplasmes de fécule de
riz tiède, un purgatif (eau de Hunyadi) a été administré pendant plusieurs jours consécutifs.

Sous l'influence de ce traitement tous les symptômes inflammatoires ont promptement cessé, la plaie s'est cicatrisée au
bout de deux semaines, et le trichiasis a complètement guéri.

Ce fait est le seul dans lequel nous avons observé un gonflement considérable et une inflammation avec suppuration, ayant
simulé pendant quelques jours les symptômes érysipélateux.
Dans tous les autres cas, la cicatrisation s'est faite très-régulièrement et sans accident. Quant au résultat définitif, il était
aussi satisfaisant que possible ; j'ai eu l'occasion de revoir la
malade 8 mois après l'opération et j'ai eu la satisfaction de
constater la guérison complète, le bord de la paupière supérieure est légèrement écarté du globe, et les cils ont une direction normale. Depuis l'opération l'œil ne souffre plus, et la
cornée qui était vasculaire et ulcérée par places s'est guérie

complètement; il ne reste que des petits nuages cornéens à la place des anciens ulcères.

# DE LA THERMOMÉTRIE EN OPHTHALMOLOGIE

## Par le Dr Galezowski.

Les variations de température dans notre organisme sont tellement grandes dans les différentes affections aiguës, qu'on a dû, à juste titre, se servir de la thermométrie pour le diagnostic et le pronostic des maladies. Mais si la température dans tout l'organisme peut subir des variations selon des différentes conditions pathologiques, elle peut se modifier d'une manière plus ou moins considérable dans les différents organes, selon que ces derniers auront subi des modifications dans leur nutrition, et qu'ils se trouveront congestionnés, enflammés ou anémiés.

L'œil est un des organes qui subit, plus que tout autre, des variations de température, et souvent sans que les autres organes y prennent part.

Il n'est pas douteux que la connaissance exacte de la température dans les différentes conditions physiologiques et pathologiques, contribuera à faire mieux juger du pronostic de certaines affections oculaires inflammatoires.

En publiant la première édition de mon *Traité des maladies des yeux*, j'avais déjà indiqué la manière dont il faut procéder pour faire ces recherches et je conseillai de se servir à cet effet d'un petit thermomètre oculaire que j'ai fait construire à cette époque. Depuis, j'ai préféré de faire ces recherches à l'aide d'un thermomètre ordinaire, petit modèle, dont on se sert en médecine. Ce dernier est, il est vrai, un peu plus volumineux et s'introduit moins facilement entre les paupières, mais il est plus exact dans la graduation et donne par conséquent des résultats plus satisfaisants.

L'étude de la thermométrie en ophthalmologie doit comprendre deux parties :

1° *Thermométrie oculaire proprement dite ;*

2° *Thermométrie générale de l'organisme dans les inflammations aiguës ou chroniques des yeux.*


## I. — THERMOMÉTRIE OCULAIRE PROPREMENT DITE.


Les études que je poursuis à ce sujet datent de plusieurs années, les unes ont été faites par moi-même, les autres par quelques-uns de mes élèves.

Dans ces recherches il m'a paru d'abord nécessaire de diviser le sujet en deux parties : définir d'une part s'il n'y a pas d'augmentation de température dans les inflammations aiguës des conjonctives ou de l'iris ; et d'autre part si dans les affections de la cornée la température n'avait pas subi une certaine dépression.

En ce qui concerne la première question, le résultat est on ne peut plus satisfaisant et concluant comme on pourra s'en assurer par les tableaux ci-joints.

Toutes les fois qu'il existait une inflammation un peu plus intense dans la conjonctive, la température s'est élevée dans l'œil de 1,05 à 2,05 de degré. J'ai cru remarquer, en outre, qu'il y avait souvent des changements très-notables entre le début d'une conjonctivite et une période plus avancée de la maladie. La température, en effet, s'accroît dans les premiers jours de la conjonctivite, puis elle baisse au bout de quelques jours, le plus habituellement.

Dans les affections de l'iris, c'est le contraire qui a lieu, la température ne monte que très-lentement. Dans les iritis syphilitiques, au contraire, même souvent à forme aiguë, la température ne change point.

*1ᵉʳ Tableau thermométrique oculaire établi par l'auteur.*

Conjonctivite aiguë catarrhale. . . . . . . .  38,7 à 39,0
Conjonctivite granuleuse. . . . . . . . . .  37,7   37,9
Iritis séreuse . . . . . . . . . . . . . . .  37,6
Iridochoroïdite plastique. . . . . . . . . .  37,9
Glaucome aigu . . . . . . . . . . . . . . .  36,8

Mon chef de clinique, M. Despagnet, qui fait les recherches sur ce même sujet, m'a communiqué la note suivante :

*2ᵉ Tableau de thermométrie oculaire établi par Despagnet.*

M. Durosoir, 44 ans. Kérato-conjonctivite granuleuse
    avant et après cautérisation. . . . . . . . . . . . .  37,6
M. Brunelay, 27 ans. Conjonctivite catarrhale aigue
    pour les deux yeux. . . . . . . . . . . . . . . . .  38,8
M. Guibault, 46 ans. Ulcère rongeant cornée gauche
    après paracentèse. . . . . . . . . . . . . . . . .  37,2
Mlle Fettré, 30 ans. Kératite ponctuée gauche . . . .  36,8
Mme Chaffain, 30 ans. Conjonctivite granuleuse. . . .  36,8

Si l'on compare ces deux tableaux entre eux, on voit qu'il existe une certaine analogie et que la conjonctivite catarrhale amène une élévation de température plus grande que toutes les affections oculaires.

*(A suivre.)*

NOTE SUR QUELQUES MOYENS PRATIQUES, DESTINÉS A RECONNAITRE L'AMAUROSE ET L'AMBLYOPIE SIMULÉES. — DESCRIPTION DE DEUX PROCÉDÉS NOUVEAUX.

Par le Dr Baudon,

Médecin-major à Avesnes.

Les procédés les plus simples sont ceux de Graefe, de Javal et de Cuignet.

Théoriquement ces procédés sont très-satisfaisants, mais en pratique, j'ai pu m'assurer qu'ils étaient d'une application difficile et que le plus souvent ils ne donnaient que des résultats incertains.

Le procédé de Graefe consiste à placer devant l'œil supposé amaurotique un prisme de 10 à 15 degrés à base tournée en haut ou en bas de façon à produire de la diplopie.

Le défaut capital de ce procédé, c'est que le simulateur n'accusera jamais de la diplopie, sachant bien qu'il ne doit voir qu'une seule image.

En plaçant devant l'œil un prisme biréfringent, on peut, il est vrai, produire de la diplopie monoculaire et voir si les réponses de l'examiné sont sincères ; mais parce qu'il aura menti dans ce cas, cela ne prouverait pas qu'il ait menti dans l'épreuve du prisme simple.

Je viens, en effet, d'observer un homme, ayant réellement perdu la vision de l'œil droit, qui, connaissant la signification de la diplopie, ne voulut jamais convenir qu'un prisme biréfringent lui donnait deux images ; ce n'est que quand sa réforme a été prononcée, qu'il m'a avoué avoir eu peur de se compromettre en accusant deux lumières qu'il avait parfaitement vues.

Les procédés de Javal et de Cuignet, très-séduisants sur le papier, assez faciles à appliquer sur soi-même, ne me paraissent pas devoir rendre de service dans un conseil de révision ; ce sont des procédés d'une application trop délicate, dont les résultats difficiles à apprécier ne pourront pas amener la conviction chez des juges incompétents.

Frappé de l'insuffisance de ces moyens, j'ai cherché et j'ai trouvé deux procédés qui me paraissent nouveaux.

Dans un premier procédé, je me sers de deux prismes de 15 degrés environ, armés l'un d'un verre bleu, l'autre d'un verre rouge; j'applique ces prismes la base en dehors sur chacun des yeux, en me plaçant derrière le malade, qui ne peut voir la couleur des verres et je fais fixer une lumière (1).

Dans cette expérience, la lumière vue par l'œil droit passe à gauche et réciproquement; or, comme chacune de ces lumières est de couleur différente, on pourra, en changeant plusieurs fois les prismes de côté, dérouter le simulateur et découvrir sa fraude.

Comme exemple, je supposerai un jeune conscrit se disant aveugle de l'œil droit; pour contrôler la vérité de ses allégations, je placerai devant cet œil un prisme bleu, tandis que l'œil gauche sera recouvert d'un prisme rouge et je ferai fixer une lumière placée à 1 ou 2 mètres de distance. Si le conscrit voit des deux yeux, il verra deux images, l'une à gauche bleue, vue par l'œil droit, l'autre à droite rouge, vue par l'œil gauche, mais comme il n'en accusera qu'une, ce sera certainement celle de gauche, qu'il croira vue par l'œil gauche, tandis qu'elle est en réalité perçue par l'œil droit.

Ce procédé convient surtout si l'amaurose est absolue; s'il n'y a qu'amblyopie ou diminution dans la vision, je me sers d'un autre procédé reposant sur les mêmes principes, mais qui nécessite l'emploi d'un petit appareil, que j'ai fait construire et qui a la forme d'une jumelle (1).

(1) Il faut s'assurer dans ces expériences que l'examiné ne ferme pas un des yeux et se placer dans une chambre obscure.

(2) Cet appareil a été construit par M. Roulot, opticien, rue des Vieilles-Haudriettes, 3, mais à la rigueur il peut être remplacé par deux tubes de roseaux reliés ensemble par des types transversales; l'une des extrémités de ces roseaux (l'oculaire) est munie de prismes, l'autre extrémité (l'objectif) est garnie d'un

Cet appareil consiste essentiellement en deux tubes longs de 25 à 30 centimètres ; l'oculaire est armé de prismes de 20 degrés, à base en dehors ; à l'objectif sont de petits tableaux mobiles.

Dans une première épreuve, pour reconnaître si l'œil est réellement amaurotique, on place à l'objectif des images un peu grosses, faciles à reconnaître, telles que croix, figures de cartes à jouer, différentes à droite et à gauche.

Si comme dans notre premier exemple, le simulateur se dit atteint de la perte de l'œil droit, on le fait regarder dans la lunette et s'il accuse la perception de l'image de gauche qui ne peut être vue que par l'œil droit, la fraude est découverte.

En plaçant à l'objectif des tableaux représentant les échelles de Snellen et Giraud-Teulon, on pourra par la même expérience reconnaître l'acuité de l'œil prétendu amaurotique.

Cette recherche de l'acuité est très-importante, car sans être amaurotique, un œil peut être impropre à la vision.

On trouve, en effet, dans les régiments des hommes atteints de myopie, ou d'hypermétropie monoculaires très-fortes, ou encore d'astigmatisme qui rendent un des yeux impropres à la vision.

Je n'ai eu qu'une fois l'occasion d'essayer mes deux procédés ; c'était sur un homme du 3e cuirassier qui m'avait été adressé par le docteur Gabriel. Cet homme a été réformé, car dans toutes les expériences, il n'accusait la perception que d'une image, celle qui ne pouvait être vue que par l'œil gauche, qui seul était bon.

---

côté d'un fil transversal, de l'autre d'un fil vertical ; c'est là l'appareil dont je me suis servi dans mes expériences et que M. le Dr Billot, médecin-aide-major, a bien voulu construire sur mes indications.

# REVUE DE LA PRESSE ÉTRANGÈRE

### Par le D' Boggs.

## I

### L'OPHTHALMOLOGIE DANS SES RAPPORTS AVEC LA MÉDECINE EN GÉNÉRAL.

Tel est le titre du discours que le D' Hughlings Jackson, si bien connu pour ses travaux sur les maladies du système nerveux, a récemment prononcé devant la Société médicale de Londres, et dont je ne puis donner qu'un aperçu. Quoiqu'il ne se donne pas comme oculiste, il s'occupe beaucoup de l'ophthalmologie et ses travaux sur ce sujet sont des plus remarquables. Le D' Hughlings Jackson accorde à l'ophthalmologie une place plus importante et beaucoup pius étendue dans le domaine de la médecine que ne la donnent les médecins en général. Pour lui l'ophthalmologie c'est la base de la médecine, et commé l'œil a été souvent appelé « la fenêtre du cerveau », nous pouvons, par cette fenêtre, nous rendre compte ou avoir un aperçu de ce qui se passe dans les autres parties de notre corps ; et il ajoute que le nerf le plus spécial de tous les sens spéciaux va directement à l'œil, dont l'extrémité peut être examinée par l'ophthalmoscope. Le globe de l'œil et ses annexes sont tellement riches en nerfs que toutes les maladies organiques y peuvent être représentées. Au fond de l'œil, l'ophthalmoscope nous fait apercevoir non-seulement l'expansion d'un nerf, mais une artère et une veine avec leurs radicules et, dans ce système nerveux en miniature, nous pouvons suivre, avec nos propres yeux, les altérations morbides qui sont des plus intéressantes, non-seulement pour leur compte, mais elles ont aussi une importance capitale en ce qu'elles représentent pour ainsi-dire ce qui se passe dans le système nerveux central. Des parties externes de l'œil, nous pouvons apprendre bien des choses au point de vue de la pathologie interne comme de la pathologie externe. Dans la conjonctive nous avons une membrane muqueuse la plus délicate de notre corps, et avec un verre grossissant nous pouvons étudier avec précision le processus de l'inflammation dans sa marche et ses formes variées, ainsi que d'autres actes morbides. Les pupilles nous enseignent bien des choses au lit du malade, en cours de justice et dans le laboratoire de physiologie. Dans la cornée, le sclérotique, l'iris et la membrane choroïdienne, nous avons des renseignements d'une grande utilité. La valeur extrême de la reconnaissance des altérations dans le nerf optique et dans la rétine, non-seulement au point de vue des maladies nerveuses, mais des maladies en général, est maintenant généralement reconnue ; mais l'usage systématique de l'ophthalmoscope, au lit du malade, est jusqu'à présent très-restreint. Les yeux ne sont, souvent, examinés que lorsque le malade éprouve un défaut de vision, et à propos de cela le Dʳ Hughlings Jackson a lui-même souvent insisté sur la possibilité de l'existence d'une double rétinite, sans que pour cela la vision soit affectée d'une manière sensible.

L'étude des maladies des yeux est elle-même d'une haute importance et c'est de cette étude qu'on a pu établir la nature héréditaire de l'état morbide, connu sous le nom d'hypermétropie. Le Dʳ Hughlings Jackson a démontré que personne n'hérite de l'asthénopie, mais qu'on peut hériter de l'hypermétropie ; par comparaison on peut dire que la folie est transmise, non comme maladie du cerveau, mais que le cerveau est congénitalement imparfait, ou, en d'autres termes, le cerveau transmis est sain, mais ses éléments nerveux sont moindres et peuvent être troublés par des influences extérieures et débilitantes. Une personne qui devient folle commence sa vie mentale avec un déficit, de même qu'un hypermétropique commence son accommodation avec un déficit. Le Dʳ Jackson, continuant cette hypothèse, indique comment les phénomènes de la folie et autres maladies héréditaires peuvent trouver leur explication de ce qu'on a appris de l'hypermétropie. Ainsi donc, conclut le savant docteur, l'ophthalmologie peut rendre de grands services, non-seulement

directement, mais par le moyen qu'elle nous donne pour faire
des recherches.

———

II

### UN CAS DE GOÎTRE EXOPHTHALMIQUE AVEC DES PHÉNOMÈNES RARES.

Le D<sup>r</sup> Burney Yeo a récemment présenté, à la Société médicale de Londres, deux cas de cette affection, dont l'un a présenté
des phénomènes qu'il croyait rares. Il s'agissait d'une femme,
âgée de 35 ans, qui fut atteinte d'une exophthalmie de l'œil
gauche accompagnée d'une hypertrophie considérable du lobe
droit de la glande thyréoïde et d'une maladie du cœur assez
marquée. Il y a déjà dix-huit mois que la malade fut atteinte,
et au mois de juin dernier, l'œil gauche est devenu proéminent,
le sourcil, tous les cils inférieurs, et les cils des deux tiers de la
partie interne de la paupière supérieure ont graduellement disparu.

Au mois de novembre, tous les symptômes se sont aggravés,
et un bruit systolique fut constaté à la base et le long des artères
carotides. La digitale et la belladone furent administrées sans
aucun résultat. Au mois de décembre l'œil droit est devenu
proéminent, et comme pour l'œil gauche, le sourcil et les cils
ont commencé à disparaître. L'état de la malade continue à
s'aggraver.

Après avoir présenté un autre cas du goître exophthalmique,
le D<sup>r</sup> Yeo a attiré l'attention de la Société sur les considérations
suivantes : 1° l'ordre de l'évolution des phénomènes. Il exprime
un doute en ce qui concerne les rapports entre l'affection cardiaque et le goître exophthalmique. Il croit que les deux affections sont les effets d'une cause commune ; 2° l'occurrence de
l'exophthalmie unilatérale et l'hypertrophie de la glande thyréoïde, également unilatérale ; 3° la chute des sourcils et des cils
coïncidemment avec la projection de l'œil et le croisement des
phénomènes ; 4° la tendance à regarder trop exclusivement les
phénomènes locaux de la maladie et à négliger les manifesta-

tions générales, telles que la diarrhée, les sueurs profuses et le parasis des vaisseaux cutanés, ainsi que l'irritabilité générale du système nerveux. De ces considérations, le D<sup>r</sup> Yeo conclut en faveur de l'hypothèse d'une lésion du système nerveux central comme base pathologique des phénomènes observés dans l'affection en question.

---

## III

### L'ACIDE SALYCILIQUE DANS LE TRAITEMENT DE L'IRITIS.

Nous lisons dans le *The Practitioner,* de Londres, que le D<sup>r</sup> Leonard Wheeler, de Boston, a récemment essayé, sur lui-même, l'effet de ce remède. Il a, plusieurs fois, souffert de l'iritis dans les deux yeux, et durant une semaine, la douleur pendant la nuit était intolérable. Pour la combattre, il a employé hypodermiquement à la tempe 2 centigrammes de morphine; mais comme cette médication a fini par échouer complètement, il s'est administré, à la dernière attaque, 8 grammes d'acide salicylique, à la dose de 50 centigrammes toutes les heures. Pendant quelques jours, il n'y eut pas de changements; mais, s'étant exposé au froid, il a eu une autre crise pour laquelle il s'est servi de l'opium par la bouche et hypodermiquement pendant deux nuits, qui furent suivies de peu de soulagement. A la troisième crise, il a essayé l'acide salycilique comme auparavant, alors il a dormi toute la nuit et s'est réveillé le matin, se sentant tout à fait soulagé. Puis il a pris l'acide tous les soirs en diminuant la dose graduellement; une grande amélioration s'en est suivie, la douleur a cessé et l'opacité commençait à se dissiper. Il a continué cette médication pendant sept semaines, comme moyen préventif, à la dose de 50 centigrammes à 1 gramme tous les soirs. L'acide salicylique étant insoluble dans l'eau, le D<sup>r</sup> Wheeler l'administre en solution composée de dix parties d'acide et huit parties de borax avec cent parties d'eau.

## IV

### LE TRAITEMENT DE L'ÉNTROPION.

Dans un rapport lu récemment et fourni par les chirurgiens de l'infirmerie pour les maladies des yeux et de l'oreille, à Dublin, le traitement de cette infirmité et de trichiasis par la méthode du D<sup>r</sup> Berlin a été beaucoup loué. Voici en quoi consiste l'opération :

Une spatule à corne étant placée sous la paupière par un aide pour protéger l'œil, une incision d'environ 3 millimètres du bord libre est pratiquée le long de toute l'étendue de la paupière et on dissèque la peau, etc., jusqu'à ce qu'on arrive au cartilage. La partie incisée de ce dernier est saisie avec des pinces, et avec un scalpel ou des ciseaux, on enlève une portion de 2 à 3 millimètres et d'une forme ovale s'étendant tout le long du cartilage. La partie correspondante de la conjonctive est nécessairement enlevée en même temps. Une portion de la peau le long du bord supérieur de l'incision peut être enlevée si toutefois on craint que l'opération soit insuffisante ; ensuite, on applique trois ou quatre points de sutures, pour compléter l'opération.

On a objecté que cette opération peut produire le lagophthalmos, et la lubrification du bord de la paupière peut être entravée à cause du dommage occasionné aux glandes meibomiennes ; mais dans la pratique on n'a pas rencontré un pareil résultat. L'opération est décrite comme étant simple, rapide et ne laissant aucune difformité appréciable.

---

## REVUE DE LA PRESSE FRANÇAISE.

### Par Félix Despagnet.

---

**Hémiplégie droite incomplète. — Hémianesthésie droite absolue. — Dyschromatopsie de l'œil droit**, par le D<sup>r</sup> PROUST. — Sous ce titre, M. Proust publie une observation très-intéressante ; car outre l'hémi-

plégie et l'hémianesthésie qu'il y signale, on y trouve certains phénomènes oculaires qui méritent d'être rapportés. Le sujet en question a
été syphilitique ; et tout porte à croire que la cause de son hémiplégie
n'est autre qu'une néoplasie syphilitique, siégeant dans les ganglions
cérébraux. L'hémiplégie siége à droite ; elle est un peu incomplète,
car le malade, quoique avec difficulté, peut encore remuer ses membres. L'hémianesthésie est absolue du même côté ; et la conjonctive et
la cornée de l'œil droit sont complètement insensibles. On peut impunément les toucher avec des corps étrangers, on ne provoque pas de
clignement des paupières. La vision de cet œil est très-troublée. A
l'ophthalmoscope, on constate une névro-rétinite assez marquée qui
explique cette altération de la fonction visuelle. Il existe de plus une
achromatopsie complète, localisée à ce même œil. Le malade voit
tous les objets en gris, quelle que soit leur couleur. La gamme des
couleurs n'est, pour lui, qu'une succession de gris plus ou moins
foncé.

L'œil gauche ne présente aucune altération de la vue. A l'ophthalmoscope, on y trouve un léger degré de scléro-choroïdite postérieure
indépendante de la lésion cérébrale. Le côté gauche ne présente aucune
altération, soit de motilité, soit de sensibilité.

On prescrit le traitement par les frictions mercurielles. Après quelques jours, la santé générale s'améliore, seuls les accidents oculaires
persistent.

(*France médicale*, 2 mai.)

---

**Ophthalmie des nouveau-nés ; traitement par une solution d'iode
dans l'eau distillée de laurier-cerise.** — L'iode se dissout mieux dans
l'eau distillée de laurier-cerise que dans l'eau distillée ordinaire ; et
cela dans des proportions à déterminer. Étant donnée une solution
de teinture d'iode pour 20 grammes d'eau de laurier-cerise, on possède
un collyre d'une puissance incontestable contre l'ophthalmie purulente
des nouveau-nés. Le mode d'usage consiste à instiller, avec un
compte-goutte, le liquide entre les paupières, en quantité indéfinie,
et cela quatre à six fois par jour ; sans compter les lotions extérieures,
pratiquées aussi largement que possible. Ce traitemeut, dont l'effiac-
cité l'emporte même sur le nitrate d'argent, vigoureusement employé
a encore cet avantage d'être aussi anodin qu'énergique ; et il n'expose
à aucun inconvénient, comme la nécrose de la cornée, qui peut être
imputable au nitrate d'argent manié sans prudence.

(*Union médicale du nord-est*).

---

**Tumeur lymphatique de la face. — Leucémie. — Hémorrhagies
rétiniennes,** par J. CHAUVEL, professeur agrégé au Val-de-Grâce. —

Les phénomènes oculaires produits par la leucémie ne sont pas encore
très-bien déterminés; aussi, à ce titre, l'observation suivante est
très-intéressante. Il s'agit d'un homme d'un tempérament très-lym-
phatique, porteur d'une tumeur siégeant dans la région sus-orbitaire
gauche et ayant amené un gonflement de toute la face gauche. Les
paupières sont surtout tellement gonflées que l'œil est complètement
caché et qu'on ne peut constater l'état du globe. Je n'insisterai pas sur
le siége et le développement de la tumeur, pour arriver plus vite aux
phénomènes oculaires qui nous concernent.

Le malade paraît profondément cachectique, cependant il a conservé
son embonpoint. La respiration et la circulation se font normalement.
Mais bientôt l'état général s'aggrave, la cachexie se prononce davantage; la teinte cireuse des téguments devient plus prononcée; toute la
face paraît bouffie. On ne constate pas d'œdème des membres inférieurs.
L'examen du cœur et du poumon ne révèle rien. Mais le malade se
plaint depuis plusieurs jours de voir devant son œil droit une tache,
qui suit le globe dans tous ses mouvements, et vient se poser sur les
objets qu'il regarde. A l'examen ophthalmoscopique, on trouve que
les milieux de l'œil ont conservé leur transparence.

La papille est normale, ainsi que les vaisseaux rétiniens, à leur
point de départ; pas d'œdème péri-papillaire; autour de la papille
plusieurs taches hémorrhagiques, éparses dans le champ rétinien.
Quelques jours après, le malade fut examiné par M. Perrin, qui constata, dans l'œil droit, des suffusions sanguines, striées, développées
dans un tissu rétinien, peu transparent, et un aspect tout à fait semblable aux altérations ophthalmoscopiques, telles qu'on les a décrites
pour la rétinite leucémique. Et, en effet, on avait bien affaire à une
leucémie; car à l'autopsie, les lésions qu'on trouva dans le cœur et le
foie ne permirent plus aucun doute à cet égard.

(8 juin, *Gazette hebdomadaire de médecine et chirurgie*.)

**Dacryocystite chez un nouveau-né** par le Dr LELION.—Les maladies
lacrymales chez les nouveaux-nés peu étudiées et peu connues, doivent
être l'objet d'erreurs de diagnostic, qui peuvent être très-préjudicia-
bles. Aussi l'observation suivante, n'est-elle pas dépourvue d'intérêt,
d'autant plus que ces faits sont rares.

Une petite fille, née le 21 mars 1877, présenta, dès le lendemain de
sa naissance, une tuméfaction, située un peu au-dessous de l'angle
interne de l'œil droit, et accompagnée d'un peu de rougeur de la peau.
Par la pression, la tumeur s'affaise et un liquide glaireux et louche
s'échappe entre les paupières, qui ne sont pas encore rouges sur leur
face muqueuse. On prescrit une décoction tiède de racine de guimauve
et on recommande de vider de temps en temps le sac lacrymal, siége

évident de la tuméfaction, par une pression douce et soutenue. Quelques jours se passent ; la tumeur se reproduit constamment. Il n'y a pas d'épiphora ; la narine correspondante est plus sèche que la gauche.

Du quatrième au cinquième jour, le liquide change de nature et devient du pus véritable. La muqueuse des paupières est très-rouge. Dans le but de prévenir une inflammation de la conjonctive, on prescrit l'instillation, tous les matins, d'une goutte d'un collyre au nitrate d'argent (0,20 centigrammes pour 30 grammes). On continue cette instillation pendant quelques jours. Le neuvième jour, tout à coup, pendant la nuit, l'enfant est prise d'éternuments répétés, provoqués par l'écoulement de la matière purulente dans la narine, restée sèche jusque-là. Dès lors la tumeur cesse de se reproduire, et les symptômes inflammatoires des paupières disparaissent ; on continue encore le collyre pendant quelques jours. Bientôt la guérison est complète et il ne reste pas de trace de la tumeur.

(*Journal de Médecine et Chirurgie.*)

## INDEX BIBLIOGRAPHIQUE.

### THÈSES SOUTENUES A LA FACULTÉ DE PARIS 1877.

PARINAUD (Henri). — *Etude sur la névrite optique dans la méningite aiguë de l'enfance*, in-8 de 64 pages.

PELTIER (Henri). — *Des accidents consécutifs à l'emploi de l'atropine dans le traitement des affections oculaires*, in-8 de 56 pages.

CUISNIER (Victor). — *De l'extraction de la cataracte sénile par la méthode à lambeau périphérique*, in-8° de 40 pages.

PIÉRIN (Emile). — *Contribution à l'étude de l'amblyopie congénitale sans lésions appréciable à l'ophthalmoscope*, in-8° de 52 pages.

COURSERANT (H.). — *Etude sur la choroidite antérieure*, in-8° de 68 pages.

RAVEAU (Henri). — *Essai clinique sur le nystagmus*, in-8° de 102 pages.

LARROQUE (Charles). — *Etude sur le ptérygion*, in-8° de 60 pages.

PASQUET (Joseph). — *Contribution à l'etude des complications consécutives a l'obstruction des voies lacrymales*, in-8 de 40 pages.

CHRÉTIEN (Louis). — *Etude sur l'ophthalmie purulente chez le nouveau-né et l'enfant*, in-8 de 60 pages.

BUFFE (Adolphe). — *Contribution à l'étude de la kératite parenchymateuse diffuse*, in-8 de 40 pages.

COQUIARD (A.). — *Considérations sur la conjonctivite endémique à bord du vaisseau-école des canonniers*, in-8 de 64 pages.

ACHARD (Frédéric). — *Des ruptures de la choroïde*, in-8 de 56 pages.

PASSERAT (Joseph-Léon-Edouard). — *Contribution à l'étude de la cautérisation ignée de la cornée*, in-8 de 100 pages.

*Le Rédacteur en chef, Gérant :* GALEZOWSKI.

Paris. — Typ. A. PARENT, rue Monsieur-le-Prince, 3 .1

# RECUEIL
# D'OPHTHALMOLOGIE
## Octobre 1877.

DES

# AFFECTIONS CONGÉNITALES DES YEUX

## ET DE LEURS ANNEXES

**Par le Dr Galezowski.**

L'histoire du développement de l'organe de la vue présente
un intérêt des plus considérables; il y a, en effet, très-peu
d'organes, dans notre organisme, qui subissent des modifications aussi constantes et en même temps aussi rapides pendant
toute la période de la vie fœtale, que l'œil et ses annexes.
Chaque nouvelle phase que présente l'œil depuis les premières
semaines qui suivent l'évolution de la tache germinative jusqu'au septième mois de la vie fœtale, tout change et se trans-
forme, et pendant que certaines des membranes oculaires
subissent des modifications successives jusqu'à ce qu'elles
aient acquis une structure définitive, d'autres membranes, au
contraire, disparaissent définitivement, car leur rôle n'était
que provisoire et elles n'étaient destinées qu'à entretenir la
nutrition pendant la seule période de développement de la formation du fœtus.

Dans les conditions ordinaires de développement de notre

organisme, toutes ces transformations se passent avec la plus grande régularité, et l'œil paraît, chez un enfant nouveau-né, complètement constitué pour remplir les fonctions visuelles. Mais les choses ne se passent pas toujours de la même façon, et sous l'influence de causes très-variées, il survient quelquefois un arrêt de développement de telle ou telle autre membrane, et cet arrêt amène une difformité qui deviendra d'autant plus grande, que l'accident surviendra plus tôt. Ce *vitium primæ formationis*, comme on l'appelle généralement, est produit par des causes qui nous échappent presque toujours et qui ne peuvent être expliquées que par de simples suppositions et des hypothèses, car toutes les expériences faites sur les animaux à ce sujet n'ont pu, jusqu'à présent, aboutir qu'à des résultats négatifs ou très-problématiques.

Néanmoins les observations et les recherches faites dans le domaine de l'anatomie comparée et de l'embryologie ont éclairé considérablement certains points de la formation de l'œil.

Le développement irrégulier et anormal d'une membrane se produit rarement d'une manière isolée, mais on le voit le plus souvent apparaître simultanément dans plusieurs membranes du même organe, ou bien dans différents organes chez le même individu.

Ces accidents doivent reconnaître nécessairement des causes très-variées, dont la connaissance nous échappe quant à présent.

Les renseignements que nous puisons chez les mères des enfants atteints de ces anomalies ne sont pas toujours très-concluants, et tandis que dans un grand nombre de cas ils sont complètement négatifs, quelquefois pourtant on trouve des perturbations plus ou moins sérieuses dans la santé de la femme pendant sa grossesse, ou bien des troubles nerveux et moraux, qui peuvent jusqu'à un certain point expliquer l'arrêt momentané ou permanent de l'évolution normale d'un organe quelconque dans un organisme naissant.

L'arrêt de développement peut être aussi provoqué par des affections éruptives, constitutionnelles ou autres, dont la mère est atteinte pendant une période quelconque de sa grossesse.

Nous savons, en effet, quelle influence pernicieuse exerce la syphilis sur la santé des nouveau-nés : les uns naissent chétifs et dans un marasme complet; d'autres apportent au monde des stigmates de la vérole sur tout le corps; d'autres, enfin, présentent des altérations congénitales du globe oculaire, de cause syphilitique.

L'influence de la petite vérole ne peut pas non plus être mise aujourd'hui en doute, et on connaît des faits très-nombreux d'enfants qui sont venus au monde couverts de pustules varioliques cicatrisées ou en voie même d'évolution. L'œil peut être atteint par cette maladie, des pustules peuvent se former sur la cornée et produire un leucôme. Panas (1) a rapporté même un cas d'atrophie de l'œil à la suite de la variole intra-utérine.

L'hérédité joue aussi un très-grand rôle dans l'apparition des difformités et des anomalies oculaires. Nous voyons, en effet, tous les jours la confirmation de cet axiome sur les enfants des myopes qui viennent au monde avec des yeux myopes. Des cataractes congénitales sont l'apanage souvent de plusieurs générations de la même famille. La conformation anormale des paupières, la luxation congénitale du cristallin, les affections lacrymales, etc., toutes ces affections peuvent se transmettre par hérédité.

De l'ensemble de ces différentes causes morbides, on peut conclure facilement combien peuvent être variées les altérations des yeux qui se développent pendant toute la durée de la vie intra-utérine.

Pour bien comprendre ces différentes affections, leurs causes et leur valeur pathologique, il faut faire, croyons-nous, une classification basée sur leur mode d'évolution.

Le Dr Manz (2), de Fribourg, qui a fait un travail très-important sur les *défauts de conformation de l'œil humain,* divise ces affections en quatre grandes classes :

---

(1) Panas. *Gazette des Hôpitaux.* Paris, 1863.
(2) Manz. *Die Missbildungen des Menschlicher Augec (Händbuch der Augenhetilkunde von Graefe U. Saemish; Bend).*

1° *Anomalies congénitales des parties isolées du globe;* 2° *Anomalies congénitales des paupières;* 3° *Anomalies congénitales de la coloration de l'œil;* 4° *Anomalies congénitales se rapportant au globe de l'œil tout entier.* A la fin il ajoute un article pour les troubles congénitaux de la cornée et les tumeurs de l'orbite.

Cette division m'a paru très-insuffisante, et en la suivant l'auteur a été obligé de se répéter ou de comprendre, par exemple, dans la section des paupières, les maladies des muscles de l'œil ou de décrire, les tumeurs congénitales de l'orbite dans un paragraphe additionnel.

Selon moi, il est préférable d'accepter les divisions des difformités d'après les différents modes de leurs évolutions.

Parmi les altérations congénitales de l'œil, il en existe un certain nombre, où le mal est dû à un arrêt de développement, d'autres sont occasionnées par un processus inflammatoire intra-utérin quelconque; d'autres enfin surviennent pendant le travail de la parturition.

Nous diviserons donc notre travail en trois parties :

A. Anomalies congénitales par défaut de développement de l'œil.

B. Altérations des yeux consécutives à un processus inflammatoire quelconque intra-utérin.

C. Lésions oculaires survenant pendant la naissance.

Cette dernière catégorie comprendra, naturellement, tous les accidents connus qui surviennent pendant l'accouchement, à la suite de l'application de forceps ou consécutivement à toute autre cause.

---

# CHAPITRE PREMIER

## ANOMALIES CONGÉNITALES PAR DÉFAUT DE DÉVELOPPEMENT DE L'ŒIL.

A. — *Anomalies congénitales par défaut de développement de l'œil.* — Cette partie de notre travail est incontestablement la plus étendue, et elle exige de notre part la nécessité de faire une analyse succincte de toutes les maladies des yeux et rechercher toutes celles qui, dans les différentes membranes de l'œil, peuvent être rapportées à une anomalie de développement.

Parmi les anomalies congénitales de l'œil, il en existe un certain nombre qui se reconnaissent difficilement dans la première enfance, comme par exemple le relâchement de la peau des paupières ou certaines formes d'anomalies de réfraction. Mais à mesure que l'enfant avance en âge, et que ses organes prennent du développement, les anomalies oculaires s'accentuent de plus en plus, et deviennent suffisamment apparentes pour constituer une vraie maladie.

Un certain nombre de ces difformités sont décrites aujourd'hui non comme des anomalies, mais comme des maladies oculaires, par exemple, les kystes dermoïdes. Néanmoins ces kystes sont le résultat de défauts de développement de l'organisme, selon les belles recherches de Verneuil, et ils doivent, par conséquent, appartenir à la classe d'anomalies congénitales, qui, peu apparentes d'abord, deviennent ensuite très-accentuées et exigent une intervention chirurgicale.

Sans entrer sur ces dernières, dans de trop grands détails déjà bien connus nous n'indiquerons que les points réellement intéressants, qui peuvent contribuer à éclaircir la pathogénie de la maladie.

## ARTICLE I.

### RELACHEMENT DE LA PEAU DES PAUPIÈRES.

Ce défaut est caractérisé par un relâchement considérable de la peau de la paupière supérieure, et par l'absence presque complète de toute attache entre le derme et la couche musculaire. On sait combien sont nombreuses les attaches entre le derme et les couches sous-jacentes. L'anatomie topographique nous enseigne que des faisceaux fibreux très-nombreux se détachent de la surface profonde du derme, et se portent vers le plan musculo-aponévrotique des paupières pour s'y fixer d'une manière solide.

Grâce à ses attaches, la peau suit les mouvements de ces voiles membraneux, et se trouve entraînée sous le bord orbitaire supérieur, au moment où la paupière s'élève.

Sous l'influence d'un vice de conformation, ces attaches fibreuses du derme font quelquefois complètement défaut dès le premier âge, ou bien elles sont tellement faibles et peu abondantes qu'elles ne peuvent résister aux tractions constantes dans les mouvements des paupières et se déchirent ou se distendent, au point de ne pas pouvoir retenir la peau. Cette dernière se relâche peu à peu, et ne suit plus les mouvements des paupières, ce qui fait que pendant que la paupière supérieure est relevée, un pli du derme, plus ou moins considérable pend au devant du bord palpébral et recouvre plus ou moins la cornée.

Ammon rapporte un cas où le pli cutané était tellement exubérant, qu'il descendait au devant de la paupière inférieure.

Plusieurs auteurs et Manz, entre autres, décrivent cette anomalie dans la catégorie du ptosis congénital et ils la rapportent à l'hypertrophie de la peau, ce qui ne me paraît pas exact.

La paupière, dans ces cas, ne présente, en effet, point de lésion dans toute son épaisseur, et ses mouvements sont complètement normaux ; il n'existe ici, comme nous l'avons dit plus haut, qu'une anomalie dans le développement de la peau et de ses attaches et rien de plus.

Il n'existe pas non plus d'hypertrophie du derme, car, ayant fait examiner au microscope par Legros un lambeau de peau que j'ai excisé, j'ai reçu la réponse qu'il n'existait point d'altération dans toute l'étendue du derme, à part cette particularité que les follicules pileux étaient partout atrophiés.

Le relâchement de la peau des paupières n'est souvent que très-peu accusé dans la première enfance, mais avec l'âge et sous l'influence des mouvements constants des paupières, les brides fibreuses manquent complètement, ou n'étant que faibles et en petite quantité, se distendent au point qu'elles ne peuvent plus retenir la peau, qui pend devant l'œil, pendant que la paupière se relève.

Nous avons rencontré ce défaut de conformation très-souvent, à un faible degré, ne constituant point de maladie. Mais nous ne trouvons dans nos livres d'observations que 16 fois le relâchement de la peau palpébrale tellement accentué, que l'intervention chirurgicale devenait indispensable.

Selon moi, deux procédés opératoires peuvent être employés pour combattre ce défaut : l'excision du pli exubérant de la peau et des cautérisations sous-cutanées avec un thermo-cautère pour amener des adhérences entre la peau et les couches sous-jacentes.

Jusqu'à présent je n'ai appliqué que le premier procédé.

Voici une de ces observations prise au hasard :

OBSERVATION I. — *Pli cutané palpébral héréditaire. Excision.* — Mademoiselle Célina P..., âgée de 27 ans, est venue me consulter le 7 octobre 1868 pour un abaissement considérable de la peau des paupières supérieures des deux yeux. Le bord palpébral avec les cils se trouve complètement caché par ce pli, surtout du côté gauche, et la malade est obligée de relever à chaque instant ses paupières avec les doigts ; autrement il lui est impossible de rien fixer, à cause du larmoiement, de la fatigue des yeux et même des maux de tête qu'elle éprouve. Mais ce qui rend encore cette malade plus malheureuse, c'est la difformité La peau est souple, flasque et ne paraît pas présenter d'adhérence aux couches sous-jacentes. L'opération que je propose est acceptée, et je pratique l'excision de tout le pli cutané exubérant dans les deux yeux. La suture est appliquée de telle sorte que les bords de la plaie sont rapprochés entre eux, et ils sont en même temps fixés à la couche musculaire sous-jacente. Les sutures ont été laissées trois jours pleins; la réunion s'est faite par première intention, malgré une légère suppuration à l'angle externe de la paupière droite. La difformité a complètement disparu, et la malade a pu repartir dans son pays, douze jours après l'opération.

Il serait superflu de rapporter ici tous les cas que je trouve consignés dans mes livres d'observations sur le relâchement de la peau des paupières, je me contenterai d'ajouter les trois suivants, dans lesquels j'ai dû pratiquer l'excision du pli exubérant.

OBSERVATION II. — *Relâchement de la peau des paupières.* N° 11725. — Madame D..., âgée de 57 ans, demeurant à Paris, vint me consulter pour une chute considérable de la peau des paupières supérieures, le 26 avril 1873. Ce défaut existait toujours, mais ne la gênait point; ce n'est que depuis une dizaine d'années que cette infirmité augmente. L'excision est faite le même jour et la guérison est complète.

OBSERVATION III. — *Chute de la peau des paupières, simulant le ptosis. Opération. Guérison.* N° 16707 de mon livre d'observations. — M. M..., âgé de 18 ans, se trouvait très-gêné par ses paupières dans son état d'ouvrier couvreur, et il a dû subir à ma clinique une opération d'excision de pli exubérant dans les paupières, le 13 mai 1874, ce qui lui a amené une guérison complète.

# ARTICLE II

## PTOSIS CONGÉNITAL.

La chute ou l'abaissement congénital de la paupière supérieure se rencontre relativement plus souvent que d'autres anomalies des yeux.

Ce vice de conformation s'observe généralement dans les deux yeux; tel est le résultat de mes propres observations et il est conforme à l'opinion émise par le Dr Manz (1) dans un remarquable travail sur les anomalies de l'œil.

Quelquefois on le voit apparaître comme une complication d'un autre vice congénital quelconque, par exemple, d'un épicanthus ou d'un blépharophimosis.

L'hérédité dans cette difformité ne peut pas être mise en

___

(1) Manz. *Handb. gesammt. Augenheilk. Graefe et Saemish,* Bd. IV, p.

doute si on en juge par un fait de **Alessi**, et par celui que j'ai
moi-même constaté et que je rapporte plus bas.

Alessi a observé un fait très-intéressant où le ptosis a été
transmis par hérédité, dans deux générations, du père au fils.

Rien n'est plus naturel que de voir se transmettre par hérédité un vice de conformation ; néanmoins, en ce qui concerne
ma propre expérience dans cette matière, je crois que le ptosis
congénital se transmet par hérédité moins souvent que les
autres difformités.

L'abaissement congénital de la paupière supérieure n'est pas
aussi rare qu'on pourrait le croire, je l'ai observé à ma clinique ainsi que dans ma clientèle particulière 15 fois sur 28.000
malades, 10 fois elle existait chez des hommes et 5 fois chez
des femmes.

Habituellement le ptosis congénital existe dans les deux yeux,
comme cela avait été déjà observé par Manz et d'autres auteurs.
Ce fait n'est pourtant pas aussi absolu qu'on voudrait le croire,
et quoique le ptosis binoculaire soit de beaucoup plus fréquent,
je l'ai rencontré trois fois n'occupant qu'un seul œil.

Voici les trois faits en question :

OBSERVATION IV (personnelle). — *Ptosis congénital monoculaire.* — Mademoiselle V..., âgée de 16 ans, bien constituée et
jouissant d'une bonne vue, se présenta à ma clinique le 3 mars
1874, pour me consulter sur un abaissement de la paupière
supérieure droite. Elle raconte que depuis son enfance cet œil
est resté toujours à moitié fermé, et quoique sa vue n'en soit
pas très-gênée, elle en est ennuyée par la difformité et voudrait en être débarrassée.

A l'examen, fait en présence de mon excellent ami, le
D' Daguenet, de Besançon, nous avons constaté :

1° Que les deux yeux étaient parfaitement sains et emmé-
tropes; 2° qu'il n'existait pas d'autre difformité que celle de
l'abaissement de la paupière droite; 3° que cette paupière n'accusait pas la moindre contraction, et qu'elle recouvrait la moitié de la cornée. On ne constate pas de rides sur la peau de la
paupière, mais par contre, le front au-dessus du sourcil présente

des rides plus nombreuses que du côté opposé, et toutes les fois qu'elle veut regarder en haut, c'est le muscle sourcilier qui se contracte très-visiblement. .

Il s'agissait donc d'un ptosis congénital, et d'après les renseignements de la malade, personne de la famille n'accuse la même difformité.

OBSERVATION V (personnelle). Nº 11989 de mon livre d'observations. — Mademoiselle J..., âgée de 19 ans, se présente à ma consultation de la rue Dauphine le 21 mai 1873, se plaignant d'une gêne qu'elle éprouve dans la vue pendant le travail, à cause d'un abaissement de la paupière supérieure gauche. Depuis son enfance, sa paupière était toujours à demi fermée.

OBSERVATION VI (personnelle). Nº 13620 de mon livre d'observations. — Garçon J.-R..., m'est amené par ses parents le 24 juillet 1873, à cause d'une chute complète de la paupière supérieure gauche. Lorsqu'on fait regarder l'enfant en haut, on constate que cette paupière est tout à fait immobile, tandis que dans l'autre œil on ne voit point d'anomalie.

L'observation nº X, qu'on lira plus loin, et qui se trouve rapportée plus bas dans les ptosis compliqués d'autres affections, est un exemple d'un défaut analogue monoculaire.

Lorsque le ptosis est très-prononcé, et qu'il masque considérablement la cornée, on voit se produire quelquefois, quoique à la longue, des désordres plus ou moins graves du côté des voies lacrymales et des paupières inférieures, qui peuvent même compromettre jusqu'à un certain point les fonctions visuelles, si on n'intervient pas à temps. L'ectropion et des lésions du côté de la cornée peuvent en être la conséquence.

Le développement d'un ectropion me paraît être occasionné par les efforts et les contractions incessantes que fait le malade pour relever sa paupière supérieure. Mais en l'absence de l'élévateur de la paupière supérieure qui fait complètement défaut, ce sont les fibres musculaires ciliaires, fibres de Riolan,

qui se contractent et entraînent la paupière en dehors. De là,
la déviation du point lacrymal, le larmoiement, la blépharite,
la conjonctivite et la kératite.

L'observation suivante, qui a été recueillie par mon chef de
clinique, M. Despagnet, en est le meilleur exemple :

OBSERVATION VII. — *Ptosis congénital. Ectropion consécutif.*
*Opération. Amélioration.* — M. S..., 17 ans, employé de la ville
de Paris, service d'architecture, de nature assez vigoureuse,
n'a jamais fait de maladie grave. Il a toujours eu ses yeux en
mauvais état. Blépharite ou conjonctivite ne l'ont jamais quitté.
De plus ses yeux pleurent abondamment depuis son enfance et
ce larmoiement a amené un ectropion très-prononcé des paupières inférieures aux deux yeux. En 1875, M. Galezowski a
pratiqué l'incision aux points lacrymaux et l'excision du
bourrelet conjonctival avec une portion du tarse.

En l'examinant le 7 octobre 1877 nous avons pu constater
que le larmoiement a diminué et que l'ectropion complètement
effacé à droite, est très-léger à gauche Mais ce malade présente
un autre phénomène très-intéressant, c'est un abaissement ou
ptosis de la paupière supérieure gauche. La paupière s'abaisse
jusqu'au niveau inférieur de la pupille, de sorte que de cet œil,
si on ne lui relève pas la paupière, il ne peut voir que dans le
champ inférieur. L'acuité visuelle de cet œil est normale. Il
n'existe aucune espèce de paralysie. Cet abaissement de la paupière existe depuis sa naissance.

Ce malade a dû subir 3 opérations : d'abord je lui ai incisé
les points lacrymaux et je l'ai soumis pendant un certain
temps au cathétérisme des voies lacrymales. Un mois après
je lui ai pratiqué sur les deux yeux l'opération de l'ectropion
qui était très-prononcé sur les deux yeux, et ensuite je l'ai
opéré du ptosis.

L'entropion était très-prononcé, la peau palpébrale était complètement rabaissée du côté de la joue, et pour rendre à ses
deux paupières inférieures leur position normale, j'ai dû exciser la conjonctivite, le tarse, ainsi qu'une partie de la couche
musculaire sur une étendue de 5 millimètres de large, et j'ai

rapproché ensuite les bords de la plaie à l'aide des sutures. Le résultat de cette opération a été des plus satisfaisants et la guérison de l'ectropion s'est maintenue jusqu'à ce jour.

L'opération du ptosis n'a pas donné d'aussi bons résultats. J'ai excisé sur la paupière supérieure gauche, qui était la plus abaissée, un lambeau de la peau, ainsi que toute la couche musculaire jusqu'au tarse, sur une étendue de 6 millimètres et j'ai réuni la plaie avec quatre sutures. Le résultat immédiat était très satisfaisant, mais aujourd'hui, deux ans après l'opération, le ptosis est aussi prononcé qu'avant.

En général, le ptosis congénital constitue plutôt une difformité qu'une cause de gêne pour la vue, surtout pour le travail, car dans la position déclive de la tête, la paupière supérieure se trouve naturellement abaissée. Toutes les fois donc que les individus atteints de ptosis accusent des troubles visuels, il faut rechercher avec soin soit des défauts de réfraction qui peuvent accompagner le ptosis, soit des maladies accidentelles, telles que conjonctivites, asthénopies, etc., ou voir s'il n'existe pas chez eux des taches sur la cornée, consécutives à d'anciennes kératites. C'est ainsi que les troubles visuels ont pu être expliqués chez les individus dont nous rapportons ici l'histoire.

OBSERVATION VIII (personnelle). N° 17125 de mon livre d'observations. — Mademoiselle S..., âgée de 29 ans, a la vue très-faible et elle vient me consulter à ce sujet le 15 juin 1874. Elle présente le ptosis congénital dans les deux yeux, qui ne dépasse pas la moitié supérieure des deux cornées. Mais ce qui lui rend la vue trouble, c'est une tache centrale de la cornée droite qu'elle porte depuis son enfance. Cet œil est en outre atteint d'un strabisme convergent. L'acuité visuelle de l'œil gauche est normale, tandis que de l'œil droit, la malade lit à peine le n° 6 de l'échelle typographique.

OBSERVATION IX. — *Ptosis congénital. Conjonctivite.* — Le jeune B..., âgé de 14 ans, sertisseur, vint me consulter pour une simple conjonctivite le 27 août 1870, dont il n'était atteint que depuis une dizaine de jours. Mais il présentait en outre un abaissement complet des paupières supérieures, ce qui est le résultat d'un ptosis congénital dans les deux yeux. Les deux tiers des deux cornées étaient cachés sous la paupière, et le malade se trouvait toujours gêné quand il voulait regarder au loin.

Les blépharites ciliaires et les conjonctivites qui accompagnent le ptosis congénital, peuvent quelquefois être occasionnées par un vice de conformation des voies lacrymales qui existe en même temps que le ptosis. Voici une observation à l'appui.

OBSERVATION X. — *Ptosis congénital monoculaire. Blépharite ciliaire avec rétrécissement du canal lacrymal.* N° 22047. — Garçon F..., âgé de 3 ans, a une chute de la paupière supérieure gauche dès la naissance. Il a eu aussi toujours cet œil larmoyant. Depuis un an, l'œil est devenu rouge et nous constatons le 7 juillet 1875, qu'il a le canal lacrymal retréci.

Le ptosis congénital peut être quelquefois accompagné d'une amblyopie congénitale, sans aucune lésion des membranes internes des yeux, comme on peut en juger par l'observation suivante :

OBSERVATION XI. — *Ptosis congénital binoculaire avec amblyopie monoculaire.* — M. E..., âgé de 40 ans, vint me consulter le 22 août 1870, pour un affaiblissement de la vue, dont il se plaignait déjà depuis son enfance. Ses deux paupières supérieures sont abaissées et ne peuvent point se relever, ce qui vient aussi de naissance. Il n'existe point de rides ni de plis sur la peau palpébrale, mais par contre, les muscles frontaux et sourciliers sont fortement développés. Le malade lit difficilement de l'œil gauche le nᵉ 4, par suite de la diminution de l'acuité visuelle. Il s'agit chez lui d'une amblyopie congénitale qui accompagne le ptosis sans aucune lésion des membranes internes des yeux.

Dans toutes les observations que nous avons rapportées dans ce travail, il ne s'agit point de paralysies de l'élévateur de la

paupière, mais d'un défaut de développement. Les paralysies
de l'élévateur de la paupière existent pourtant dans quelqués
cas rares chez les nouveau-nés, et nous les étudierons dans
un chapitre tout spécial.

(*A suivre.*)

# TROUBLES VISUELS
# DANS L'INTOXICATION SATURNINE

### Par le Dr Galezowski.

### (Suite).

## ARTICLE VII.

### ATROPHIE PROGRESSIVE DES PAPILLES AVEC ATAXIE
### LOCOMOTRICE SATURNINE.

L'intoxication saturnine amène très-souvent des dépôts plom
biques dans la substance nerveuse des différentes régions, et
plus particulièrement dans la moëlle épinière. Ces lésions sont
caractérisées par des incrustations de sels sulfureux de plomb,
que l'on constate facilement à l'autopsie. Plusieurs auteurs ont
décrit l'existence de taches noires ardoisées à la surface de la
substance grise de la moelle, et il en résulte des atrophies musculaires et des paralysies dans les bras et les jambes. Ces lésions peuvent être localisées dans des points isolés du système
nerveux, et donner lieu à des hémiplégies, et à des hémianes-
thésies, analogues à celles des hystériques. La vue, dans ces
cas, présentera aussi des troubles semblables à ceux des hystériques, mais ce sera plus souvent l'œil droit que l'œil gauche
qui sera attaqué, ainsi qu'il résulte des observations recueillies par le professeur Vulpian (1).

(1) Renaut. *Intoxication saturnine*; Observ. XI, p. 145.

L'intoxication saturnine prédispose surtout à des lésions locales et isolées de la moelle épinière; elle donne souvent lieu à
des altérations disséminées, qui attaquent successivement des
organes très-variés.

Il est rare de voir les encéphalopathies saturnines prendre
une marche régulière et progressive, analogue à celle qu'on observe dans les altérations tabétiques de la moelle.

Ces faits, pourtant, existent sans nul doute, si on se reporte
aux observations que le professeur Vulpian a recueillies dans
son service.

Les observations XVIII et XIX de la thèse de M. Rénaut
contiennent des détails très-intéressants sur certaines encéphalopathies saturnines, avec des symptômes non douteux d'ataxie
locomotrice. Chez l'un de ces malades, il y a eu une mydriase;
et chez l'autre, une diplopie par la paralysie des moteurs oculaires de l'œil. Les nerfs optiques ne paraissaient pas accuser la
moindre lésion.

Mais, si l'ataxie saturnine peut attaquer les muscles oculo-
moteurs, elle peut aussi amener des lésions du côté des papilles
optiques, semblables à celles qu'on observe généralement dans
l'ataxie.

Le fait suivant, que nous venons d'observer tout récemment
à notre clinique, vient corroborer cette assertion. On verra, en
effet, que le malade, dont nous rapportons l'histoire, présente
tous les symptômes de l'ataxie locomotrice, et que le trouble de
la vue qu'il accuse, ne peut se rattacher à aucune autre forme
de lésion, sinon à celle qu'on observe dans l'ataxie.

Nous devons à l'obligeance de notre excellent confrère et
ami, M. le Dr D. Van Duyse (de Gand), d'avoir bien voulu se
charger de recueillir cette observation.

OBSERVATION. — *Atrophie progressive saturnine des deux
papilles optiques avec quelques phénomènes ataxiques.* — M. Al-
fred N..., âgé de 43 ans, peintre en bâtiments, se présente pour
la première fois à la clinique du Dr Galezowski, le 6 octobre
1877, et il est inscrit sous le numéro 35,726. Il se plaint d'un

affaiblissement considérable de la vue des deux yeux, qui l'empêche de continuer son métier.

A. N... nous apprend que sa vue a progressivement baissé dans les deux yeux depuis six à sept mois. La marche de l'affection lui semble avoir été plus rapide au début. Actuellement S, lit n° 6 de l'échelle typographique, avec peine, et à la distance de 20 cent. Les pupilles sont légèrement dilatées et peu mobiles.

*Examen ophthalmoscopique.* Papilles blanches atrophiques. Disparition des capillaires et atténuation du volume des artères. Myopie de 2 1/2 D. environ (examen objectif). Staphylôme postérieur peu large au côté interne et supérieur de chaque papille (image renversée), nettement séparé du tissu sain par un liséré pigmentaire. Le reste du fond de l'œil, les pupilles et les membranes antérieures de l'œil ne présentent rien d'anormal.

Le sujet manie journellement la céruse et il a les mains continuellement souillées par cette matière. Il a eu plusieurs attaques de coliques saturnines qui l'avaient obligé de suspendre le travail pour plusieurs semaines.

Il est de constitution lymphatique, a le teint pâle, anémique. Liseré grisâtre des gencives et enduit pultacé des bords gencitaux; pas de vomissements; constipations fréquentes; est souvent tourmenté par une céphalalgie violente, frontale ; pas de phénomènes paralytiques du côté des extenseurs ni de diminution de la sensibilité cutanée et musculaire. Le malade sent assez bien la résistance du sol mais il éprouve de la faiblesse dans les jambes ; douleurs lancinantes dans les membres inférieurs et dans la région cardiaque, usage modéré du tabac et des alcooliques. Pas d'antécédents spécifiques.

*Traitement.* — Iodure de potassium; badigeonnage avec teinture d'iode sur le rachis tous les deux jours et les bains de vapeurs.

*Réflexions.* — Il importe de noter dans cette observation les points suivants :

1° Que l'atrophie des papilles optiques ne présente pas la

moindre trace d'infiltration séreuse ; les vaisseaux centraux ne
sont point tortueux, les papilles sont grisâtres, et les vaisseaux
capillaires nourriciers de la substance nerveuse ont complètement disparu ; c'est donc une atrophie progressive des papilles.

2° Que les pupilles sont peu mobiles et d'une moyenne largeur.

3° La faiblesse dans les jambes et les douleurs fulgurantes
sont caractéristiques de l'ataxie locomotrice, et ne peuvent pas
être attribuées à aucune autre cause qu'à l'ataxie saturnine.

3° Les coliques saturnines, le liséré grisâtre sur les gencives,
un long emploi de la céruse, tout cela nous permet de conclure
qu'il s'agit réellement, chez notre malade, d'une intoxication
saturnine, qui a donné lieu au développement de l'ataxie locomotrice avec une atrophie progressive des deux papilles optiques.

Cette observation, ajoutée aux deux autres signalées par
Vulpian et Raymond, dont nous avons parlé plus haut, démontrent d'une manière positive, que la sclérose des cordons posté-
rieurs de la moelle peut se développer chez les saturnins, et
que l'atrophie progressive des papilles, de même que la paralysie des muscles de l'œil, peuvent exister dans l'ataxie saturnine aussi bien que dans d'autres variétés d'ataxies.

Maintenant que nous avons analysé tous les troubles visuels
que peut provoquer l'intoxication saturnine, voyons quelle est
l'explication anatomo-pathologique qu'on peut lui donner.

L'affection atteint-elle les fibres nerveuses de l'œil, ou bien l'altération n'est-elle pas plutôt localisée dans la substance de la
moelle et du cerveau ? Si je me rapporte aux recherches anatomo-
pathologiques de Lancereaux, de Westphal et de Raymond, sur
les lésions du système nerveux chez les saturnins, je suis tout
porté à croire que ce que ces auteurs ont observé dans certaines
parties de la moelle et du cerveau, au point de vue des paralysies musculaires, doit être identique en tous points à ce qui se
passe du côté des organes de la vue. La névrite optique, les
paralysies de la troisième ou de la sixième paire, la mydriase ne
sont pas, n'indiquent point une altération des nerfs à leur périphérie, mais que tous ces phénomènes indiquent une lésion

du centre cilio-spinal, soit des centres optiques, dont le siége
est dans le cerveau.

## ARTICLE VIII.

### QUELQUES CONSIDÉRATIONS SUR LE TRAITEMENT DES TROUBLES VISUELS SATURNINS.

Le plomb étant absorbé par toutes les parties de notre organisme qui se trouvent en contact direct avec ce poison, on doit
nécessairement tirer de là des indications pour les précautions
hygiéniques, à recommander aux ouvriers.

Ces recommandations consistent, en général, dans l'usage de
grands bains tièdes le plus fréquemment possible, une ou deux
fois par jour; dans l'emploi constant des gants pour éviter
autant que possible, de toucher aux couleurs qui contiennent
les sels de plomb. Il faut en outre que les ouvriers changent de
vêtements dès que le travail est fini.

Lorsque l'intoxication saturnine commence à se localiser du
côté de l'organe de la vue, et que les individus éprouvent des
troubles visuels, analogues à ceux que nous avons décrits plus
haut, il faut alors avoir recours aux moyens thérapeutiques appropriés à la maladie.

Voici, du reste, les indications précises pour le traitement à
suivre :

1° Le malade devra abandonner immédiatement et d'une
manière définitive le travail qui l'oblige à manier la céruse ou
toute autre préparation plombique, car en ne suspendant que
momentanément le travail, l'ouvrier ne se guérit habituellement que des premiers accidents toxiques, mais dès qu'il reprend ses occupations, il subit la même intoxication avec une
très-grande facilité. Les faits rapportés par M. Hutchinson, démontrent que si les malades ne font pas attention, ils peuvent
être pris d'accidents graves d'encéphalopathies et de névrite
optique, qui aboutissent indubitablement à une cécité absolue.

2º Rayer avait recommandé le *soufre* et Gendrin la *limonade sulfurique*, mais bientôt on s'est convaincu que ces moyens n'ont aucune action.

3º M. Méhu recommande l'usage des bains d'*hypochlorite de soude*, qui paraissent avoir une grande efficacité, de même que les bains de vapeurs.

4º Mais le moyen le plus actif pour combattre les effets de l'intoxication saturnine, est, sans contredit, l'*iodure de potassium* recommandé pour la première fois par N. Guillot et Malsens. Ce médicament permet mieux que tout autre d'éliminer le plomb par les reins.

5º Dans ces derniers temps, on a remis en pratique l'application de l'*électricité*, que déjà Tanquerel des Planches avait recommandée dans son livre. L'électricité réussit, en effet, à éliminer le plomb de l'organisme, de même qu'elle peut faciliter la guérison des paralysies des muscles de l'œil.

6º M. Guénean de Mussy préconise l'usage des pilules au phosphure de zinc dans les paralysies saturnines.

---

# SUR LA THERMOMÉTRIE EN OPHTHALMOLOGIE

Par le Dᵣ Galezowski.

*Communication lue à l'Association française dans la séance du 27 août 1877.*

(SUITE).

Les expériences physiologiques et les observations journalières faites sur les hommes nous ont démontré que l'homme possède une température qui reste presque constamment égale dans toutes les conditions normales de vitalité.

Cette stabilité de température s'observe dans le même organisme à différents âges. Elle présente dans les parties internes, complètement protégées et recouvertes, une moyenne qui varie de 37 degrés à 37°,5.

Mais si l'on compare la température des différentes régions, dont les unes sont plus abritées, d'autres au contraire plus exposées, on trouvera naturellement des écarts de quelques dixièmes de degré en plus ou en moins. C'est ainsi que dans le creux axillaire, bien fermé, on constate en général à l'état sain 37 degrés, tandis que dans le rectum, le vagin ou la bouche la température arrive à 37°,5.

Mais lorsque la température axillaire s'élève au-dessus de 37°,5 ou descend au delà de 36°,25, ces variations, comme dit Wunderlich, qu'elles soient survenues spontanément ou qu'elles aient été produites par l'influence morbide, n'en sont pas moins toujours très-suspectes, et se rapportent plutôt à un état pathologique quelconque. Ces écarts de température peuvent se borner à certaines parties du corps, qui sont le siége d'un processus morbide, tandis que la température générale du corps ne subit aucune modification. Ce fait avait été déjà signalé par Wunderlich (*De la température dans les maladies.* Paris, 1877, p. 4), qui ne lui attribue point d'importance.

Mes propres recherches m'ont démontré pourtant que si l'on veut analyser la température de l'œil, soit dans différentes conditions normales, soit dans des conditions morbides particulières de cet organe, on arrive à des résultats qui peuvent avoir leur signification dans l'appréciation des états pathologiques eux-mêmes.

L'œil est un organe qui subit plus que tout autre des variations de température, et souvent sans que les autres organes y prennent part. On y voit le thermomètre monter ou descendre de 1, de 2 degrés et même de 2°,5, principalement dans le courant d'une conjonctivite catarrhale grave, d'une iritis ou d'une irido-choroïdite. Dans certaines affections de la cornée, la température ne subit que des modifications de dépression. Il serait difficile de préjuger d'avance les avantages réels de ces recherches topiques de la thermoscopie ; néanmoins toute opinion faite *a priori* sera erronée et inexacte tant qu'elle ne sera pas basée sur des chiffres.

Pour faire des recherches sur la température de l'œil, je me sers habituellement d'un thermomètre assez petit pour que l'on puisse le maintenir facilement entre les paupières.

La thermométrie oculaire devrait être faite dans un double but : d'une part, on devra déterminer la température normale ou pathologique de l'organe de la vue ; et, en second lieu, il faudra rechercher jusqu'à quel point la température du corps tout entier subit des modifications dans le courant des affections inflammatoires du globe oculaire ou des paupières.

### PREMIÈRE PARTIE. — THERMOMÉTRIE LOCALE OCULAIRE.

La température normale de l'œil est en général au-dessous de celle de l'organisme tout entier. Elle varie entre 36°,5 et 36°,7 : c'est donc une différence de quelques dixièmes de degré avec la température de l'aisselle et de toutes les autres parties du corps. Ainsi la thermométrie faite par deux de mes élèves, MM. Despagnet et Linnera, a donné les chiffres indiqués au tableau A. Si l'on veut maintenant examiner la température de l'œil dans les différentes affections oculaires, on voit qu'elle peut s'élever d'une manière assez sensible dans certaines affections inflammatoires, de même qu'elle peut aussi s'abaisser légèrement dans d'autres circonstances.

TABLEAU A. — *Température comparative.*

M. Linnera, 24 ans. Œil normal : température 36°,5 ; température générale, 57°,2.

M. Despagnet, 23 ans. Œil normal : température, 36°,8 ; température générale, 36°,8.

TABLEAU B. — *Thermométrie oculaire.*

Madame P..., 23 ans. Kératite interstitielle gauche, 37°,6.

Madame V..., 40 ans. Ulcère superficiel de la cornée gauche, 37 degrés.

M. Pierre, 60 ans. Abcès moléculaire central de la cornée
gauche avec hypopyon datant de trois mois, 38 degrés.

Mademoiselle Bouteiller. 25 ans. Kératite interstitielle superficielle gauche, 38°,2.

Madame Blémont, 68 ans. Dégénérescence grise de la cornée,
36°,4.

Mademoiselle Tacite, 19 ans. Abcès périphérique de la cornée
gauche : température oculaire, 38°,6; température générale,
37°,8.

Mademoiselle Guillemette, 16 ans. Phlyctène de la cornée
droite; température oculaire, 38 degrés ; température générale,
37°,5.

M. Prenant, 45 ans. Conjonctivite catarrhale aiguë droite
avec eczéma des paupières : température droite, 27°,5 ; température gauche, 36°,6; température générale, 37 degrés.

D'autres mensurations que j'ai faites sur les yeux normaux
m'ont donné des résultats semblables à ceux de M. Linnera,
c'est-à-dire que l'œil présente un abaissement de 0°,5 à 0,8. Le
fait de M. Despagnet me paraît être exceptionnel, et doit plutôt
dépendre d'une congestion légère des conjonctives.

Ce fait, du reste, est tout à fait en rapport avec ce qui a été
observé dans d'autres organes. Quoique les différences thermo-
métriques ne soient pas indiquées d'une manière précise dans
ces derniers, et qu'il reste encore une lacune dans la science,
néanmoins nous trouvons quelques indications à ce sujet dans
le livre remarquable de Wunderlich.

Cet auteur déclare, en effet, que la température est plus élevée dans le vagin que sous les aisselles chez toutes les femmes
qui sont atteintes de vaginite membraneuse (p. 428). Le fait
tout à fait contraire a été observé par Wunderlich du côté de la
bouche chez les cholériques. La température sous la langue,
dit-il, descend, dans le choléra, à 31 et même à 26 degrés, pendant qu'elle reste encore très-élevée dans le rectum et sous les
aisselles.

On voit par ces quelques faits que tout travail inflammatoire
dans un organe doit en modifier la température, et mes recher

ches thermoscopiques sur l'œil le confirment complètement, comme on pourra en juger par le tableau B établi par moi et M. Despagnet.

Si l'on veut analyser attentivement ce tableau, on en tirera facilement les conclusions pratiques suivantes :

1º *Que la température de l'œil augmente de* 0º,8 *à* 1 *degré dans toutes les affections inflammatoires franches de cet organe ;*

2º *Que dans certaines maladies de l'iris, de la choroïde ou de la cornée, la température ne diffère pas de la température du corps, ou bien qu'elle est au-dessous de cette dernière.*

3º *Lorsqu'on examine la température de l'œil pendant les différentes périodes de la même maladie, on voit se produire des variations marquées selon que ces maladies s'aggravent ou qu'elles entrent dans une phase plus favorable.*

## DEUXIÈME PARTIE. — THERMOSCOPIE GÉNÉRALE
### EN OPHTHALMOLOGIE.

Cette seconde partie des recherches n'a été que très-légèrement ébauchée, car l'idée ne m'en est venue que dans ces derniers temps. Néanmoins, dans quelques affections aiguës graves des yeux, telles que l'ophthalmie diphthéritique, l'ophthalmie blennorrhagique, les conjonctives catarrhales aiguës, nous avons pu constater une élévation notable de la température générale axillaire, ce qui indique que ces affections locales ne sont qu'un épiphénomène de l'état général de l'organisme, et que l'abaissement ou l'accélération de la température est proportionnel au degré de l'état fébrile général.

### TABLEAU C.

Fille X..., âgée de 4 ans. Ophthalmie diphthéritique grave de l'œil droit, avec reproduction constante de membranes épaisses : température générale, 38º,2.

M. S..., 27 ans. Ophthalmie blennorrhagique grave des deux yeux : température générale, 38°,2.

Madame N..., 47 ans. Iritis rhumatismal grave de l'œil droit; période de ménopause : température générale, 37°,8.

Ces faits sont certainement encore trop peu nombreux pour qu'on puisse en tirer une déduction pratique certaine. Néanmoins nous pouvons affirmer dès aujourd'hui que la thermoscopie oculaire est appelée à rendre des services réels en ce qui concerne le pronostic, et par conséquent le traitement des maladies inflammatoires de l'œil.

(*A suivre.*)

# DU TRAUMATISME

## DES BLESSURES ET DES CORPS ÉTRANGERS

## DU GLOBE DE L'ŒIL

**Par le Dr A. Yvert,**
**Médecin aide-major.**

Suite).

### DU TRAUMATISME CHIRURGICAL DE L'IRIS

Ainsi que nous l'avons déjà fait à l'article réservé aux blessures de la cornée, nous allons actuellement passer rapidement en revue toutes les lésions de l'iris qui peuvent être le fait d'une intervention chirurgicale. Ici, encore, nous retrouverons la même classification, et nous verrons que chacune des formes de traumatisme accidentel résulte également du traumatisme chirurgical.

Qui ne connaît, en effet, la fréquence de l'iritis traumatique

à la suite de l'extraction de la cataracte, avec ou sans iridectomie? Qui ignore la gravité toute spéciale de cette inflammation
et sa tendance particulière à la suppuration? Nous avons d'ailleurs
longuement insisté déjà sur les avantages du traitement antiphlogistique en pareille circonstance, et nous avons démontré
tout le parti que l'on pouvait tirer de l'application en permanence
sur l'œil de compresses d'eau fraîche incessamment renouvelées.
L'irido-choroïdite et l'atrophie du globe de l'œil sont dans quelques cas même les conséquences inévitables de ces iritis intenses.

L'épanchement de sang dans la chambre antérieure survient
presque constamment à la suite de l'iridectomie, de l'iridotomie
et de l'irido-dialyse ; mais on peut le voir apparaître également
sans lésion appréciable de l'iris et ressembler alors de tout point
à l'hyphéma par contusion, dont nous avons fait un chapitre
spécial. La forme particulière, à laquelle nous faisons allusion,
se rencontre parfois à la suite de la paracentèse de la chambre
antérieure, la diminution subite de la pression amenant une
rupture des parois vasculaires de l'iris. Or, chacun sait combien,
en pareille circonstance, les applications d'eau froide, de sangsues à la tempe et l'instillation du collyre à l'atropine, sont
favorables à la résorption de l'épanchement sanguin.

Le décollement du grand cercle de l'iris, sous le nom d'irido-
dialyse, est devenu entre les mains de Scarpa et de Schmidt,
une opération chirurgicale parfaitement réglée, et que Desmarres
a perfectionnée plus tard en lui donnant le nom d'iridorhexie.
La bénignité n'en saurait, d'ailleurs, être mise en doute pour quiconque se rappelle l'observation bien connue de M. Galezowski et
dans laquelle ce savant ophthalmologiste, en faisant l'iridorhexie
à un jeune prêtre, atteint d'irido-choroïdite, attira l'iris tout
entier par une traction légère : il n'en résulta pas le moindre
accident et la vision fut parfaitement rétablie.

La déchirure du petit cercle de l'iris est souvent la conséquence
forcée de l'iridectomie, quand celle-ci est pratiquée pour des
synéchies postérieures occupant une certaine étendue de la
cristalloïde antérieure : il arrive fréquemment, en effet, que le
chirurgien est plutôt obligé d'arracher que d'exciser l'iris. Et

cependant, même dans ces conditions relativement mauvaises, l'eau froide et l'atropine avec un repos de quelques jours empêchent l'apparition de toute réaction inflammatoire trop intense.

Les piqûres de l'iris se rencontrent quelquefois à la suite de la paracentèse de la chambre antérieure et dans les cas d'opération de cataracte par discision. Jamais il n'en est résulté le moindre accident.

Quant aux blessures de l'iris, le type en est l'iridotomie pratiquée bien rarement aujourd'hui, dans le but d'amener la formation d'un coloboma artificiel pour le passage des rayons visuels.

Enfin, le chirurgien peut, de parti pris, et dans un but curatif, déterminer une hernie de l'iris et la fixation dans la cornée d'une partie de cette membrane. C'est Critchett, de Londres, qui a le premier, sous le nom d'iridésis ou enclavement de l'iris, mis cette idée en pratique dans les cas de leucôme central de la membrane transparente; et là encore le succès a couronné 'entreprise.

# CHAPITRE IV.

## DU TRAUMATISME, DES BLESSURES ET DES CORPS ÉTRANGERS DU CRISTALLIN ET DE SA CAPSULE.

L'importance de l'appareil cristallinien dans le phénomène de la vision; la mobilité et la fragilité toute particulières de ce système lenticulaire qui est maintenu dans un état d'équilibre constant entre les milieux des hémisphères antérieur et postérieur du globe de l'œil; sa transparence parfaite qui est indispensable pour la transmission des sensations lumineuses jusqu'aux éléments impressionnables de la rétine, doivent faire suffisamment pressentir toute la gravité des lésions et des troubles qu'y déterminera le traumatisme. C'est que, en effet, il n'y a pas que les corps vulnérants, susceptibles de traverser les membranes de la région antérieure du globe oculaire pour atteindre directement le cristallin, qui puissent en altérer la composition, en déterminer le déplacement ou l'opacité; il n'est pas jusqu'aux corps portant sur un point quelconque de la face ou du crâne, jusqu'à une chute même sur les pieds qui ne puisse faire ressentir son influence sur ce système si perfectionné. Aussi, allons-nous avoir à passer successivement en revue l'action du traumatisme à distance, indirect ou par contre-coup, et celle des lésions immédiates, directes, portant sur la lentille elle-même.

Mais ici encore, comme dans les chapitres précédents, la variété immense, presque infinie des causes vulnérantes; la diversité des lésions déterminées; la marche souvent très-différente de ce genre d'affections traumatiques, vont rendre notre tâche très-difficile. Car nous ne devons pas l'oublier : notre but n'est pas d'exposer plus ou moins sommairement toutes les altérations de l'appareil cristallinien qui peuvent résulter du traumatisme; et nous ne saurions trop le répéter à nos lecteurs : nous n'avons pas l'intention de faire ici de la science, ni d'étaler une bibliographie complète de tout ce qui a été écrit sur les luxations et les opacifications traumatiques du cristallin; bien d'autres, et de plus autorisés, ont pris avant nous le soin de remplir cette tâche. Nous avons pour toute ambition d'être utile au médecin praticien, de faire de la clinique et de tracer, autant que possible, la conduite à tenir dans chaque cas particulier. Or, c'est en partant de ce point de vue, qui a toujours été et qui sera constamment notre règle, que nous avons cherché à établir une classification clinique des lésions traumatiques du cristallin. Il pourrait paraître au premier abord tout naturel de prendre pour base les causes étiologiques et d'admettre trois grandes catégories comprenant : les contusions, les blessures et les corps étrangers du cristallin. Mais il nous suffira de faire remarquer que la même cause, un choc par exemple portant sur la région temporale, peut déterminer indifféremment un déplacement du cristallin, compliqué ou non d'opacité de ce dernier, ou une cataracte traumatique simple sans déplacement; et que d'un autre côté une blessure peut n'occasionner qu'un simple trouble, comme le ferait un choc à

distance, ou amener une luxation, pour montrer tous les inconvénients et toutes les difficultés d'une pareille division dans la
pratique. Aussi pensons-nous qu'il vaudra beaucoup mieux
étudier sous autant de chefs différents : 1° les déplacements du
cristallin ou luxations ; 2° les troubles dans la transparence de
cette lentille formant le groupe important des cataractes traumatiques ; 3° les corps étrangers. Nous avons ainsi l'espoir de
donner une idée aussi nette que possible des nombreuses variétés que comporte une pareille question.

### LUXATIONS TRAUMATIQUES DU CRISTALLIN.

Pour bien comprendre ce qu'on entend par déplacement ou
luxation du cristallin, pour se rendre un compte exact des directions multiples dans lesquelles peut avoir lieu ce déplacement, et du mécanisme suivant lequel il se produit, il nous
paraît indispensable de rappeler en quelques mots la position
et les rapports anatomiques de l'appareil cristallinien, c'est-à-
dire du cristallin et de sa capsule dans l'œil normal physiologique.

Le cristallin est suspendu, comme on sait, entre la face postérieure de l'iris et la partie antérieure du corps vitré, dont il est
séparé par la membrane hyaloïde, et qui forme à ce niveau une
cupule destinée à le recevoir et se moulant exactement sur lui.

Entouré de sa capsule, il est fixé au niveau de sa circonférence par ce que tous les anatomistes désignent sous le nom de
zone de Zinn, et qui consiste dans une membrane d'une finesse
extrême, se dédoublant pour l'envelopper et le séparant de la
couche des procès ciliaires. Ce système lenticulaire est donc
ainsi dans un état d'équilibre constant. Mais ce qui nous importe le plus de savoir, c'est que physiologiquement le centre
du cristallin est situé exactement sur le grand axe antéro-postérieur du globe de l'œil, et que son plan vertical transversal
est lui-même perpendiculaire à ce dernier axe. Il nous sera dès
lors facile de déduire de ces données toutes les formes de dépla-

cements que pourra faire subir au cristallin un traumatisme quelconque.

Dans une première forme, en effet, la plus simple de toutes, le cristallin sera déplacé sans que son centre ait changé de position ; la lentille pivotera, pour ainsi dire, autour de ce point central, et le plan vertical seul s'inclinera soit de haut en bas, soit latéralement ; le cristallin, en un mot, subira un mouvement de bascule. C'est ce genre de déplacement qu'on est convenu d'appeler à tort luxation incomplète et mieux subluxation du cristallin ; nous nous expliquerons tout à l'heure sur cette question de mots.

Dans une seconde forme, et qui comprend, elle, tous les autres déplacements, le cristallin est déplacé de telle façon que son centre quitte sa position normale pour se porter soit en avant, soit en arrière, soit en haut, soit en bas, soit en dedans, soit en dehors ; en un mot le cristallin subit, non plus un mouvement de bascule, mais un mouvement de translation. Ce changement de position constitue la luxation vraie du cristallin.

C'est ce que M. Becker a très-bien exprimé, quoique d'une façon peut-être un peu trop concise, en disant : « Qu'on doit considérer le cristallin comme déplacé ou luxé toutes les fois que l'axe antéro-postérieur de cette lentille forme avec l'axe correspondant de l'œil un angle manifeste ou s'en écarte d'une manière sensible. » (Traité des maladies yeux.)

- Or, d'après les quelques détails que nous avons donnés plus haut sur la position normale du cristallin, il est bien simple de déterminer *a priori* les différentes espèces de luxations qu'il pourra présenter ; division que la clinique a d'ailleurs complètement confirmée.

Le cristallin, en effet, pourra, par le fait d'un traumatisme, passer directement dans la chambre antérieure ; tomber à la partie inférieure de la chambre postérieure ; déchirer la membrane hyaloïde au niveau de sa cupule et pénétrer dans le corps vitré ; traverser l'épaisseur de la choroïde et de la sclérotique pour se placer entre celle-ci et la conjonctive ; enfin cette dernière membrane elle-même pourra céder et le cristallin sera expulsé du globe oculaire comme un noyau de cerise qu'on presserait entre les doigts. Nous aurons donc ainsi à examiner successivement :

La luxation traumatique du cristallin dans la chambre antérieure ;

La luxation traumatique du cristallin dans la chambre postérieure ;

La luxation traumatique du cristallin dans le corps vitré ;

La luxation traumatique du cristallin sous la conjonctive ; et la luxation traumatique complète ou expulsion du cristallin hors de l'œil.

Nous avons dit tout à l'heure que nous trouvions très-mauvaise la dénomination de luxation incomplète donnée par beaucoup d'auteurs à la subluxation du cristallin ; le motif en est bien simple, car ce mot ne peut qu'amener de la confusion dans les termes et comme conséquence dans les idées. Si on conserve, en effet, le terme de luxation incomplète comme synonyme de subluxation, la luxation complète comprendra toutes les autres formes de déplacements. Or, n'est-il pas évident pour tout le monde que la seule, la véritable luxation complète est celle dans laquelle le cristallin est totalement chassé de la coque oculaire ? La preuve en est que tous les auteurs qui ont écrit sur les maladies des yeux réservent à cette lésion spéciale le terme de luxation complète ou expulsion du cristallin. Pourquoi dès lors avoir deux mots pour exprimer une seule et même chose, surtout quand l'un est complètement impropre ; et pourquoi ne pas se contenter de l'expression de subluxation que tout le monde comprend, les autres formes de luxations étant simplement désignées du nom de la partie dans laquelle a été projeté le cristallin ?

Un autre point sur lequel nous tenons encore à attirer l'attention est le suivant : il est bien entendu que nous n'avons en vue dans le cours de ce travail que les luxations du cristallin résultant d'un véritable traumatisme, d'une contusion ou d'une blessure, et avant la production desquelles l'appareil cristallinien ainsi que les membranes internes du globe de l'œil tout entier étaient à l'état physiologique le plus parfait. Assez souvent, il arrive que des luxations du cristallin, qui pourraient paraître au premier abord la conséquence d'une action traumatique, sont au contraire des luxations désignées, pour les distinguer, sous les noms de spontanées ou de pathologiques : des altérations soit du cristallin, qui était préalablement opacifié, soit de l'humeur vitrée, soit de la région ciliaire, existaient depuis longtemps. Si à ce moment survient le moindre choc, la moindre commotion, ils pourront sans doute hâter l'époque de la luxation, et jouer ainsi le rôle de cause déterminante; mais il est bien évident que nous n'aurons point là affaire à une luxation traumatique. Nous devions faire cette restriction avant d'entrer dans le cœur même du sujet.

## SUBLUXATION TRAUMATIQUE DU CRISTALLIN.

La subluxation traumatique du cristallin est caractérisée, ainsi que nous l'avons vu plus haut, par un déplacement de cette lentille autour de son centre comme pivot; par un mouvement de bascule partiel, survenant brusquement dans un œil normal et par le fait d'un choc portant directement sur cet organe ou transmis par contre-coup. Ce déplacement pourra d'ailleurs présenter une variété infinie de degrés, le plan vertical du cristallin pouvant prendre dans le sens supéro-inférieur toutes les positions intermédiaires entre sa direction normale et l'horizontale, et pouvant dans le sens transversal, arriver jusqu'à être placé de champ. Or, pour qu'un pareil mouvement puisse se produire, il faut nécessairement que le traumatisme détermine de deux choses l'une : ou une déchirure de la zone de Zinn, ou bien une rupture de la cristalloïde; dans le premier cas, il y aura subluxation de tout le système cristallinien, de la capsule avec son cristallin; dans le second, le cristallin seul aura basculé. Cette différence dans les lésions amène des différences énormes comme conséquences et d'elle nous paraît dépendre, en grande partie du moins, le degré de transparence ou d'opacification du cristallin subluxé. Nous sommes en effet loin de partager l'opinion de M. Fano, qui

semble regarder tout déplacement du cristallin comme accompagné nécessairement de trouble dans la transparence de cette
lentille, et qui dit à ce sujet dans un article de son journal
d'oculistique paru le 25 février 1876 : « Lorsque le cristallin se
déplace, c'est-à-dire qu'il perd ses connexions avec les organes
chargés de présider à sa nutrition (procès ciliaires de la zone
de Zinn), il ne tarde pas à perdre de sa transparence. C'est ce
qui arrive dans les diverses variétés de luxations du cristallin :
les luxations dans la chambre postérieure, celles de la chambre
antérieure. »

Nous pensons qu'il y a une distinction très-importante à
faire suivant que le cristallin est déplacé avec sa capsule intacte,
ou suivant que celle-ci a été rompue par le choc : dans le premier cas, l'opacification du cristallin n'aura pas lieu ou tout au
moins se fera d'une manière très-lente ; dans le second, le
cristallin sera résorbé ou deviendra très-rapidement opaque.
C'est du moins ce qui nous paraît résulter des faits que nous
avons pu examiner personnellement et de la lecture des observations que nous avons dépouillées.

### FRÉQUENCE ET ÉTIOLOGIE.

La subluxation traumatique du cristallin est une affection
excessivement rare; on pourrait dire que c'est une curiosité pathologique. Dans toute notre statistique de 1875 nous n'en
trouvons pas mentionné un seul cas; et nous n'avons pas été
plus heureux pendant toute l'année 1876 à la clinique du Dʳ Galezowski. Notre savant maître ne se rappelle en avoir recueilli que deux observations, qu'il cite dans son traité des maladies des yeux et sur lesquelles nous aurons à revenir tout à
l'heure à propos de la symptomatologie.

Quant aux causes capables de déterminer un pareil accident,
elles comprennent tous les chocs portant directement sur le
globe oculaire : tels que coups de poing, morceaux de fer, balles, boules de neige, etc., projetés avec une certaine violence;
et tous ceux qui atteignant une région plus ou moins voisine

de la région orbitaire, sont susceptibles d'amener un ébranlement ou une commotion de l'organe de la vision. Ainsi des coups portés sur la tête et sur la région temporale de préférence, des chutes sur les pieds ou sur le bassin peuvent parfaitement occasionner une subluxation du cristallin.

Pour ce qui est de la question de savoir si cette lésion se rencontre plus souvent chez l'homme que chez la femme, à un âge qu'à un autre, le petit nombre des observations ne permet pas de la résoudre. Il paraît cependant à peu près certain *a priori* que l'homme étant plus exposé aux traumatismes, doit être plus souvent atteint ; cette question est d'ailleurs très-peu importante au point de vue pratique, et nous allons aborder immédiatement l'étude des symptômes de la subluxation du cristallin.

### SYMPTOMATOLOGIE.

Ceux-ci se divisent tout naturellement en symptômes objectifs et en symptômes subjectifs, mais qui sont bien loin d'avoir la même importance, les premiers étant en effet pathognomoniques de la lésion, tandis que les seconds peuvent exister à peu près indifféremment dans toutes les formes de déplacement du cristallin. Parmi les premiers nous aurons à examiner successivement : 1º la déformation toute spéciale de la chambre antérieure ; 2º le tremblement d'une partie limitée de l'iris ; 3º la constatation à l'aide de l'ophthalmoscope de la présence du cristallin dans un point autre que celui qu'il occupe normalement ; parmi les seconds, nous citerons uniquement la diplopie monoculaire qui existe habituellement quand la lentille a conservé sa transparence, ce qui est le fait le plus ordinaire.

La déformation particulière de la chambre antérieure s'explique tout naturellement par la nouvelle position qu'a prise le cristallin ; en raison même, en effet, du mouvement de bascule qu'il a subi, il est bien évident qu'une moitié de cette lentille sera portée en avant et l'autre en arrière. Il en résultera forcément en un point une projection de l'iris en avant et au point

diamétralement opposé, une dépression au contraire de cette
même membrane ; la chambre antérieure sera dès lors rétrécie
dans le premier point et augmentée d'une quantité égale dans
le second. Il sera très- simple de se rendre compte du fait au
moyen de l'éclairage oblique.

Mais en même temps, et pour la même raison, il y aura une
portion de l'iris, qui n'ayant plus la partie correspondante du
cristallin refoulé pour point d'appui, restera sans soutien et
deviendra dès lors mobile dans tous les mouvements exécutés
par le globe de l'œil. Aussi le tremblottement de l'iris, limité à
une section de ce diaphragme, est-il un signe pathognomonique de la subluxation du cristallin.

L'examen ophthalmoscopique enfin va nous fournir un troi—
sième signe non moins certain, différent d'ailleurs, suivant que
le cristallin subluxé aura ou non conservé sa transparence.
Dans le premier cas, en effet, celui où la lentille est parfaitement translucide, l'éclairage direct à l'aide du miroir seul permettra de reconnaître et de délimiter parfaitement les contours
du cristallin déplacé, qui apparaîtra sous la forme d'une ligne
courbe noirâtre très-régulière, après avoir toutefois eu soin de
dilater la pupille au moyen du collyre à l'atropine. Le procédé
par l'image renversée donnera un résultat encore bien plus
certain en ce sens qu'il permettra souvent d'apercevoir deux
papilles au lieu d'une ; ce qui s'explique d'ailleurs tout naturellement par la différence de réfraction des rayons lumineux
dont les uns traversent le cristallin et dont les autres passent à
côté de cette lentille réfringente.

Quand, au contraire, le cristallin subluxé est opaque, on
aperçoit très-nettement, avec l'ophthalmoscope, d'un côté le
bord opaque du cristallin en forme de demi-cercle noir, sensiblement rapproché de l'axe optique ; et entre ce dernier et le
bord de la pupille on distingue, sous forme de croissant, la coloration rougeâtre normale du fond de l'œil. Il ne saurait alors
y avoir le moindre doute.

Pour ce qui est du phénomène subjectif de diplopie monoculaire accusé par le blessé, il n'existe que dans les cas où le cristallin a conservé sa transparence et n'est que le corollaire

même de ce fait objectif, que l'observateur voit deux papilles.

C'est ce qui ressort on ne peut mieux de ce résumé des deux observations publiées par M. Galezowski dans son traité des maladies des yeux : « Nous avons vu, dit-il, à la Clinique de la Faculté, dans le service de M. le professeur Richet, un malade âgé de 52 ans, qui depuis plus de trente ans, portait dans l'œil droit un cristallin subluxé opaque, dont le bord interne plongeait profondément dans le corps vitré. » « Un fait analogue s'est présenté en 1870 dans le service de notre excellent confrère et ami, M. le Dʳ Labbé, à l'hôpital Saint-Antoine ; la dilatation de la pupille permettait même de voir en apparence deux papilles du nerf optique, l'une à travers le cristallin luxé, et l'autre en dehors de la lentille et à travers les seules couches du corps vitré. C'est pour la même raison que les malades atteints de cette affection, se plaignent quelquefois de diplopie monoculaire. »

## DIAGNOSTIC.

Le diagnostic de la subluxation du cristallin ne saurait être un instant douteux quand on a une fois constaté l'existence des symptômes sur lesquels nous venons de nous appesantir; la seule question qui reste à décider est celle de savoir si l'on a bien affaire à un déplacement d'origine traumatique. Cette question d'ailleurs peut avoir une importance capitale en médecine légale et surtout dans la législation militaire, alors qu'il s'agit de prononcer la réforme et d'accorder ou non une gratification ou une pension viagère. On ne pourra dans ces cas affirmer l'origine traumatique que si à la constatation d'un choc direct ou à distance et au trouble subit survenu dans la vision, vient se joindre l'intégrité absolue et préalablement vérifiée du globe oculaire prétendu blessé. L'état de transparence du cristallin subluxé plaiderait encore beaucoup en faveur d'une affection traumatique.

### PRONOSTIC.

Le pronostic dans les cas de subluxation du cristallin, est assez sérieux en ce sens que la vision est toujours plus ou moins compromise; mais il est subordonné cependant au degré de transparence du cristallin déplacé. Dans les cas, en effet, où ce dernier est complètement opacifié, la vue est à peu près complètement perdue du côté affecté; quand au contraire il conserve sa transparence, le passage des rayons lumineux n'est point interrompu, et l'inconvénient le plus grand qui puisse en résulter est une diplopie monoculaire. Encore cet état pourra-t-il être considérablement amélioré par un traitement raisonné et bien entendu. Toutefois, même dans les cas les plus favorables en apparence, nous engageons fortement le médecin appelé pour une subluxation traumatique à ne point trop s'engager, car il peut résulter du choc même des lésions plus profondes et capables de compromettre par elles-mêmes l'organe blessé. Une prudente réserve est toujours indispensable dans les traumatismes même les plus simples du globe de l'œil.

### TRAITEMENT.

Quand on est en présence d'une subluxation récente, la première chose à faire est de combattre les symptômes inflammatoires, s'il en existe, ou de les prévenir, dans les cas où ils ne sont pas encore développés. Et pour cela, nous ne saurions rien recommander de meilleur que le repos le plus absolu de l'organe et l'application de compresses d'eau fraîche, fréquemment renouvelées et maintenues en permanence sur l'œil pendant les quarante-huit premières heures qui suivent l'accident.

- Lorsqu'on aura ainsi arrêté ou prévenu les complications inflammatoires, il faudra se rendre un compte aussi exact que possible de la situation du cristallin, et de son état de transparence ou d'opacification : si le cristallin est intact et ne présente pas le moindre trouble, on devra chercher par de légères secousses imprimées à la tête et fréquemment renouvelées à remettre cette lentille dans sa position ; et dans le cas où l'on réussira, imposer au patient un repos au lit prolongé pendant au moins quinze jours et dans le décubitus dorsal, en ayant bien soin d'exercer une compression modérée sur le globe de l'œil. Si l'on ne peut réduire le cristallin transparent et qu'il existe de la diplopie monoculaire, l'emploi journalier d'une goutte de collyre à l'ésérine sera seul capable de parer à cette légère infirmité, en diminuant le diamètre de la pupille et en empêchant ainsi le passage des rayons lumineux à travers deux milieux de réfringence inégale.

Mais dans le cas où le cristallin est opaque, il n'y a qu'une seule ressource thérapeutique, et qui en agissant précisément en sens inverse du moyen précédent, aboutira au même résultat : nous voulons parler de l'instillation d'un collyre à l'atropine, qui en dilatant la pupille, permettra à la vision de s'exercer entre le contour opaque de la lentille subluxée et le bord pupillaire.

Jamais nous n'oserions conseiller l'extraction du cristallin subluxé, à moins cependant que l'œil du côté opposé ne soit déjà complètement perdu, et que la vision ne soit, par le fait du dernier accident, totalement abolie.

### LUXATION TRAUMATIQUE DU CRISTALLIN DANS LA CHAMBRE ANTÉRIEURE.

La luxation traumatique du cristallin dans la chambre antérieure consiste dans le déplacement de cette lentille, qui abandonne sa position normale pour venir se placer entre la face antérieure de l'iris et la face postérieure de la cornée. Or, pour que ce mouvement de translation en avant puisse se produire, il faut encore évidemment que le traumatisme ait déterminé ou une déchirure de la zone de Zinn ou une rupture de la capsule cristallinienne. Dans tous les cas, le cristallin luxé s'accommode à la forme de la chambre antérieure et se place naturellement dans une position sensiblement parallèle à celle qu'il occupait dans la cupule formée par le corps vitré ; phénomène qui explique pourquoi cette lésion a souvent pu passer inaperçue alors que la lentille conservait sa transparence parfaite.

## FRÉQUENCE ET ÉTIOLOGIE.

En nous basant sur nos recherches et sur nos observations personnelles, nous pouvons affirmer que la luxation traumatique du cristallin dans la chambre antérieure est très-rare d'une manière absolue ; mais qu'elle nous a paru fréquente relativement aux autres formes de déplacement. C'est ainsi que pendant l'année 1876 sur quatre cas de luxations traumatiques que nous avons observés à la clinique du Dr Galezowski, trois fois le cristallin avait été projeté dans la chambre antérieure, le quatrième fait ayant trait à un déplacement dans la chambre postérieure. Or, il est bien certain que trois observations recueillies sur un nombre de 6,000 à 7,000 malades qui se sont présentés à la clinique, donne d'une manière absolue une proportion bien faible ; mais il n'est pas moins vraie, d'un autre côté, que celle-ci devient considérable, si nous faisons remarquer qu'elle égale 3]4 relativement au chiffre total des déplacements du cristallin observés pendant le même temps.

Les causes d'ailleurs en sont multiples et il nous suffira de rappeler celles que nous avons énumérées à propos de l'étiologie de la subluxation ; ainsi contusions directes ou indirectes du globe de l'œil ; coups portés sur la tempe, sur la tête, etc. Larrey rapporte un cas survenu après une chute d'un second étage ; de Græfe parle d'une luxation produite par un coup de fouet ; Desmarres d'une déterminée par un coup de bec de corbeau. Hogg a publié dans la Lancet du mois de juin 1860 une observation remarquable de luxation dans la chambre antérieure consécutive à un éternument prolongé. Dans les faits qui nous sont personnels, une fois la lésion fut causée par un morceau de terre glaise projeté avec violence sur l'œil ; une autre fois, le blessé en rapportait la cause à un choc violent de la tête contre une porte. Dans presque tous les cas, du reste, il s'agissait de sujets du sexe masculin.

## SYMPTOMATOLOGIE.

Quand le cristallin est luxé dans la chambre antérieure, trois cas peuvent se présenter et modifier ainsi pour chacun d'eux l'ensemble symptomatique : 1° le cristallin est complètement opacifié ; 2o le cristallin a conservé sa transparence parfaite ; 3° le cristallin a disparu complètement ou en partie par résorption. Ce sont là tout autant de formes particulières que nous aurons à examiner isolément dans notre étude clinique ; mais nous voulons tout d'abord fixer l'attention sur les deux principaux symptômes qu'on rencontre dans tous les cas indistinctement et qui consistent : dans l'augmentation de capacité de la chambre antérieure et dans le tremblement généralisé à toute la surface de l'iris.

Chaque fois que le cristallin passe dans la chambre antérieure, il en résulte forcément une augmentation dans le diamètre antéro-postérieur de cette cavité : la cornée deviendra bien un peu plus bombée qu'à l'état normal, mais c'est surtout l'iris, qui n'étant plus soutenu en arrière par le système lenticulaire, se laissera déprimer et contribuera ainsi pour la plus grande part à cette augmentation. En raison même de la conformation du cristallin qui est arrondie, la partie centrale du diaphragme irien sera plus déprimée que la partie periphérique ; d'où il résulte que dans ces cas l'iris présente tout à fait la forme d'un entonnoir largement évasé.

D'autre part, l'iris n'ayant plus en arrière son soutien naturel, deviendra complètement mobile, et sera agité, dans les mouvements brusques imprimés à la tête, d'un tremblement caractéristique et présentera des ondulations sur la nature desquelles il est impossible à un praticien expérimenté de se méprendre.

La réunion de ces deux symptômes permet déjà d'affirmer l'existence d'une luxation du cristallin ; nous allons voir

maintenant comment on peut constater directement la présence
du cristallin dans la chambre antérieure.

Quand le traumatisme détermine la rupture de la cristalloïde
antérieure et le passage du cristallin tout seul dans la chambre
antérieure, ce qui est le fait le plus ordinaire si nous nous en
rapportons à la haute autorité de M. Galezowski, il devient rapidement opaque. Cependant cette règle peut présenter de très
rares exceptions et « on n'oubliera pas, dit M. Desmarres, que,
bien que dépourvu de son enveloppe normale, il peut conserver
longtemps sa transparence : tel était le cas d'un jeune homme
qui perdit l'œil à là suite d'un coup de bec de corbeau, et chez
lequel j'ai vu le cristallin tombé dans la chambre antérieure,
encore transparent deux mois après l'accident. » Lorsque donc
le cristallin sera opaque, le blessé se présentera au chirurgien
en disant que la vision est totalement abolie ; et l'examen même
le plus imparfait permettra immédiatement de reconnaître dans
la chambre antérieure un corps étranger d'un blanc plus ou
moins jaunâtre, que sa forme et ses dimensions feront immédiatement reconnaître pour le cristallin. C'est ce qui ressort on
ne peut plus nettement de cette observation :

OBSERVATION XLVI. — Luxation du cristallin gauche dans la
chambre antérieure, datant de 13 ans ; cataracte pierreuse. — Pas de
douleur ni de réaction inflammatoire. — Extraction du cristallin
crétifié. — Rétablissement de la vision.

M. L..., 40 ans, demeurant 30 rue Pasquier, se présente le 21 juin
1876 à la consultation du Dr Galezowski. Cet homme nous raconte qu'il
a reçu un coup sur l'œil gauche il y a treize ans, et que depuis cette
époque il distingue à peine la lumière de ce côté. Il n'a jamais souffert ; mais il demande si on ne pourrait pas lui faire quelque opération pour lui rendre la vue.

L'examen direct montre une augmentation considérable de la
chambre antérieure qui est occupée par un corps opaque, d'un blanc
crayeux, et que sa forme et ses dimensions font reconnaître comme étant
le cristallin luxé. Celui-ci est complètement libre et ballotté à chaque
mouvement de tête, en même temps que l'iris situé en arrière présente le tremblement caractéristique. Pas trace d'injection périkératique ; pas la moindre douleur. Le malade distingue de cet œil le
jour de la nuit. Les phosphènes existent. — Diagnostic : Luxation
ancienne du cristallin dans la chambre antérieure ; opacification

consécutive. — Traitement : instiller quatre gouttes dans l'œil du collyre suivant : sulfate neutre d'ésérine 0,05 centigrammes; eau distillée 10 grammes; revenir le lendemain pour l'opération. Le 22 juin, M. Galezowski pratique l'extraction du cristallin au moyen d'une simple incision pratiquée à la partie inférieure, à l'union de la cornée et de la sclérotique. Quelques jours après, M. L. sortait; la vision était complètement rétablie. L'aphakie qui résultait de la disparition du cristallin fut corrigée au moyen de verres appropriés n° 2 1/2 convexe pour voir de près et n° 5 convexe pour voir de loin

Lorsque le cristallin, luxé dans la chambre antérieure, conserve sa transparence parfaite, sa présence peut rester longtemps ignorée du blessé et d'un observateur inattentif; il faut dans ces cas avoir recours à l'éclairage oblique et à l'ophthalmoscope pour pouvoir le reconnaître directement. On verra très-nettement, en se servant de ces deux moyens, le cristallin ballotter dans les mouvements brusques de la tête, et on pourra même en déterminer les limites qui apparaissent sous la forme d'une ligne noirâtre très-régulièrement arrondie. C'est ainsi que nous avons pu affirmer l'existence d'une luxation du cristallin dans un cas où ce dernier avait conservé toute sa transparence, et dont nous résumerons ainsi en quelques mots l'observation.

OBSERVATION XLVII. — Luxation du cristallin droit dans la chambre antérieure datant de six ans; compliquée de décollement de la rétine, et produite par la projection sur l'œil d'un morceau de terre glaise. Cristallin parfaitement transparent et reconnaissable seulement à ses mouvements de ballottement et à la forme noirâtre parfaitement arrondie de ses contours qu'on délimite au moyen de l'ophthalmoscope. Vision à peu près complètement abolie.

Il y a dans cette forme de luxation avec conservation absolue de la transparence du cristallin, un symptôme subjectif que nous n'avons malheureusement pas pu vérifier sur notre blessé de l'observation 47 à cause des lésions profondes de l'œil frappé, mais sur lequel nous désirons appeler l'attention pour qu'on la recherche le cas échéant : nous voulons parler de la myopie qui doit survenir subitement en pareille circonstance, et qui

résulte forcément du mouvement de translation en avant du
cristallin. Nous n'avons trouvé ce symptôme signalé nulle part;
mais nous sommes bien convaincu qu'il peut avoir son importance.

Si, enfin, le cristallin luxé a été totalement résorbé au moment ou le blessé se présente à l'examen du chirurgien, ce dernier ne pourra que constater l'absence de cette lentille, caractérisée par le symptôme connu sous le nom d'aphakie; et le
malade lui-même sera obligé de se servir des verres n° 5 con-
vexe pour voir de loin et n$_0$ 2 1|2 convexe pour la vision rap-
prochée.

Un autre point de vue, et celui-ci non moins important que
les précédents, nous reste à envisager dans l'étude de la symptomatologie clinique de la luxation du cristallin dans la chambre antérieure : à savoir le degré de réaction déterminé du côté
du globe oculaire par un semblable déplacement. Si, en effet,
on peut dire d'une manière générale que la chambre antérieure supporte parfaitement son nouvel hôte, et que celui-ci
de son côté ne détermine aucune sensation douloureuse, il ne
faut point oublier qu'il peut en être tout autrement. Le cristallin jouant le rôle de corps étranger peut occasionner des douleurs intolérables, et même amener la perte absolue de l'œil.
Mackenzie, par exemple, cite un cas où une douleur péri-orbi-
taire avait fortement tourmenté le blessé pendant la nuit, durant les neuf semaines écoulées depuis l'accident; aussitôt
après l'extraction, la douleur disparut et le sommeil revint,
quoique la vision ne se rétablît pas.

Chez un jeune garçon de 9 ans, observé par de Græfe, le
cristallin luxé par un coup de fouet, dans la chambre antérieure, ne devint opaque que dix mois après l'accident; comme
alors il déterminait des symptômes inflammatoires très-intenses, ce chirurgien pratiqua la discision de la capsule. Mais
quelques jours après, il survint une ulcération de la cornée
par laquelle le cristallin fut expulsé et qui amena la perte de
la vue de cet œil. — *Archiv für Ophthalmolog.*, t. 1, p. 338.

Nous avons dit tout à l'heure que le cristallin pouvait être
résorbé en totalité par l'humeur aqueuse; mais ces faits sont

malheureusement trop rares, car le plus souvent dans les conditions ordinaires la résorption ne survient que partiellement et à la longue. De cette manière le volume du cristallin luxé peut diminuer insensiblement et acquérir des dimensions bien inférieures à celles de l'état normal. C'est là, sans doute, ce qui permet d'expliquer ce fait curieux, sur lequel Desmarres a le premier fixé l'attention, d'individus qui pouvaient, à volonté, en renversant la tête en arrière, faire passer leur cristallin de la chambre antérieure dans la chambre postérieure. H. Larrey présenta en 1851 à la Société de chirurgie un malade chez lequel ce phénomène, plus intéressant qu'utile au point de vue pratique, existait des deux côtés. Nous ne pouvions passer sous silence ce symptôme exceptionnel.

### DIAGNOSTIC.

Il sera, dans la plupart des cas, très-facile de reconnaître le déplacement qui nous occupe actuellement : l'agrandissement de la chambre antérieure, la forme particulière et le tremblement de l'iris, la constatation directe du cristallin en avant de ce diaphragme, suffiront amplement au diagnostic. Toutefois certains faits d'irido-choroïdite plastique avec oblitération complète de la pupille et distension énorme de la chambre antérieure par l'humeur aqueuse pourront donner le change et soulever la question de diagnostic différentiel ; surtout, si comme nous l'avons encore vu tout récemment, il existe en même temps une légère opacité de la cornée. Mais alors on ne trouvera point le tremblement si caractéristique de l'iris, ni le contour noirâtre qui sert de délimitation au cristallin transparent ; et leur absence seule suffira pour conclure négativement. La difficulté consistera donc ici à savoir si la luxation a bien pour cause un traumatisme, ou si elle n'est pas spontanée et pathologique. Nous ne saurions répéter ce que nous avons dit une fois pour toutes à propos de la subluxation ; la conduite sera ici la même et la méthode d'exclusion la règle pratique.

*Pronostic.* — Quand le traumatisme a épuisé son action
sur l'appareil cristallinien et qu'il n'a déterminé aucune lésion
dans les membranes profondes du globe de l'œil, on peut dire
que la luxation en avant est une affection relativement bénigne.
En effet, sur les trois observations qui nous sont personnelles,
deux fois la vision a été complètement rétablie par une intervention thérapeutique bien entendue ; et dans la troisième,
la luxation était compliquée de décollement traumatique de la
rétine. Il nous reste donc à étudier quel est le traitement qui
convient à ce genre de déplacement.

*Traitement.* — Les indications thérapeutiques varieront
nécessairement suivant l'époque à laquelle remonte le traumatisme, suivant l'état de transparence ou d'opacité du cristallin luxé, suivant que celui-ci provoque ou non une réaction inflammatoire capable de compromettre l'organe de la vision.

Quand on voit le blessé immédiatement après l'accident,
l'indication formelle est de prévenir la réaction par des compresses d'eau froide maintenues en permanence sur les paupières ; la commotion ou la contusion du globe de l'œil est la
chose la plus importante pour le moment, et il faut entraver
l'inflammation. Quelques jours après, il sera toujours temps de
s'occuper de la luxation du cristallin ; et, en réalité, le spécialiste n'est, dans la plupart des cas, consulté que bien longtemps
après l'accident.

Si le cristallin a conservé toute sa transparence ; s'il ne provoque aucun accident, et que la vision soit relativement bonne,
doit-on intervenir et comment ? Il est bien évident que toute
intervention active serait désapprouvée par un chirurgien
prudent ; et nous regardons toute opération comme formellement contre-indiquée. Mais il ne pourra qu'y avoir des avantages à tenter la réduction par des moyens doux, et en particulier par la dilatation de la pupille combinée à de légères et
brusques secousses de la tête, le malade étant dans le décubitus dorsal. Ces petites manœuvres, même souvent répétées, ne
présenteront aucun inconvénient. Dans le cas où la lentille
reprendrait ainsi sa position normale, il faudrait immédiatement remplacer le collyre à l'atropine par le collyre à l'ésé-

rine afin de resserrer la pupille et d'immobiliser le cristallin réduit ; en même temps le repos le plus absolu dans la position horizontale devra être rigoureusement prescrit. Ce procédé a parfois fourni d'excellents résultats.

Si le cristallin, bien que transparent, provoque des accidents inflammatoires ou détermine de violentes douleurs, quelle devra être la conduite à suivre? On commencera par tenter la réduction à l'aide des moyens doux que nous venons d'indiquer. Mais si celle-ci paraît impossible, il ne faut pas attendre plus longtemps, et l'extraction devra en être pratiquée immédiatement. Nous n'oserions point dans un cas semblable recourir à la discision de la capsule, comme l'a fait Graefe dans l'observation que nous avons mentionnée plus haut ; d'ailleurs le triste résultat obtenu par le spécialiste de Berlin n'engage pas beaucoup à suivre son exemple.

Dans tous les cas où le cristallin luxé est complètement opacifié, la première chose à faire avant de songer à une opération est de s'assurer préalablement de l'état des membranes profondes et de se rendre un compte exact de la sensibilité de la rétine : pour cela deux moyens sont à notre disposition : la recherche des phosphènes, et l'examen du champ visuel pratiqué dans une chambre noire à l'aide d'une bougie. Si ces deux épreuves donnent des résultats positifs, l'extraction est formellement indiquée, que le cristallin d'ailleurs soit complètement inoffensif ou qu'il détermine, à la façon d'un corps étranger, une réaction inflammatoire et douloueuse plus ou moins vive. Dans ces conditions les résultats seront toujours excellents et le rétablissement de la vision assuré. Une fois l'extraction décidée, comment devra-t-elle être pratiquée? Le procédé le plus simple est celui que nous avons toujours vu employer par M. Galezowski et qui consiste dans une incision inférieure pratiquée à l'union de la cornée et de la sclérotique, et suffisamment large pour laisser passer sans peine le cristallin luxé. Mais un accident est, en pareil cas, toujours à craindre : c'est le passage du cristallin à travers la pupille pendant les tentatives faites avec la curette pour l'extraire. Différents moyens ont été proposés pour empêcher cette complication ;

les deux principaux sont : la fixation de la lentille avec une aiguille à discision, qu'on maintient ainsi immobile jusqu'après le passage en arrière de la curette, ou l'instillation pendant les 24 heures qui précèdent l'opération de quatre ou cinq gouttes du colloyre suivant : sulfate neutre d'ésérine 0,05 centigrammes, eau distillée 10 grammes. Ce dernier moyen, que nous avons toujours vu réussir entre les mains de M. Galezowski, nous paraît le plus simple et le plus pratique ; car la pupille est tellement rétrécie que le cristallin ne saurait la franchir.

Un dernier conseil pratique nous reste encore à donner : quand le cristallin a été ainsi enlevé, le patient est atteint d'aphakie, et ne peut plus ni distinguer nettement les objets éloignés, ni accommoder son œil aux distances. Or l'expérience a démontré qu'en moyenne, dans ces cas, la vision redevenait parfaitement nette de loin avec des verres du n° 5 convexe, et de près avec ceux du n° 2 1/2 convexe ; il faudra donc prescrire au malade de porter des lunettes montées avec les numéros que nous venons d'indiquer.

## LUXATION TRAUMATIQUE DU CRISTALLIN DANS LA CHAMBRE POSTÉRIEURE.

On entend par luxation traumatique du cristallin dans la chambre postérieure le déplacement de cette lentille qui, à la suite d'un choc direct ou transmis, quitte la cupule hyaloïdienne pour tomber à la partie inférieure de la chambre postérieure. Comme dans les autres formes l'appareil cristallinien tout entier peut être déplacé ; mais le plus habituellement cependant la capsule est rompue, de sorte que le cristallin vient se placer entre elle et la face postérieure de l'iris. C'est pour ce dernier motif précisément que la lentille est presque toujours opaque.

*Fréquence et étiologie.* — Si nous nous en rapportons à ce qu'il nous a été donné d'observer à la clinique du Dr Galezowski, nous devons en conclure que cette affection est loin d'être fréquente ; car, ainsi que nous l'avons déjà dit plus haut,

nous n'avons pu en recueillir qu'un seul cas pendant toute
l'année 1876, ce qui est certainement un bien faible contingent.
Et cependant nos observations ont porté sur un nombre d'environ 6,000 malades ; ce qui nous permet d'affirmer la rareté
de cette espèce de luxation.

Les causes, d'ailleurs, sont les mêmes que celles que nous
avons énumérées à propos de l'étiologie des formes précédentes et qui peuvent se résumer en ces quelques mots : chocs
directs ou à distance. Mackenzie rapporte un fait dans lequel
l'accident a été produit par un coup de pierre sur l'œil; dans le
cas qui nous est personnel, il s'agissait d'une contusion du
globe oculaire par une boule de neige.

*Symptomatologie.* — L'ensemble des modifications apportées
dans la conformation des milieux de l'œil, et celui des troubles
visuels déterminés par la chute du cristallin à la partie inférieure de la chambre postérieure, sont tellement caractéristiques que le déplacement est, dans la plupart des cas, très
facile à reconnaître. Comme symptômes objectifs, en effet,
nous aurons à considérer : l'augmentation dans la capacité de
la chambre postérieure, le tremblement de l'iris, la dilatation
de la papille et son immobilité sous l'influence de la lumière,
la constatation directe du cristallin luxé, et l'aspect particulier
de la pupille qui à l'ophthalmoscope paraît double. Le principal symptôme subjectif consistera dans un trouble de la vision
et dans une diplopie monoculaire très-accusée à certains moments et pouvant disparaître dans certaines positions de la
tête.

L'augmentation de volume de la chambre postérieure est
une conséquence forcée de la sortie du cristallin hors de la
cupule qui le renferme normalement, et il en résulte fatalement une projection de l'iris en avant et une diminution exactement égale de la chambre antérieure. Parfois même l'iris
vient s'appliquer exactement contre la face postérieure de la
cornée, qui peut, elle aussi, présenter une légère saillie : c'est
ce qui existait précisément dans une observation de Mackenzie, sur laquelle nous aurons à revenir tout à l'heure.

Le tremblement de l'iris, que nous avons déjà noté dans les

formes précédentes, se retrouve ici à un degré très-prononcé :
cette membrane, en effet, qui à l'état physiologique est soutenue par l'appareil cristallinien, devient nécessairement mobile
par la chute de ce dernier, et chaque mouvement brusque de
la tête se transmet au diaphragme désormais flottant.

Quant à la dilatation de la pupille et à son immobilité sous
l'influence alternative de la lumière et de l'obscurité, qu'on
rencontre dans presque tous les cas, elles sont la conséquence
toute naturelle de la distension énorme de l'iris et de la pro-
ection exagérée de cette membrane en avant. Il y a paralysie
ou plutôt parésie du sphincter interne de l'iris, qui désormais
ne réagit plus.

Mais le symptôme important pas excellence, celui qui prime
tous les autres et qui suffirait à lui tout seul pour asseoir le
diagnostic, est la constatation du cristallin à la partie inférieure
de la chambre postérieure. Que la lentille luxée soit opaque,
ou qu'elle ait conservé sa transparence, elle sera dans les deux
cas très-facilement reconnaissable soit à l'éclairage latéral
simple, soit à l'aide de l'ophthalmoscope. Elle apparaît alors,
quand on examine le malade assis, dans la position que nous
montre la figure ci-jointe (qui en donne une idée plus nette
que ne le feraient toutes les descriptions du monde) :

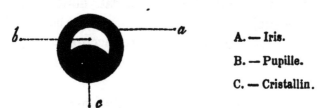

A. — Iris.

B. — Pupille.

C. — Cristallin.

On voit la partie inférieure de la pupille occupée par un corps
à contours parfaitement arrondis, et qui apparaît d'un blanc
jaunâtre ou d'un jaune grisâtre suivant que le cristallin a conservé ou non sa transparence. Dans la partie laissée libre du
champ pupillaire, on aperçoit la teinte rouge normale du fond
de l'œil qui semble d'autant plus foncé que le contraste est
plus marqué.

Parfois même on peut facilement apercevoir par cette ouverture de nombreux corps flottants du corps vitré, qui ne sont autres que des traces d'hémorrhagie produite par le traumatisme; c'est du moins ce qui existait dans l'observation qui nous est personnelle.

Enfin, l'examen ophthalmoscopique pratiqué au moyen de l'image renversée, permet dans les cas de transparence du cristallin de voir le fond de l'œil double et par conséquent deux papilles : ce qui s'explique simplement par l'impression sur la rétine de l'observateur de deux sortes de faisceaux lumineux, dont l'un traverse le cristallin et dont l'autre passe au-dessus, entre le contour supérieur de celui-ci et le bord pupillaire.

Si maintenant, pendant ces recherches, on imprime de légers mouvements au globe de l'œil blessé alternativement de haut en bas et de droite à gauche, on distingue très-nettement le cristallin luxé qui nage, pour ainsi dire, dans la chambre postérieure et se porte ainsi d'un point à un autre de cet espace, laissant délimiter alternativement chaque point de sa circonférence. Aussitôt cet organe au repos, le cristallin reprend sa position première.

L'ensemble de ces symptômes objectifs nous dispensera d'insister sur ceux qu'éprouve le malade et dont l'explication est identique : les troubles de la vue, qui sont modifiés par certaines positions de la tête ; la diplopie monoculaire, également variable avec cette position ; la sensation, par moments, d'un disque grisâtre à convexité inférieure avec demi-cercle lumineux autour des bougies, sont la conséquence de l'inter-position du cristallin dans une partie du champ pupillaire.

La relation de l'observation suivante, que nous allons abréger autant que possible, nous permettra de placer sous les yeux du lecteur un résumé clinique de cette longue exposition symptomatique.

OBSERVATION XLVIII. — Luxation traumatique du cristallin dans la chambre postérieure avec conservation de la transparence de cette lentille. Hémorrhagie du corps vitré. — Amélioration très-sensible de la vision.

M. Th..., 23 ans, demeurant à Paris, se présente le 20 novembre

1876 à la consultation du Dʳ Galezowski. Cet ouvrier nous raconte
qu'il y a une dizaine de jours, il a reçu, en jouant avec un de ses camarades, une boule de neige sur l'œil gauche, et que depuis cette
époque la vue est très-trouble ; c'est ce motif qui l'amène, car il
éprouve une certaine difficulté pour son travail. L'examen direct
nous montre le globe de l'œil normal extérieurement : pas la moindre rougeur ni la moindre injection périkératique ; mais la chambre
antérieure est notablement diminuée, l'iris complètement mobile et
tremblottant, et la pupille très dilatée et immobile. Avec l'éclairage
oblique, on aperçoit à la partie inférieure du champ pupillaire quelque chose de jaunâtre et à contours noirâtres parfaitement arrondis ; ce corps est mobile et se déplace dans les mouvements du globe
de l'œil, ce qui fait immédiatement supposer que c'est le cristallin.
L'ophtbalmoscope confirme complètement ces données et laisse
apercevoir au-dessus de la lentille la coloration rouge du fond de
l'œil, sur laquelle se détachent de petits corps noirâtres, assez nombreux, et provenant certainement d'une hémorrhagie du corps vitré.
Par le procédé à l'image renversée, on distingue assez vaguement le
fond de l'œil et l'on entrevoit plutôt qu'on ne voit deux papilles. Si
l'on dirige, à l'aide du doigt, l'œil malade brusquement dans différentes directions, on voit nettement le cristallin se déplacer dans tous
les sens pour reprendre finalement sa position première. Le blessé
se plaint surtout d'éprouver la sensation de mouches volantes et de
voir comme un arc-en-ciel autour des becs de gaz. D'ailleurs ni douleurs, ni photophobie. Diagnostic : luxation traumatique du cristallin dans la chambre postérieure. Traitement : Appliquer six sangsues
à la tempe gauche (pour faciliter la résorption des corps flottants),
instiller tous les jours dans l'œil quatre gouttes du collyre au sulfate
neutre d'ésérine ; repos le plus absolu de l'organe et autant que possible dans le décubitus horizontal.

Nous avons revu depuis plusieurs fois ce malade : les corps flottants ont en grande partie disparu, l'humeur vitrée est redevenue
complètement transparente ; mais le cristallin n'a pas repris sa position normale. Comme résultat, la vision était beaucoup moins
trouble.

Cette observation, en même temps qu'elle nous montre réunis en groupe tous les symptômes de la luxation du cristallin
dans la chambre postérieure, nous prouve d'autre part que
cette lentille peut rester parfaitement inoffensive et ne déterminer aucune réaction inflammatoire, ni aucune sensation
douloureuse. Malheureusement il est loin d'en être toujours

ainsi, et trop souvent le cristallin luxé, jouant le rôle de
véritable corps étranger, amène une violente irritation de la
région ciliaire qui exige son extraction immédiate. C'est ce
qui ressort de cet exemple remarquable rapporté par Mackenzie : Il a vu un cas, dit-il, où le cristallin, à la suite d'un coup
de pierre sur l'œil, était venu se placer entre la capsule et
l'uvée ; la cornée était plus saillante qu'à l'état normal et un
peu trouble, et l'iris, poussé en avant par le cristallin déplacé,
était venu s'appliquer contre la face postérieure de la cornée ;
il y avait une vive et douloureuse inflammation. Le malade se
présenta quatre semaines après l'accident à Mackenzie, qui
pratiqua de suite une petite section au bord supérieur de
la cornée, par laquelle s'échappa aussitôt le cristallin mou
et désorganisé.

*Diagnostic.* — La seule affection avec laquelle on pourrait
confondre la luxation du cristallin dans la chambre postérieure,
est le déplacement de cette même lentille dans le corps vitré ;
nous nous étendrons donc sur ce diagnostic différentiel, à
propos de cette autre forme. Qu'il nous suffise de dire pour le
moment qu'il est rare d'apercevoir dans celle-ci le bord supérieur du cristallin dans le champ pupillaire, et qu'il faut
presque toujours aller rechercher cette lentille à la partie inférieure du globe de l'œil, au voisinage de l'ora serrata, à l'aide
de l'ophthalmoscope.

*Pronostic.* — Quant aux conséquences de la lésion qui nous
occupe actuellement, elles sont toujours fâcheuses au point
de vue du rétablissement de la vision. Il est bien certain
que celle-ci n'est pas complètement abolie, et que le patient
peut se conduire et même distinguer les gros objets avec
l'œil blessé ; mais il ne faut pas lui laisser ignorer que le traitement est le plus habituellement impuissant à opérer la réduction du cristallin, et qu'il peut même arriver un moment
où ce dernier agissant à la façon d'un corps étranger, pourra
amener l'éclosion d'accidents très-sérieux. Le chirurgien qui
ne mettrait point ainsi sa responsabilité à couvert, pourrait
bien, mais trop tard, avoir à regretter cet oubli involontaire.

*Traitement.* — Les indications thérapeutiques nous paraissent devoir être toujours subordonnées aux deux considérations cliniques suivantes : 1° le cristallin luxé ne détermine aucune réaction inflammatoire et reste complètement inoffensif ; 2° des symptômes douloureux très-violents, et une inflammation plus ou moins vive, résultent de la compression exercée par cette lentille sur la région ciliaire.

Dans la première supposition, deux cas peuvent se présenter : ou le cristallin luxé a conservé sa transparence ou bien il est opacifié ; il faut dans l'un et l'autre s'abstenir de toute opération et employer uniquement ce qu'on pourrait appeler des palliatifs. La lentille est-elle transparente : ce qui gêne le plus la vision est la diplopie monoculaire. Or cet inconvénient sera en grande partie combattu par l'emploi du collyre au sulfate neutre d'éserine. La lentille est-elle au contraire complètement opaque ? l'instillation du collyre au sulfate neutre d'atropine trouvera son indication la plus rationnelle, et donnera d'excellents résultats.

Mais lorsque la présence du cristallin dans la chambre postérieure déterminera, comme dans le fait plus haut cité de Mackenzie, des symptômes inflammatoires ou des douleurs intolérables, il n'y aura pas à hésiter un instant, et l'extraction devra en être pratiquée le plus tôt possible. Le procédé le meilleur sera celui qu'on emploie journellement pour le traitement ordinaire de la cataracte : c'est-à-dire l'excision de la cornée à son union avec la sclérotique, combinée à l'iridectomie. Tout retard de la part du chirurgien consulté sera une faute impardonnable.

## LUXATION TRAUMATIQUE DU CRISTALLIN DANS LE CORPS VITRÉ

La luxation traumatique du cristallin dans le corps vitré est caractérisée par l'expulsion brusque et instantanée de cette lentille hors de la cupule hyaloïdienne qui la contient normalement et par son passage en arrière au sein même de l'humeur vitrée ; presque constamment ce déplacement est consécutif à la déchirure de la cristalloïde postérieure, et il est très-rare d'observer dans ces conditions une rupture de la zone de Zinn ; mais une autre condition non moins indispensable à sa production est l'ouverture simultanée de l'hyaloïde.

*Fréquence et étiologie.* — Cette affection est, comme les précédentes, loin d'être fréquente, puisque nous n'avons pas eu un seul cas à observer pendant toute l'année 1876 à la clinique si fréquentée du Dr Galezowski ; les auteurs, du reste, qui écrivent spécialement sur les maladies des yeux paraissent complètement d'accord avec nous sur ce point, car ils ne parlent de cette lésion que comme de faits relativement exceptionnels.

Quant aux causes susceptibles de déterminer un pareil déplacement, elles ne sont autres que toutes celles sur lesquelles nous nous sommes déjà étendu longuement à propos de l'étiologie des formes précédentes : contusions directes, chocs et commotions. Dans un fait cité par M. Galezowski, l'accident fut produit par la tige d'une fusée de feu d'artifice.

*Symptomatologie.* — Nous retrouverons ici encore plusieurs des symptômes que nous avons déjà rencontrés et sur lesquels il sera désormais inutile de revenir ; tels sont : le tremblement de l'iris, et la dilatation de la pupille. Les deux seuls sur lesquels nous voulons fixer l'attention du lecteur sont : l'aphakie et la constatation directe de cristallin luxé à la partie inférieure du corps vitré.

L'aphakie est la conséquence forcée, inévitable de la disparition de l'appareil cristallinien hors du champ pupillaire ; le blessé devient subitement, par le fait du traumatisme, dans la situation d'une personne qui a été opérée de cataracte : l'œil est dépourvu immédiatement de son principal système réfringent et de tout pouvoir accommodateur; aussi la vision n'est-elle plus possible qu'au moyen de lentilles convexes capables de remplacer celle qui a disparu.

Mais comment, nous dira-t-on, reconnaître ce symptôme important ? Trois procédés principaux sont applicables : la recherche des trois images d'une bougie placée devant l'œil, l'examen ophthalmoscopique et enfin l'emploi des verres convexes. Nous ne rappellerons que pour mémoire l'expérience de Sanson et de Purkinje sur la triple réflexion par la cornée et

par le cristallin d'un objet lumineux placé devant le globe oculaire ; cette épreuve nous paraît fournir des résultats bien
médiocres dans la pratique. L'éclairage direct, au contraire,
au moyen de l'ophthalmoscope permet à lui seul d'affirmer
l'absence du cristallin : on voit, en effet, l'image droite du fond
de l'œil avec une netteté parfaite ; on en distingue les plus
petits détails avec une facilité qu'on ne retrouve absolument
que dans le cas de disparition du cristallin. La faculté, enfin,
qu'a le patient, de voir très-bien de loin avec des verres du
n° 5 convexe et de près avec ceux du n° 2 1/2 convexe achèvent
la démonstration.

Pour ce qui est de la constatation directe du cristallin luxé,
elle est d'autant plus facile que celui-ci est presque toujours
opacifié. Il suffira alors d'examiner avec soin, au moyen de
l'éclairage ophthalmoscopique direct, la partie inférieure du
corps vitré, dans le voisinage de l'ora serrata, pour y voir un
corps arrondi, blanchâtre, dont la forme et les dimensions
permettent d'affirmer qu'il s'agit bien réellement du cristallin.

Nous ne pourrions mieux faire pour nous résumer que de
reproduire l'observation suivante empruntée au traité des maladies des yeux de M. Galezowski, et que nous citerons textuellement :

OBSERVATION XLIX. — Un malade reçut la tige d'une fusée sur
l'œil, le 15 août 1868 et perdit la vue. Le 3 septembre de la même
année, j'ai pu constater la projection de l'iris en avant, une luxation
du cristallin en bas du corps vitré et la trace d'une déchirure de la
capsule postérieure, à travers laquelle la lentille s'était échappée. Le
corps vitré remplissait la capsule qui était aussi volumineuse que le
cristallin lui-même et repoussait l'iris en avant. Le malade pouvait
lire avec le n° 4 1/2 circonvexe les caractères du n° 3 de l'échelle, et
voir très-bien au loin avec le n° 9 biconvexe.

Pour en finir avec la symptomatologie, il nous suffira d'ajouter que la lentille luxée peut laisser le globe de l'œil complètement indolent et ne pas occasionner la moindre réaction
inflammatoire ; mais que, par contre, il peut agir à la façon
d'un corps étranger et déterminer des accidents redoutables,

capables même parfois d'amener la perte totale de la vision. La cause de cette différence nous paraît tenir principalement à l'état de fixité ou de mobilité du cristallin déplacé.

*Diagnostic.* — Nous avons dit, en traitant des luxations dans la chambre postérieure, qu'il était possible, après un examen superficiel, de confondre ce genre de déplacement avec celui qui se produit dans le corps vitré : cette erreur ne saurait plus être commise après les détails dans lesquels nous sommes entrés. Dans un cas, en effet, la partie supérieure du cristallin est toujours apparente dans le champ pupillaire, et suivant que cette lentille est transparente ou opaque, il y a diplopie monoculaire ou perte presque absolue de la vision, dans la seconde hypothèse. le cristallin a totalement disparu, l'aphathie est manifeste, et en cherchant attentivement, on retrouve près de l'ora serrata le corps du délit.

*Pronostic.* — « La luxation du cristallin dans le corps vitré, disent MM. Follin et Duplay, paraît la moins grave, et ordinairement les malades recouvrent la vue. Parfois cependant le cristallin agit comme un corps étranger flottant. » (Traité de Path. extern.) Certainement ce déplacement en lui-même est d'une médiocre importance sous le rapport de la conservation de la vision, puisque l'habileté des opticiens met à notre disposition des lentilles assez perfectionnées pour remplacer celle qui a disparu ; mais il ne faut pas oublier que si, le plus souvent, le cristallin reste inoffensif, il peut cependant faire ressentir à un moment donné cruellement sa présence. C'est, on peut le dire franchement, le seul inconvénient sérieux de cette espèce de lésion.

*Traitement.* — Doit-on intervenir dans un cas de luxation du cristallin dans le corps vitré ? Et s'il faut intervenir, quel est le traitement à instituer ? Telles sont les deux questions qu'il nous reste à examiner.

« Si à la suite d'une violence, dit M. Wecker dans son traité des maladies des yeux, le cristallin était sorti de sa membrane d'enveloppe pour tomber dans le corps vitré, il ne faudrait se résoudre à intervenir, en perdant tout espoir de voir se produire une dissolution lente de la lentille, que s'il apparaissait

des symptômes inflammatoires d'une certaine gravité. » On
ne saurait donner un conseil plus sage ni recommander un
traitement plus rationnel. Il est bien évident, en effet, pour
tout chirurgien prudent, que l'abstention de toute opération
est formellement indiquée quand il n'y a pas de réaction de la
part des membranes profondes de l'œil, et qu'alors les palliatifs seuls trouveront leur indication. On se contentera de prescrire au malade de porter des lunettes avec des verres du n° 5
convexe pour voir de loin, et du n° 2 1/2 convexe pour voir de
près.

S'il y avait eu, en même temps que la luxation, une hémorrhagie du corps vitré, ou une autre lésion quelconque, on
traiterait cette complication comme nous le dirons plus tard
en nous occupant de ces lésions en particulier.

Lorsqu'au contraire, le cristallin déterminera des accidents
douloureux ou inflammatoires, il n'y a pas à hésiter, et tous
les auteurs sont d'accord pour en pratiquer immédiatement
l'extraction. C'est la seule condition dans laquelle une intervention réellement active, soit permise.

*(A suivre).*

---

## A PROPOS DES PARALYSIES OCULAIRES.

### Par le D<sup>r</sup> Cuignet (de Lille).

Un homme atteint de paralysie de l'oculo-moteur commun,
depuis environ 6 mois, se présente à la consultation du 15 octobre 1877; il a déjà été vu et examiné plusieurs mois auparavant. Il est toujours dans le même état. Dans une première
séance nous avons fait l'analyse des symptômes ordinaires à
cette paralysie; nous avons rencontré le strabisme externe, l'immobilisation de l'œil pour les mouvements en haut, en bas, en

dedans; la chute incomplète de la paupière supérieure, la mydriase, la diplopie, le vertige, l'erreur de direction, etc.

Aujourd'hui nous revenons sur quelques-uns de ces signes
et nous en analysons d'autres, en présence de nos engagés conditionnels, étudiants en médecine et de quelques jeunes médecins.

Et d'abord nous rappelons que lors de la première étude nous
avons rencontré chez ce malade un phénomène particulier,
même extraordinaire, que nous avons été le premier à signaler
et que nous avons eu occasion de montrer plusieurs fois sur
d'autres malades; nous voulons parler de l'obliquité de l'image
de l'œil non frappé de paralysie existant avec une image droite
de l'œil paralysé. Nous y reviendrons plus loin.

En second lieu nous avons dû reconnaître certaines irrégu-
larités, une désharmonie entre les divers signes de la paralysie
chez cet homme; ainsi la chute incomplète de la paupière supérieure alors que le muscle droit supérieur est complètement
paralysé, autant que le droit interne et le droit inférieur. On
sait que la paupière supérieure est quelquefois paralysée seule;
que, d'autres fois elle l'est peu ou point, alors que toutes les
dépendances de la troisième paire le sont à un degré complet. Il
y a là une discordance qui est tantôt immédiate, tantôt consécutive, qui doit évidemment provenir de quelques conditions
spéciales au filet nerveux qui anime la paupière supérieure,
soit après, soit avant sa séparation d'avec le tronc, soit même
à son origine cérébrale.

Cette même discordance s'observe encore du côté de la pupille que l'on voit tantôt paralysée isolément ou moyennement
dilatée, sous un rapport régulier avec le degré de la paralysie
des autres branches nerveuses. Ici on peut expliquer cette
divergence par le fait anatomique déjà révélé, que la racine
motrice pour la contraction de la pupille est quelquefois fournie
par l'oculo-moteur externe, ou moitié par ce dernier filet ou
moitié par le petit filet du petit oblique. Mais il y a des cas de discordance irrégulière, ainsi une mydriase très-prononcée au début
et moins ensuite, ou à l'inverse conjointement à une paralysie totale des autres nerfs, qui ne s'expliquent que par des

différences encore inconnues dans les conditions spéciales à
ce nerf, à sa périphérie, dans son corps ou à son origine. Il est
probable que les découvertes récentes faites au sujet du facial
pourront se reproduire au sujet de la troisième paire et nous
faire connaître les particularités anatomiques susceptibles
d'expliquer ces variétés physiologiques et pathologiques.

Cet homme offre une autre singularité : c'est le manque de
protrusion et même l'enfoncement du globe oculaire dans l'orbite, symptôme contraire à l'habitude, contraire aux lois de la
rupture de l'équilibre et qui ne s'explique que difficilement. Le
malade n'a pas porté un bandeau pendant longtemps; il n'a
subi aucune compression du bulbe. Celui-ci a son volume
normal et, comme fonction, il n'offre que l'hypermétropie
accompagnant la paralysie de l'accommodation. On pourrait,
on doit même accuser une rétraction des muscles, mais sans
pouvoir en fournir aucune preuve.

Nous ferons observer en passant que l'on n'a, du reste, encore
indiqué aucun signe diagnostic de la rétraction d'un ou de plusieurs muscles. Les livres spéciaux ne contiennent absolument
aucune instruction sur ce sujet.

C'est pourquoi nous nous permettons une légère digression
pour dire que nous avons pu reconnaître deux signes propres à
la rétraction, ou spasme, ou raccourcissement de ces muscles.
L'un est le retrait du globe en arrière, l'autre est un mode de
la diplopie qui est représentée par des images affectant une
position opposée à celles qu'elles ont dans la paralysie, relâchement ou extension du muscle. Il nous a été permis, une fois,
de diagnostiquer la rétraction du droit interne, consécutive à
une paralysie du droit externe, par ce signe que les images
diplopiques en haut et en bas attestaient une difficulté dans
l'élévation et dans l'abaissement de l'œil, difficulté due à la
résistance opposée à ces deux mouvements excursifs par la bride
du droit interne rétracté. Dans ce cas l'image de l'œil ainsi
affectée est plus élevée dans les positions du haut, et plus basse
que celle de l'œil resté sain dans les positions du bas; tandis
que l'absence de la rétraction interne, dans la paralysie du droit
externe, est marquée par l'allongement de l'excursion en haut

et en bas, par conséquent par la même image plus basse dans le haut et plus haute dans le bas. Il est évident que dans une paralysie de la troisième paire, ces signes diplopiques sont annulés par l'absence de toute excursion dans le sens vertical et qu'ils ne peuvent servir que dans les paralysies moins composées, telles que celle du droit externe, des obliques, en un mot de muscles isolés.

Nous avons fait une autre remarque, c'est que l'œil malade de cet homme se tenait un peu en dessous de l'horizon. Elle nous a conduit à reconnaître l'un des signes de la paralysie concomitante du petit oblique. En effet, ce muscle ayant pour fonction de porter l'œil en haut et en dehors, il est évident que sa paralysie laissera le bulbe aller en dedans et en bas. Ici l'abandon en bas est seul possible, et il existe en effet, non pas seulement pour l'aspect à l'œil nu, mais encore pour la diplopie, car, dans la position à l'horizon, cet œil donne une image plus élévée que celle de l'autre œil. Le second signe de la paralysie du petit oblique, mêlée à celle des autres muscles animés par l'oculo-moteur externe, nous est fourni par la mydriase. Il en est un troisième exprimé par l'obliquité de l'image diplopique. Nous n'avons pas besoin de dire qu'ici les images sont croisées ; de plus quand on demande au malade quelle est la disposition de celle fournie par l'œil droit, il déclare qu'elle est penchée et que, par le haut, elle tend à rejoindre l'image fournie par l'œil gauche sain. Pourquoi cela ?

Le petit oblique est un rotateur qui incline le méridien vertical en dehors ; quand il est paralysé, le grand oblique, également rotateur, entraîne ce méridien en dedans, par conséquent à la rencontre du vertical de l'autre œil par le haut. Extérieurement, cette inclinaison est exprimée en sens contraire, c'est-à-dire avec une image dont le sommet s'écarterait du sommet de l'autre. Mais on sait que les images sont croisées, par conséquent transposées ; il en résulte qu'au lieu d'un écartement par en haut, c'est un rapprochement des deux images entre elles.

Aujourd'hui c'est l'image de l'œil paralysé qui est oblique ; dans le premier examen, fait il y a quelques mois, l'obliquité affectait, au contraire, l'image de l'œil sain. Au moment où nous rappelons ce fait à nos auditeurs, le malade le confirme avec le souvenir le plus assuré. Nous avons observé le même fait sur d'autres malades et dans des cas de paralysie isolée du petit et du grand oblique. Nous l'avons signalé dans ce même journal, mais nous n'avons pu en trouver, ni en donner l'explication précise. Nous avons supposé que cette singularité était due au strabisme secondaire; mais l'examen le plus attentif fait dans ce sens n'a pas suffisamment confirmé cette supposition. Chez notre malade l'œil est tout à fait immobile dans l'angle externe; si l'on pense que cette immobilité même empêche maintenant le strabisme secondaire de se produire, nous répondrons qu'elle existait au même degré lorsqu'une épreuve des images diplopiques nous a fourni une obliquité de l'image de l'œil sain; nous ajouterons que sur un autre malade, examiné hier et trouvé atteint de paralysie incomplète de l'oculo-moteur commun gauche, avec strabisme secondaire de l'œil droit, nous avons trouvé l'obliquité exclusivement attachée à l'œil malade; peut-être, un autre jour trouverons-nous le contraire, tant les phénomènes sont instables dans ce genre d'affection.

Ce second malade offre lui-même des singularités qui s'ajoutent à celle que nous avons déjà citées. En premier lieu le strabisme externe est instable. Il est nul dans le regard à droite, grâce à un puissant effort qu'il réussit à faire avec son droit interne gauche et il est en contact dans le regard à gauche, c'est-à-dire dès que le malade relâche son droit interne du même côté; alors, l'œil est tout entier livré à son antagoniste. Il résulte de cela que la diplopie est nulle à droite, là ou elle devrait être la plus accentuée et qu'elle n'est accusée que dans la moitié gauche du champ visuel, là où elle devrait être moindre d'abord, puis nulle à mesure qu'on s'écarte à gauche. Chez ce malade je n'arrive pas, non plus, à obtenir la fusion des images à l'extrême gauche; il m'affirme que les images se rapprochent beaucoup en haut et s'écartent beaucoup en bas sur la même ligne verticale; il déclare l'obliquité dans l'image de l'œil gauche, conformément à la règle; mais au lieu d'avoir l'œil plus bas, il l'a, au contraire, plus haut que l'autre, signe qui, joint à la possibilité de l'adduction dans le regard à droite et à l'absence du prolapsus de la paupière, indique que la paralysie frappe le filet du droit inférieur plus fortement que celui qui anime le droit interne, le droit supérieur et le releveur.

D'autre part la pupille est largement dilatée et l'accommodation très-réduite, ce qui indique une paralysie plus prononcée de la branche inférieure de la troisième paire. De sorte que nous n'avons plus ici le troisième signe de la paralysie du petit oblique représenté par l'abaissement de l'œil. Au contraire l'œil est ici en élévation permanente, attiré en haut par le droit supérieur resté assez énergique.

Enfin la paralysie du petit oblique se trahit par un quatrième signe qui est l'attitude du malade. Il marche avec la tête, non-seulement tournée à gauche, mais encore et surtout penchée sur l'épaule droite. La rotation à gauche est nécessaire pour rapprocher autant que possible les deux images dans le sens transversal et pour chercher à les conjoindre. Cet effort s'explique très-bien et est bien connu. Mais l'inclinaison de la tête sur l'épaule droite n'est, dans ce cas, ni indiquée, ni expliquée, ni connue. Elle s'explique par la tendance à rapprocher et à conjoindre les deux images dans le sens vertical. Nous avons dit tout à l'heure que la paralysie du petit oblique laisse l'œil s'abaisser et que son image, dès lors, est plus élevée que celle de l'autre œil. Or, que faut-il pour abaisser l'un et élever l'autre? Il faut incliner la tête sur le côté droit ou gauche. Ici, c'est sur le côté droit, afin d'abaisser l'image de l'œil droit.

A ce sujet je montre à mes auditeurs que l'on peut aisément se procurer de la diplopie, soit à l'aide de pression déplaçant le bulbe, soit à l'aide d'un prisme. Mais par une pression on obtient des résultats variables, tantôt de la diplopie homonyme, tantôt de la diplopie croisée, selon que l'effort porte sur le segment antérieur et le déplace en dedans, ou sur le segment postérieur et déplace alors l'antérieur en dehors. Par les prismes cette surprise, qui trouble toujours les expérimentateurs, ne se fait pas de cette manière; mais elle se reproduit nonobstant. Parmi mes auditeurs, les uns annoncent que quand la position du prisme leur donne deux images superposées, ils abaissent celle de droite en inclinant la tête à droite, et les autres m'annoncent le contraire. Il y a là un jeu de muscles qui fausse l'épreuve et varie les résultats, absolument comme dans l'expérience qui consiste uniquement à obtenir de la diplopie transversale par les prismes. Parmi les étudiants, les uns indiquent des images homonymes quand la base du prisme est tournée en dedans et les autres des images croisées dans la même position du prisme.

Aussi ne faudrait-il pas s'étonner de rencontrer des attitudes penchées en sens contraire de celles que le raisonnement et l'observation indiquent; le plus habituellement ces discordances tourmentent beaucoup le médecin et mettent son esprit à une singulière torture quand il les rencontre et qu'il en veut l'explication.

Ainsi donc la paralysie du petit oblique donne lieu à une attitude composée de deux éléments, une rotation vers le côté opposé et une inclinaison vers le même côté. Il y a un troisième élément, qui est la tête penchée un peu en avant, de manière à ce que l'individu regarde en dessous. C'est encore un point non indiqué et non expliqué par les auteurs. Tâchons de l'éclaircir.

Dans nos épreuves de diplopie sur notre malade, nous avons constaté que les images se rapprochent dans les deux sens vertical et transversal quand nous lui demandons d'élever le regard vers la lampe portée en haut. Il en est de même dans toutes les diplopies ; elles sont toujours haut. Ce fait ne peut s'expliquer que par la contention exercée sur les globes par les paupières supérieures.

Elles sont amples, très-musclées, en arcade consolidée par les cartilages tarses et sont capables d'obliger les bulbes à revenir se loger correctement sous leur courbure régulière et puissante. Aussi les malades diplopiques ont toujours soin de regarder en dessous, ce qui leur procure l'avantage de soumettre leurs yeux à l'effet régulateur des arcades palpébrales supérieures, de remettre leur axe en ligne et de diminuer beaucoup la diplopie.

Depuis S. Wells on répète que l'attitude de certains diplopiques doit être avec la tête renversée en arrière et le regard porté en bas; c'est une erreur, jamais on n'a vu de pareille attitude, à moins de paralysie des paupières supérieures. La paralysie du petit oblique, notamment ne s'accompagne jamais de ce renversement de la tête qui accroîtrait beaucoup la diplopie, surtout la transversale et qui laisserait la verticale à peu près au même degré, Tous, je le répète, vont la tête basse, pour rapprocher les images transversales, mais surtout les verticales, car l'écartement en superposition est le plus choquant, le plus gênant, le plus difficile à supporter, le moins conciliable avec l'ascension ou la descente, en raison du dédoublement factice et dangereux des marches èt c'est celui que les malades préfèrent diminuer ou supprimer.

Je fais encore observer que la fusion ne peut être obtenue à l'extrême droite sur notre malade. Il ne faut pas s'en étonner car il est plutôt rare que les images arrivent à se confondre dans le sens des muscles non paralysés, si ce n'est en haut pourtant, à cause de la contention exercée par les paupières supérieures. Chez un autre malade, que je viens d'examiner et qui est atteint d'un affaiblissement de l'oculo-moteur externe du côté droit, il existe une diplopie homonyme, qui va diminuant de droite à gauche, ainsi que de haut en bas. Mais elle ne disparaît pas dans la position de gauche et bas; elle ne s'efface par fusion qu'un peu au-dessus de la position de gauche et horizon; elle est tout à fait absente dans celle de gauche et haut, ainsi que dans celle de face et haut; tandis que dans celle de face et bas elle est très-caractérisée. Ce malade nous représente donc les deux lignes indiquées par nous, de la tendance à la fusion en haut et de la rareté de la fusion complète vers le côté opposé à la paralysie. Ce même malade nous a, de plus, fourni le signe pathognomonique de la paralysie de l'oculo-moteur externe qui est une diplopie à superposition en haut et en bas avec l'image de l'œil paralysé plus basse en haut et plus haute en bas. Nous en avons indiqué la cause, dans un article précédent; nous rappellerons brièvement qu'elle dépend de ce que le relâchement du droit externe permet à l'œil de s'élever et de s'abaisser plus que l'autre. Lorsque nous avons cité ce signe pour la première fois, un des rédacteurs des *Annales d'Oculistique* a nié ce fait expérimental et rationnel en même temps. J'aime à croire à sa sincérité; mais je ne saurais croire à son exactitude en matière d'expérimentation de cette espèce. Il a bien certainement manqué ses épreuves en oubliant que les images tendent à fusionner dans les positions extérieures du haut; dès lors, ce n'est pas à ce degré qu'il faut élever la flamme qui sert à l'analyse; mais il faut la tenir à mi-hauteur, entre l'horizon et la position du haut. A ce niveau on a toujours une superposition des images opposée à celle du bas.

Résumons nos réflexions et observations en disant que les paralysies oculaires offrent des symptômes extrêmement variés, variables et souvent discordants; que leur étude n'a pour ainsi dire encore été faite que d'une manière générale et qu'elle mérite d'être poursuivie dans les détails multiples; que les auteurs se sont souvent contentés de données rationnelles pour leurs descriptions et que les tableaux des symptômes offrent encore bien des inexactitudes, des insuffisances et des points obscurs ou même ignorés. Sans doute le raisonnement peut être utile dans cette étude parce qu'elle porte sur des phénomènes physiques dont les lois sont connues; mais il ne saurait indiquer la multiplicité des phénomènes, ni leurs variations et, de plus, il induit assez souvent en erreur. Ce qui vaut mieux que le raisonnement et la déduction, c'est l'étude clinique; c'est elle qui nous a fait reconnaître la paralysie isolée du petit oblique dont nous avons, le premier, donné des observations dans ce journal; c'est elle qui nous a permis, sur l'un de nos deux malades, de démêler les signes de cette paralysie même au milieu de tous ceux de la troisième paire; c'est elle qui nous a fait reconnaître l'inexactitude de l'indication habituelle sur l'attitude des paralytiques; de saisir et d'indiquer le signe pathognomonique et différenciel de la paralysie de la sixième paire; de rencontrer cette singularité de l'obliquité de l'image de l'œil sain, de remarquer la tendance des images à se fondre dans le haut et à s'écarter dans le bas, ainsi que leur peu de fréquence de fusion dans les autres points du champ visuel, même dans le côté opposé à la paralysie.

# BLESSURE DE L'ORBITE PAR COUP DE FEU.

**Par le Dr Ducellier,**
Médecin-major.

Les blessures par coup de feu de l'œil et de l'orbite se rencontrent fréquemment dans les armées en campagnes; mais,
dans l'imense majorité des cas, l'œil, ses annexes, et les os qui
composent l'orbite sont simultanément intéressés. Les projectiles volumineux des armes de guerre sont doués d'une vitesse
et d'une force si considérables qu'ils laissent peu de chance de
se produire à une blessure limitée aux parties molles de la
cavité orbitaire. Toutes les blessures par coup de feu que j'ai
observées, sauf une seule, présentaient les caractères dont je
viens de parler. Dans le cas unique observé par moi d'une plaie
par arme à feu de la cavité orbitaire, il s'agissait d'un petit
fragment d'obus ou d'une paillette d'airain, enlevé à une pièce
de canon par l'obus, et qui avait frappé la paupière inférieure
d'un chef d'escadrons d'artillerie à la bataille de Sedan. L'observation ne présenta que peu d'intérêt car la guérison eut lieu
sans accident d'aucun genre et sans que le corps étranger ma-
nifestât sa présence dans l'orbite; je ne la mentionne que pour
mémoire.

Dans le cas qui se présente aujourd'hui à notre observation
dans le service du Dr Galezowski, nous sommes en présence
d'un projectile de petit calibre, qui s'est logé dans l'œil, en
arrière du feuillet antérieur de la capsule de Tenon, y a séjourné
quinze jours, a manifesté sa présence par des symptômes
variés et après avoir joué le rôle d'une tumeur, pour ainsi dire
expérimentale, a été extraite par une opération dont les suites
se sont montrées si peu graves, que quarante-huit heures après
l'extraction le malade sortait de la clinique et reprenait ses
occupations. Nous avons trouvé dans ce fait des particularités
trop intéressantes pour en négliger l'exposé et la publication.

Il présente une analogie curieuse avec le cas, devenu classique, du bout de parapluie, que Nélaton trouva dans la cavité orbitaire d'un malade.

Notre blessé, Meyer, Joseph, 37 ans, bijoutier, demeurant boulevard Richard-Lenoir, à Paris, se présenta à la clinique du Dr Galezowski, le 7 août 1877. J'étais, nous dit-il, le 24 juillet dernier, en face d'un ami à qui je montrais un révolver chargé mais au cran d'arrêt ; ce qui m'ôtait toute méfiance, ainsi qu'à lui, il levait et lâchait le chien de l'arme dirigée vers moi à quinze centimètres de ma figure, quand par suite de l'ajustage imparfait de l'arme le chien en s'abaissant frappe la cartouche et je reçois le projectile. Fort heureusement la cavité de la culasse dans l'arme placée au cran d'arrêt, ne coïncide pas avec le canon ; la balle fut arrêtée en partie et perdit de sa force en se laminant et s'allongeant pour passer dans le canon du révolver.

Un médecin fut appelé, trouva la cornée brulée, tatouée ainsi que la conjonctive ; il reconnut la présence du projectile et demanda de suite à consulter le Dr Galezowski qui dirigea le traitement.

Le malade vient aujourd'hui à la clinique pour demander l'extraction du projectile.

Il présente au niveau du rebord orbitaire inférieur du côté droit une ligne cicatricielle d'un demi-centimètre de longueur ; immédiatement au-dessus se trouve le rebord orbitaire et en plongeant le doigt au-dessus de ce rebord on sent un corps dur un peu mobile, plus antérieur en dedans qu'au dehors, situé dans l'œil et reposant sur le plancher de l'orbite. Nous ne signalons qu'en passant le tatouage de la cornée et de la sclérotique qui ne laisse voir aucune trace du travail inflammatoire très-vif qui les a atteints. La cornée est parfaitement transparente partout où la poudre n'a pas laissé d'incrustations noires. L'œil est un peu saillant et dirigé en haut, il est mobile dans tous les sens et la vue est bien conservée ; le malade voit les points noirs de la cornée mais ils n'empêchent pas la vision distincte monoculaire. La vision binoculaire est altérée ; de près elle est bonne, mais la vue à distance à partir d'un mètre et demi ou deux mètres donne lieu à de la diplopie, aux images croisées. A deux mètres il y a un écartement de dix centimètres entre les deux images de la flamme d'une bougie placée en face et à hauteur des yeux. Il y a également écartement en hauteur de 20 centimètres; la flamme correspondant à l'œil malade étant plus bas. A gauche l'écartement horizontal augmente; à droite il disparait.

Nous sommes en présence d'une paralysie de la troisième paire, paralysie incomplète puisqu'elle ne se manifeste qu'à distance et disparaît même par moment à la longueur d'un mètre. La différence de hauteur dans les images ferait supposer une paralysie du grand oblique, mais quand la flamme est présentée du côté droit du malade et abaissée à 50 centimètres au-dessous du niveau de l'œil, l'écartement disparaît progressivement; nous ne pouvons admettre que la quatrième paire soit paralysée, nous adoptons l'idée bien plus problable de paralysie du droit inférieur et nous pensons que l'action du grand oblique intervient pour abaisser l'œil et faire cesser la diplopie en hauteur. C'est donc une paralysie du muscle droit interne incomplète et du droit inférieur plus accentuée. La position qu'occupe le projectile implique ces particularités; il est en contact avec le droit inférieur ou tout au moins dans son voisinage immédiat.

La douleur est peu prononcée dans l'orbite, c'est une gêne seulement, mais elle est vive dans tout le maxillaire supérieur du côté droit et surtout dans la dent canine et les deux incisives. Cette douleur a commencé immédiatement après l'accident. Elle est due à la compression qu'exerce le projectile sur le nerf sous-orbitaire. Le nez du côté droit donne lieu depuis l'accident à un écoulement aqueux; est-ce par l'intermédiaire du rameau nasal de la branche ethmoïdale que l'hypersécrétion de la muqueuse se produit; nous ne le pensons pas; nous rapportons ce phénomène à l'action réflexe du sous-orbitaire irrité sur la bronche lacrymale du trijumeau, action bien plus directe puisque l'origine commune à ces deux nerfs est le trijumeau, il en résulte un larmoiement qui fournit à la fosse nasale droite le liquide aqueux que signale le bles

L'empâtement qui persiste à l'entour de la balle indique un travail inflammatoire contre-indiquant l'opération qui est remise au 16 août.

Si le Dr Galezowski avait la certitude de trouver le projectile dans le point que nous venons d'indiquer, plusieurs des docteurs qui suivent sa clinique étaient loin de partager son opinion ; quelques-uns, et d'une valeur professionnelle très-sérieuse pensaient que le corps qui s'offrait au doigt explorateur n'était qu'une esquille arrachée au plancher de l'orbite; nous signalons cette divergence de vues pour faire comprendre combien les questions de diagnostic sont délicates et de nature à embarrasser le praticien.

Le 16 août l'opération est pratiquée. Le malade est chloroformé. Une incision légèrement courbe suit le rebord orbitaire inférieur ; la peau, le muscle orbitaire, la capsule de Tenon sont successivement incisés. Le doigt de l'opérateur refoule les pelotons adipeux qui se présentent et sent distinctement le projectile ; une incision traverse le tissu graisseux et permet de saisir le projectile avec des pinces à griffes, mais les tractions ne parviennent pas à le dégager jusqu'au moment où le manche d'une spatule glissée en arrière vient aider à l'action de la pince.

Le projectile est examiné, son poids est égal à celui d'un projectile de la même arme qui a été apporté pour servir de terme de comparaison. Ils sont tous deux de sept grammes. La balle a subi une déformation qui l'a allongée de moitié. Toute exploration de l'orbite est inutile puisque l'intégrité du projectile rend impossible la présence de fragments de plomb. Le plancher osseux est sain. Quatre points de suture sont appliqués sur les bords de la plaie; une compression méthodique chasse de la cavité orbitaire les dernières gouttes de sang et un pansement au collodion est employé. Des compresses trempées dans l'eau glacée sont maintenues jusqu'au lendemain.

Le 17. Les points de sutures sont enlevés, les lèvres de la plaie se sont réunies par première intention. Pas de gonflement. La douleur du maxillaire a cessé, nous dit le malade depuis l'opération ; les dents sont insensibles; l'écoulement de la narine droite a disparu également.

Le lendemain le malade sort guéri. Il ne persiste que le symptôme diplopie ; nous espérons que ce symptôme disparaîtra avec les dernières traces d'irritation des tissus de l'orbite. Il se présentera d'ailleurs à la consultation d'ici à peu de jours. Il lui est prescrit un verre dépoli à droite pour empêcher, jusqu'à guérison de sa paralysie musculaire, la gêne qui résulte de la diplopie dans la vision binoculaire.

# CLINIQUE OPHTHALMOLOGIQUE.

**Par le Dr Galezowski.**

### I. — Contracture de l'iris et du muscle accommodateur avec myopie acquise chez un cataracté.

Il est aujourd'hui un fait bien démontré, que le développement d'une cataracte peut amener une myopie fonctionnelle. Nous voyons, en effet, tous les jours des malades, qui étant pendant plusieurs années presbytes et ayant employé des lunettes convexes plus ou moins fortes pour la lecture, deviennent myopes par l'effet même de la formation de la cataracte ; ils sont obligés d'abandonner les lunettes car ils voient plus distinctement à l'œil nu.

Le fait que je rapporte ici, et que je viens d'observer à ma clinique sur un homme âgé de 63 ans, cataracté, montre pourtant que sous l'influence des efforts constants d'accommodation, il peut se produire une contracture du muscle accommodateur et de la pupille qui amènera une myopie acquise avec myosis. Certainement, cette myopie n'est pas due uniquement à la contracture du muscle accommodateur, car le développement seul de la cataracte amène dans un cristallin une augmentation de son épaisseur et son gonflement par le seul fait de ramollissement que subit la lentille opacifiée. Mais chez notre malade il y a eu en outre un spasme ou contracture de l'appareil accommodateur qui est en grande partie la cause de sa myopie acquise, et qui est diminuée de moitié par l'instillation du collyre d'atropine.

Voici cette observation telle qu'elle a été recueillie par un de mes aides, M. le docteur Ducellier.

OBSERVATION. — *Myopie acquise avec myosis, due à l'opacification du cristallin et au spasme du muscle accommodateur.*

M. L... âgé de 63 ans, vient à la consultation de la rue Dauphine le 11 octobre 1877, il a toujours joui d'une vue excellente: Il voyait aux plus grandes distances avec une netteté parfaite et n'a jamais cessé de lire sans lunettes, même le soir, sans éprouver la moindre fatigue. Il y a deux mois que la vue des objets éloignés est moins distincte ; ce symptôme augmente et l'inquiète. Il vient consulter.

Nous constatons qu'il ne peut lire le numéro 100 de l'échelle à 20 pieds sans verres. Avec des verres concaves il lit facilement. C'est donc une myopie 1,50 de dioptrie.

Tout verre convexe trouble la vue de près comme de loin.

Pour la vue à 22 centimètres les verres concaves lui permettent la lecture du n° 1 de l'échelle typographique jusqu'à une dioptrie 50. La vue sans verres est parfaite. Donc pas trace de presbytie.

L'ophthalmoscope à refraction nous donne identiquement les mêmes résultats (myopie une, dioptrie 50). Le Dr Van Duyse qui a assisté à notre examen, le contrôle et trouve exactement le même degré de réfraction.

L'examen ophthalmoscopique nous révèle une opacification des deux cristallins peu avancée, qui occupe les couches corticales et profondes. L'instillation de l'atropine fait diminuer de moitié sa myopie.

**II. — Névrite optique sympathique. Enucléation de l'œil blessé. Amélioration.**

Les accidents sympathiques se traduisent par des lésions des différentes membranes de l'œil, mais le nerf optique est bien plus rarement pris que les autres parties de l'organe de la vue. Nous connaissons en effet très-peu des faits où l'ophthalmie sympathique se soit traduite par une névrite optique.

Le docteur Poeley (1) a rapporté un cas de névrite optique accompagné d'irido-cyclite.

Abadie (2) signale un cas d'atrophie de la papille consécutive à la névrite.

Le fait que je rapporte ici est de plus remarquable tant au point de vue de la forme de la lésion, qui était localisée uniquement dans la papille optique, que sous le rapport de la marche rapide de la maladie ainsi que du résultat satisfaisant obtenu par l'énucléation de l'œil blessé.

OBSERVATION. — *Névrite optique sympathique. Amélioration notable.*
M. Constant M..., âgé de 47 ans, employé chez M. Didot, à Sorel-Moussel (près de Dreux) me fut adressé en décembre 1875 pour un accident qui lui était survenu dans son atelier. Un morceau de fer, une paillette lui entra dans l'œil et amena l'atrophie du globe. En février 1876, comme il ne souffrait pas il a pu mettre un œil d'émail qui ne l'incommodait point. Le 6 juillet 1877, tout d'un coup, il s'est aperçu qu'il ne voyait plus bien l'heure de l'horloge; dès le lendemain la vue baissa davantage et il est venu me voir le 11 juillet, voyant à peine à se conduire.

A l'examen ophthalmoscopique j'ai constaté une névrite optique très-marquée avec des vaisseaux très-tortueux. Le malade distinguait à peine le caractère n° 50 à 5 pas.

Le 12 juillet j'ai fait l'énucléation du moignon de l'œil gauche. L'opération s'est passée sans accident, et la plaie s'est cicatrisée rapidement. Malgré cela la vue baissa au point que lorsqu'il est parti le 19 juillet chez lui, il ne voyait le jour qu'à peine, et il ne pouvait même pas compter les doigts. Je lui ai prescrit des vésicatoires volants à la tempe, et l'iodure de potassium.

26 Juillet. — Le malade revient, il peut se conduire tout seul, la névrite a diminué beaucoup; le malade peut distinguer la lettre 50 à 25 centimètres; il compte les doigts et il se conduit tout seul.

La névrite optique, chez notre malade, ressemblait beaucoup à celle qu'on trouve dans les méningites et les tumeurs cérébrales et le reste de la rétine ainsi que le corps vitré et la cho-

(1) Poeley, *Sympathische Augen Entzündung mit Neuroretinh.* (*Arch. f. Augen und Ohren Heilk*, New-York, 1871.
(2) Abadie, *Traité des maladies des yeux*, t. I, p. 318.

roïde étaient complétement sains, contrairement à ce qu'on observe habituellement dans les ophthalmies sympathiques.

La marche de la maladie était tellement rapide que déjà le quatrième jour après le début d'accidents sympathiques, le malade ne voyait plus à se conduire. Remarquons aussi que pendant sept jours qui suivirent l'énucléation, non-seulement il n'y a pas eu d'amélioration, mais la vue s'était éteinte au point que le malade distinguait à peine le jour. Dès le huitième jour il s'était déclaré une grande amélioration, l'infiltration de la papille a disparu, le nerf optique s'est atrophié en partie, mais la vue est revenue au point que le malade se conduit aujourd'hui tout seul, et il pouvait déjà lire la lettre n° 50 à 0,25 centim., de distance.

### III. — Amblyopie nicotinique binoculaire scotome.

L'observation que l'on va lire, a été recueilie par les soins d'un de nos confrères distingués belges, M. le Dr Van Duysen.

OBSERVATION. — *Amblyopie nycotinique binoculaire.* — *Scotome.*

Frédéric Roux, 45 ans, cartonnier, se présente à la clinique du Dr Galezowski, le 8 octobre 1877.

*Symptômes commémoratifs.* — Trouble de la vue ayant débuté par l'œil droit. Actuellement S = O. G 6 de l'échelle Galezowski
                        O. D 12          id.
(Examen à la lumière du gaz.)

L'affection a été progressivement amenée à ce degré depuis trois mois.

Les pupilles sont retrécies mais le myosis nous paraît un peu plus accentué à droite.

« Lorsque je veux fixer un objet, nous dit le malade, il est recouvert d'un brouillard, d'une tache noire qui grandit lorsque je m'applique à distinguer. Il fait clair autour de la tache et je vois mieux sur le côté les objets. Très-souvent un brouillard blanc s'interpose entre mon œil et les objets que je voudrais voir. »

Le malade ajoute que par instants sa vue est encore plus mauvaise qu'aujourd'hui et qu'elle baisse surtout le soir, que sa mémoire lui fait quelquefois défaut et qu'il lui arrive aussi de « bredouiller » symptômes qu'autrefois il n'éprouvait pas.

Pas de perversion de la faculté chromatique, pas de contraste successif des couleurs.

Point d'hallucinations, ni d'illusions. Pas de mobilité des objets ni de diplopie passagère. Sommeil assez calme. Fréquemment tête lourde. Perte de l'appétit, surtout au matin. Il boit très-modérément, prétend-il, mais fume 40 grammes de tabac et plus par jour.

*Traitement.* — Vésicatoire à la nuque, vomitif, frictions excitantes. Lunettes teinte fumée.

### IV. — Atrophie double des deux papilles par névrite optique.

OBSERVATION. — *Hyperostose de toute la région frontale droite datant de 6 ans. Exostoses au niveau de l'angle interne de chaque orbite, plus marquées à droite et développées probablement aux dépens de l'apophyse orbitaire interne des os frontaux.*

Madame Lafond, 30 ans, demeurant 108, rue des Amandiers, à Paris, se présente le 29 janvier 1877 à la consultation de la rue Dauphine.

Cette dame nous rapporte que depuis 6 ans elle ne voit plus ni d'un œil ni de l'autre ; que la vue a cependant augmenté légèrement depuis quelques mois, mais pas assez cependant pour se conduire. La perte de la vision n'a pas été subite, mais paraît, d'après le dire de la malade, avoir mis environ une quinzaine de jours à devenir complète. M$^{me}$ L... était en ce moment enceinte de 7 mois 1/2.

Le traitement a été jusqu'à présent à peu près insignifiant, si ce n'est une potion à l'iodure de potassium, prise pendant trois mois et qui aurait amené une amélioration notable.

État actuel 29 janvier 1877. — Tuméfaction régulière et gé-

néralisée occupant toute la région frontale et la partie antérieure
de la région temporale droite; tuméfaction dure et certainement
osseuse, produite par l'hyperostose généralisée du frontal droit.
A la partie interne de l'orbite droit, on sent manifestement
deux exostoses de la grosseur d'une noisette chacune et paraissant développées aux dépens de l'apophyse orbitaire interne du
frontal droit. Une exostose, mais moins volumineuse, existe à
la partie supéro-interne de l'orbite gauche. Les os du nez sont
également très-hypertrophiés. L'œil droit est fortement dévié
en dehors ; mais la malade affirme n'avoir jamais vu double,
et il n'y a pas actuellement de diplopie.

L'acuité visuelle est à peu près nulle; la malade distingue la
main placée devant les yeux, mais sans pouvoir compter les
doigts.

A l'ophthalmoscope : atrophie double des deux pupilles, qui
sont d'un blanc nacré, avec dilatation très-marquée des veines.
qui ne paraissent cependant pas tortueuses. Les bords des pupilles ne sont pas trop irréguliers ni déchiquetés.

Jamais de douleurs de tête notables. Pas d'antécédents spécifiques.

---

## THÉRAPEUTIQUE OCULAIRE.

### Par le Dr Galezowski.

#### VASELINE POUR LES POMMADES OCULAIRES :

Les progrès qu'accomplit l'ophthalmologie tous les jours en
anatomo-pathologie, doivent nécessairement nous conduire aux
améliorations à introduire dans le domaine de la thérapeutique
oculaire.

Le traitement des affections scrofuleuses de l'œil, et notamment des kératites et des conjonctivites a fait un grand pas,
depuis l'introduction en pratique de l'oxyde jaune de mercure
par le Dr Pagenstecher. Cette préparation a, en effet, une

action très-puissante dans des kératites ou kérato-conjonctivites phlycténulaires à récidives. Mais pour que l'action de ce médicament soit réellement efficace, il faut connaître exactement et ses doses, et savoir l'employer sous des formes le moins irritantes possibles.

*Vaseline* est une préparation pharmaceutique la plus favorable pour être associée sous forme de pommade aux différents sels de mercure, de nitrate d'argent, etc. Elle est complètement neutre et inaltérable, ce qui la met au-dessus de toutes les autres graisses. Je l'ai vue employée pour la première fois à Londres par le D<sup>r</sup> Lawson. Je me suis procuré la Vaseline et je l'ai expérimentée depuis quatre mois sur plus d'un millier de malades, et je dois déclarer que l'expérience a dépassé de beaucoup mes prévisions.

M. Lancelot, pharmacien à Jouy-en-Josas, a eu la bonté de faire préparer, sur ma demande, de grandes quantités de pommades oculaires avec la vaseline, je les ai employées chez beaucoup de malades avec un grand succès, et je puis affirmer aujourd'hui que la vaseline est une préparation très-précieuse pour la thérapeutique oculaire, et qu'elle doit remplacer d'une manière absolue tous les excipians dont on s'est servi jusqu'à présent pour les pommades, tels que beurre frais, axonge, glycérolé d'amidon, glycérine, etc.

D'après les recherches de M. Lancelot, il est prouvé que la Vaseline est une substance chimiquement neutre dans ses réactions. Elle ne s'oxyde pas, comme les autres corps gras, au contact de l'air, et par conséquent elle ne devient pas rance.

Elle ne devient pas savonneuse : les solutions bouillantes d'alcalis caustiques, n'ont, sur elle, aucune action, pas plus que les acides, excepté sous une forme concentrée. Elle ne se cristallise pas : bien mélangée, elle durcit en se refroidissant et prend la forme d'une gelée parfaitement homogène.

La note suivante qui m'a été obligeamment communiquée par M. Lancelot, démontre la provenance de la *Vaseline* et son mode de préparation.

« La distillation de l'huile brute de pétrole fournit une série d'hydrocarbures dont la densité augmente jusqu'à la fin de l'opération. Le plus léger d'entre eux, industriellement parlant, est représenté par la Benzine; le plus lourd, par la Paraffine.

Si, au lieu de pousser la distillation jusqu'au coke, c'est-à-dire jusqu'à siccité, l'opérateur se borne à éliminer les produits légers, il trouve dans l'appareil distillatoire un goudron d'une odeur et d'un goût de pétrole très-prononcés, demi-fluide et susceptible de se prendre en gelée par simple refroidissement.

En 1874, un raffineur américain, M. Chesebrough eut, le premier, l'idée de désinfecter et de décolorer ce goudron; il y parvint et donna le nom fantaisiste de Vaseline au produit obtenu.

La Vaseline n'est donc pas un hydrocarbure défini, mais bien un groupement d'hydrocarbures liquides et solides, tous volatils, dont l'ensemble constitue une sorte de gelée minérale.

Aussi songea-t-on à fabriquer la Vaseline de toute pièce. Les huiles lourdes de pétrole étant avec la paraffine les produits d'une distillation avancée, on pensa qu'un mélange convenable de ces hydrocarbures constituerait le produit américain; mais rien, jusqu'ici, n'est encore venu justifier cette assertion, et la Vaseline artificielle n'existe pas. Pour tout dire, je ne la crois même pas possible. Car la paraffine ne préexiste pas plus dans ce pétrole que la naphtaline dans la houille; toutes deux n'apparaissent qu'à la fin de la distillation; et, bien qu'on ne puisse ni isoler ni définir les hydrocarbures solides auxquels la Vaseline doit sa consistance, ceux-ci ne sauraient être confondus avec celui qui est bien réellement la dernière expression de leurs propres transformations.

Quoi qu'il en soit, comme les corps gras et comme les cires, la Vaseline offre un ensemble de propriétés physiques et chimiques qui permettent de la caractériser.

Elle a l'aspect d'un corps gras extrêmement onctueux, pure, elle est incolore, inodore et insipide; sa consistance est celle d'une gelée; fusible à 35°, elle bout à 150°, distille à 200° et donne une huile ambrée, dans laquelle l'odeur de pétrole reparaît très-manifestement.

Insoluble dans l'eau, très-peu soluble dans l'alcool même chaud, la Vaseline ne se dissout qu'en partie dans l'éther froid, et en toutes proportions dans ce liquide bouillant. Les corps gras, les essences, le chloroforme, le sulfure de carbone sont ses dissolvants naturels.

Elle dissout à son tour en quantités notables, l'iode, le brôme, le phosphore, le soufre, l'acide phénique, presque tous les alcaloïdes et en particulier la strychnine et l'atropine.

L'air humide, les oxydes métalliques et les alcalis caustiques sont sans action sur la Vaseline; elle ne peut ni rancir ni être saponifiée, caractères précieux qui la distinguent des corps gras, et font de ce nouveau produit l'excipient par excellence des agents thérapeutiques les moins stables et les plus variés.

A froid, les acides énergiques n'attaquent point la Vaseline; on peut les y mélanger sans que leur constitution chimique et conséquemment leurs propriétés thérapeutiques en soient modifiées.

A chaud, ces mêmes acides détruisent la Vaseline; ils donnent de l'eau, de l'acide carbonique et les produits moins oxygénés qui résultent de leur décomposition.

La préparation de la Vaseline est extrêmement simple.

Lorsque les essences légères du pétrole brut ont été distillées, le goudron provenant de cette opération est reçu dans une chaudière en fonte; on le chauffe à l'air libre jusqu'à complète désinfection, et on le laisse refroidir.

D'autre part, des cônes fermés par un diaphragme et remplis de charbon animal sont disposés dans une étuve à 50°; on y verse le goudron désinfecté; au bout de quelques heures, celui-ci en sort à l'état de Vaseline blanche, blonde ou rouge, selon l'intensité du pouvoir décolorant auquel elle est soumise, pendant le cours de l'opération.

Ce procédé est le procédé américain; il offre de nombreux inconvénients; le plus grand est de faire perdre 60 0/0 de la matière engagée dans le charbon. J'ai trouvé avantageux de lui substituer le suivant :

Une partie du goudron désinfecté est mélangée à quatre parties de charbon animal pulvérisé. Après 24 heures de contact dans une étuve à 50°, le tout est mis dans un appareil à dépla-

cement et lavé à l'éther bouillant. Celui-ci dissout la Vaseline
et tombe avec elle dans un récipient. L'éther est repris par
distillation ; le produit obtenu reste au fond de l'appareil distillatoire.

Quelques chimistes, pour décolorer le goudron désinfecté,
ont préconisé l'emploi de l'acide sulfurique, ou mieux d'un
mélange de cet acide avec l'acide azotique.

Je ne connais rien, à tous égards, de plus fâcheux que l'intervention de ces agents chimiques dans la fabrication de la
Vaseline. Non-seulement il est extrêmement difficile de la
débarrasser complètement de l'excès d'acide et de l'eau de lavage
qui y demeurent comme combinés, mais encore elle acquiert
un goût âcre, devient poisseuse et perd la plus grande partie
des propriétés physiques qui la font rechercher.

La *Vaseline* a déjà reçu un grand nombre d'applications.
Depuis quelques années, aux Etats-Unis et en Angleterre, on
l'emploie en médecine et en chirurgie de préférence à l'axonge,
au cérat et à la glycérine.

En pharmacie, elle sert d'excipient à bon nombre de pommades magistrales et officinales d'une conservation difficile ; on
utilise la propriété qu'elle possède de donner de la consistance
aux huiles, de dissoudre l'iode, le chloroforme, l'acide phénique
et les alcaloïdes pour constituer des liniments d'une action
thérapeutique plus sûre et d'un emploi plus commode.

Enfin, à cause de son inaltérabilité et de sa grande affinité
pour les parfums, nous pensons que la Vaseline mérite de fixer
l'attention du monde savant et industriel. »            (*Lancelot*).


Voici les formules les plus usitées pour les pommades oculaires et que je recommande d'une manière toute spéciale :

Pommade à l'oxyde jaune pour les kératites phlycténulaires
scrofuleuses.

| | |
|---|---|
| Oxyde jaune d'hydrargyre | 0,10 ou 0,15 cent. |
| Vaseline blanche | 10 gr. |

Pommade contre les conjonctivites granuleuses.

| | |
|---|---|
| Nitrate d'argent | 0,05 cent. |
| Vaseline blanche | 5 ou 10 gr. |

Nous devons ajouter que le nitrate d'argent mélangé à la vaseline ne s'oxyde point, et que la pommade ci-dessus prescrite a pu se conserver chez moi pendant quatre mois sans aucune modification.

## REVUE DE LA PRESSE ÉTRANGÈRE

### Par le Dr Boggs.

I. — UN CAS DE GOITRE EXOPHTHALMIQUE TRAITÉ PAR LE NITRATE D'AMYLE.

« The Practitioner » du mois de septembre raconte qu'au mois d'avril dernier le Dr Blake de Reigate a été consulté par une dame âgée de 45 ans, veuve d'un officier de l'armée anglaise aux Indes, pour un goître accompagné d'une grande proéminence des yeux, surtout de celui du côté droit. Le lobe droit de la glande thyréoïde était aussi plus grand que celui du côté gauche. La maladie a commencé au mois d'octobre 1875 à la suite d'une métrorrhagie qui a duré dix jours. Elle a cessé de menstruer depuis la fin de l'année dernière et depuis quatre ou cinq ans elle a eu des hémorrhoïdes et du prurit vulvaire. Sa mémoire est très-affaiblie depuis un an. Les sourcils et les cils sont intacts ; mais la malade est dans un état nerveux très-marqué. Elle est très-maigre et ses jambes sont enflées. Elle a été traitée par des inonctions avec de la pommade iodée et par des applications d'emplâtres de belladone ; mais sans aucun

soulagement. Après un traitement préparatoire de quelques
jours le Dr Blake a administré le nitrite d'Amyle à la dose de
deux gouttes sur un morceau de sucre une demi-heure avant
chaque repas, et dans l'espace de six jours une amélioration
marquée a été constatée. Les yeux sont moins proéminents et
les paupières se ferment pendant le sommeil. L'œdème des
jambes a disparu sous l'influence du massage pratiqué d'une
manière systématique et intelligente. La malade quoique sou-
lagée par le nitrite d'Amyle se plaignait de certains inconvénients qu'elle éprouvait par suite des doses élevées de deux
gouttes. Le médecin a dû en conséquence les diminuer. Il a
prescrit le dixième d'une goutte à prendre une demi-heure
avant chaque repas et au bout de trois mois de ce traitement,
la malade fut presque guérie, non de goitre, mais de son exophthalmie. D'après cette observation le Dr Blake conclut :
1° Que l'affection des yeux et de la glande thyréoïde n'a qu'un
rapport accidentel plutôt qu'essentiel à la maladie de Graves ;
2° Que le cœur occupe une place plus évidente dans la maladie
en question qu'on ne lui a donnée jusqu'à présent, quoiqu'il soit
probable que lui aussi ne joue un rôle secondaire dans la pathogénie de la maladie ; 3° Que la maladie pelvienne n'a aucun
rapport étiologique avec la maladie de Basedoro.

## II. — UN CAS DE CALCIFICATION DU GLOBE DE L'ŒIL.

Nous lisons dans le «Dublin journal of medical science » que
le Dr H. M. Jones de Cork a récemment enlevé un œil qui était
presque entièrement calcifié. En faisant une incision dans le
sclérotique cette membrane avec la cornée s'est détachée du
corps dur qu'il enveloppait comme la coquille d'une noix. Ces
membranes étaient très-minces et la cornée était opaque ; mais
outre ces altérations, elles ne présentaient rien de particulier.
Le cristallin adhérait à l'iris et il avait l'apparence du cartilage.

La couche pigmenteuse de la membrane choroïdienne était très-mince et on a pu la séparer du noyau auquel elle était attachée par quelques petits vaisseaux ossifiés. En ouvrant le globe ossifié on a trouvé qu'il contenait un liquide séreux parsemé de petits corps jaunes et caséeux. Les débris de la rétine étaient attachés à la surface intérieure du corps osseux et le nerf optique était complétement détaché de la rétine.

––––––

### III. — L'ACTION DE LA GELSÉMINE SUR LES YEUX.

Dans la pratique de l'ophthalmologie, l'atropine est presque toujours employée pour corriger les anomalies de la réfraction, surtout de l'astigmatisme anormale ; mais l'atropine a cet inconvénient que ses effets durent plusieurs jours et que le patient ne peut pas travailler aux objets rapprochés pendant tout ce temps. Si par exemple, dit M. John Iweedie dans le « London medical record » du 15 août, on emploie une solution d'atropine selon la pharmacopée, il faut huit à douze jours avant que le pouvoir accommodateur de l'œil revienne à son état normal. Avec la gelsémine, au contraire, une accommodation suffisante est rétablie dans l'espace de dix à quinze heures pour que le patient puisse lire les caractères ordinaires d'un journal à douze pouces de distance et dans trente heures l'accommodation est normale quoique la pupille reste dilatée; mais non immobile pendant plusieurs jours. Les troubles de la vision occasionnés par la gelsémine ne sont rien en comparaison de ceux occasionnés par l'atropine, M. Iweedie ajoute qu'on peut dire que l'application locale de la gelsémine a l'effet de dilater la pupille et lorsqu'elle est employée à dose suffisante, elle neutralise temporairement le pouvoir accommodateur. Elle est préférable à l'atropine dans les cas où l'accommodement n'est pas forte ou lorsqu'il est nécessaire de neutraliser l'accommodation pendant un temps très-court juste suffisant pour mesurer le degré d'amétropie, car ses effets sont plus transitoires et les troubles de la vision occasionnés par elle sont moindres. Pour assurer la paralysie de l'accommodation dans l'espace de trois heures, on doit employer une solution de 40 centigrammes au moins à 30 grammes d'eau toutes les 15 minutes pendant la première heure et après cela toutes les demi-heures.

---

### IV. — NOTE SUR L'ULCÉRATION DE LA CORNÉE A LA SUITE DE LA SECTION DU NERF TRIFACIAL.

« *The London medical record* » reproduit d'un journal allemand les conclusions du Dr N. Feuer sur les causes de la kératite qui suit la section du nerf trifacial. Ce praticien a constaté, d'après les expériences qu'il a faites, que la section de ce nerf n'a aucune influence directe sur la nutrition de la cornée. Il pense que l'ulcération qui s'en suit est due à la suspension du mouvement des paupières qui résulte de la section du nerf, produisant ainsi la sécheresse de la cornée et la momification et la névrose de la partie de son tissu la plus exposée dans l'ouverture qui existe entre les paupières. Il ajoute que le bon effet résultant de la bande de gaze de fil de fer est due à la manière dont l'application est faite et qu'elle n'agit que lorsqu'elle imprime les paupières de telle façon que l'ouverture entre elles est considérablement réduite. La diminution de la sécrétion lacrymale contribue un peu à ce résultat ; mais elle n'est pas suffisante à elle seule pour produire l'ulcération qui survient.

---

### V. — LE DIAGNOSTIC DE LA PARALYSIE GÉNÉRALE DÉTERMINÉE PAR L'OPHTHALMOSCOPE

Le Dr Bathy Juke si bien connu pour ses travaux sur les

maladies mentales a récemment publié dans l' « Edimburgh medical Journal » une note très-intéressante sur ce sujet. D'après son expérience l'auteur trouve que très-souvent l'alcoolisme chronique simule la paralysie générale à tel point qu'il est impossible de faire un diagnostic; la parole défectueuse, l'optimisme et le manque de la coordination des mouvements étant constatés dans les deux cas. Pour le D$^r$ Juke les éléments les plus importants du diagnostic se trouvent dans la pupille et dans la rétine. Ainsi dans la paralysie générale, les pupilles sont contractées ou irrégulières et par l'examen ophthalmoscopique on trouve l'hypérémie de la rétine. Dans l'alcoolisme chronique, il est vrai qu'on a trouvé l'hypérémie de la rétine; mais cette hypérémie disparaît aussitôt que les boissons alcooliques sont suspendues. Le moyen employé par Leber peut être adopté. Le malade regarde fixement un point noir fait sur un morceau de papier blanc, lequel est placé à un pied de distance de ses yeux, et il fait mouvoir en même temps un disque coloré à une distance variant d'un demi pouce du point noir. Il doit aussi constater les variations de couleur produites par ces changements de position. Un disque rouge paraît noirâtre ou grisâtre au centre du champ de la vision et jaune à la périphérie, les disques verts paraissent jaunes, les couleurs bleues et jaunes sont distinguées. Dans deux cas d'alcoolisme chronique les résultats obtenus furent les mêmes que ceux constatés par Leber; chez deux malades atteints de la paralysie générale le disque paraissait foncé au centre et clair vers la circonférence du champ visuel. Le D$^r$ Juke conclut qu'il n'y a pas de symptômes pathognomoniques. Lorsque dans un cas l'action réflexe est défectueuse les pupilles sont normales et l'hypérémie de la rétine n'est que transitoire, on peut diagnostiquer l'alcoolisme; lorsque les conditions contraires existent, la paralysie générale et l'expérience de Leber peut être employée pour confirmer ou infirmer le diagnostic.

# REVUE DE LA PRESSE FRANÇAISE.

### Par Félix Despagnet.

**Cas d'anophthalmos avec kystes congénitaux des paupières inférieures simulant une ectopie des yeux**, par le D<sup>r</sup> MASSELON. — Dans l'avant-dernier numéro du *Recueil d'ophtalmologie*, M. le D<sup>r</sup> Boggs rapportait un cas d'anophthalmos présenté à la Société pathologique et clinique de Glascow, par le D<sup>r</sup> Meighan. Presque à la même époque, M. le D<sup>r</sup> Masselon publiait un cas de ce genre observé chez un enfant d'un an. Conjonctive, tarse, glande, points et canaux lacrymaux, tout était normal. Seulement, phénomène très-curieux, les paupières inférieures étaient très-saillantes et comme tuméfiées.

En les renversant, on constatait qu'elles étaient le siége d'une tumeur transparente, enveloppée d'une membrane très-mince. Ces tumeurs étaient liquides, et n'envoyaient aucun prolongement dans la partie postérieure de l'orbite où l'on ne trouvait point la moindre trace d'un organe qu'on pût considérer comme un globe oculaire mal conformé ou atrophié. On fit une ponction du liquide, pour s'assurer, par l'examen, si ces tumeurs étaient des yeux rudimentaires. Poncet, qui en fit l'examen micrographique, n'y a trouvé aucun élément histologique.

L'analyse chimique faite par Robinet prouva que ce liquide se rapprochait beaucoup de l'humeur aqueuse. On ne put, à cause de leur amincissement, mettre les tumeurs à découvert pour s'assurer si réellement on était en présence d'yeux rudimentaires.

(*Annales d'oculistique*, mars-avril 1877.)

**Paralysie des muscles moteurs de l'œil dans ataxie.** — *Société de Biologie, séance du 25 mars.* — M. Galezowski rapporte quelques observations assez rares de paralysie des muscles de l'œil survenue sous l'influence de l'ataxie locomotrice ; 1° paralysie de 3<sup>e</sup> et 4<sup>e</sup> paires du même œil ; 2° paralysie de tous les nerfs moteurs des yeux ; 3° paralysie limitée des fibres intérieures des droits internes et des fibres internes des droits inférieurs. On n'observe, au début, qu'un simple relâchement des muscles et on peut, avec M. Pierret, considérer ces paralysies comme analogues à celles des membres inférieurs.

**Optomètre.** — M. Badal, dans la même séance, présente un optomètre destiné à mesurer très-vite et sans aucun calcul les numéros des verres de lunettes.

(Extrait du *Progrès médical*, 31 mars 1877.)

**Amblyopie sympathique tardive, énucléation du moignon ossifié d'un œil perdu depuis 25 ans. Guérison,** par ABADIE et DE BEURMANN. — L'ossification du globe de l'œil est un fait assez rare pour ne point négliger, dans l'intérêt de la science, de publier tous les cas qui se présentent. C'est ainsi que l'ont jugé MM. Abadie et de Beurmann en présentant à la Société anatomique une observation de ce genre, très-intéressante à divers titres. Il s'agit d'un homme de 65 ans, qui, il y a 25 ans, fut atteint d'un grain de plomb de chasse, qui lui creva l'œil droit. A la suite de cet accident survinrent des phénomènes d'irido-choroïdite aiguë, qui en peu de jours amenèrent la cécité absolue de cet œil. Il n'avait jamais rien ressenti dans l'œil gauche jusqu'à la fin de l'année 1876, époque où cet œil éprouva une diminution assez sensible de la vision due à l'action sympathique exercée par le moignon de l'œil droit qui était encore en place. Ce moignon douloureux à la pression, loin de présenter la mollesse particulière qui caractérise les yeux perdus à la suite d'irido-choroïdite suivie de décollement rétinien, était, au contraire, très-résistant. On pratiqua l'énucléation. On fit une coupe antéro-postérieure de la pièce, et on trouva que toute la cavité oculaire était occupée par une masse pierreuse grisâtre. A la partie inférieure, se trouvait le cristallin, qui, diminué de volume bien qu'ayant conservé sa forme, se distinguait par sa couleur blanchâtre crayeuse.

L'examen histologique fut fait par M. André, et c'est ici le côté le plus curieux de cette observation. Il a montré que la rétine avait complètement disparu; la choroïde était atrophiée, quelques cellules pigmentées indiquaient seules la place qu'elle occupait. La sclérotique était normale. Le cristallin renfermait des sels calcaires, principalement du carbonate de chaux. Une coupe fine faite dans la masse dure, qui occupe la place du corps vitré, permet de constater qu'elle est constituée par une substance fibrillaire sans laquelle on trouve des ostéosplates parfaitement reconnaissables. Ces ostéoplastes sont plus larges qu'à l'état normal et leurs prolongements, très-accentués, après imbibition dans la glycérine, communiquent entre eux. Ces communications de prolongement à prolongement sont surtout visibles dans les points où les ostéoplastes sont nombreux, c'est-à-dire au voisinage de la face interne de la sclérotique. Quelques uns de ces corpuscules osseux renferment une cellule, qui, après coloration avec le dahlia d'aniline, devient très-visible; mais, dans aucun point, on ne trouve de granulations pigmentaires libres, ou de cellules pigmentées, ressemblant à celles de la choroïde. En détachant la masse ossifiée tout entière, on trouve entre elle et la sclérotique une lame légèrement noirâtre, isolable, formée par un tissu conjonctif, lâche, renfermant quelques cellules pigmentaires dont les noyaux se colorent avec le picro-carminate faible.

En résumé, dans ce cas, il est probable que l'ossification a commencé par le corps vitré. Si elle avait débuté par la choroïde, on aurait trouvé dans les parties ossifiées des traces de pigment insoluble et même des cellules choroïdiennes dans les points en voie d'ossification. Et c'est peut-être à cette marche du processus qu'il faut attribuer le début si tardif des accidents sympathiques; les nerfs ciliaires ne se trouvant pas englobés par l'ossification comme dans les cas où elle débute par la choroïde, n'ont souffert que très-tard, et tant qu'ils n'ont pas été irrités, l'œil du côté opposé est resté intact.

(*Progrès médical*, 7 avril).

---

## ASSOCIATION FRANÇAISE POUR L'AVANCEMENT DES SCIENCES; CONGRÈS DU HAVRE.

**Nystagmus des mineurs.** — M. Dransart (de Somain) a étudié cette affection qu'il a vue chez les mineurs (dans la proportion de cinq cas sur dix mille ouvriers), et qui est produite par l'occupation spéciale de ces ouvriers qui soutiennent toujours le regard élevé devant eux en travaillant dans une demi-obscurité (ouvriers à la veine). Il consiste dans un tremblement involontaire et rhythmique des yeux avec un nombre considérable d'oscillations par minute. Cette affection a toujours coïncidé avec un état anémique prononcé, et différents autres troubles de la vision, tels que faiblesse de la vue, diplopie, insuffisance de certains muscles de l'œil. Au point de vue du traitement, les toniques, les reconstituants, l'électricité constitueront les moyens principaux à employer.

(*Journal de médecine et de chirurgie*, mois d'octobre.)

**Recherches cliniques sur le daltonisme.** — Mémoire communiqué à l'Association française, par le Dr FABRE. — Beaucoup de personnes sont en désaccord avec le plus grand nombre sur la dénomination des objets colorés. Ces divergences ont sans doute existé de tout temps. La couleur est un caractère d'une grande importance pour tous les objets qui tombent sous son sens, et qu'il s'agisse de déterminer des corps appartenant au règne minéral, au règne végétal ou au règne animal, et des objets en dehors de notre planète, ou bien les produits de l'industrie de l'homme, il est rare que la couleur n'intervienne pas à titre de désignation spéciale. Il faut que les personnes qui sont en dissidence admettent l'infériorité de leur jugement; il faut qu'elles acceptent, je ne dirai pas leur condamnation puisqu'elles peuvent guérir, mais cette assurance que leur vue est défectueuse en ce qui touche les couleurs.

Les évaluations du nombre relatif des daltoniens ont présenté de très-grandes variations; mais il est une chose curieuse et digne de remarque, c'est que la confusion, sans les statistiques établies, a presque toujours porté sur les mêmes couleurs. Ces personnes ne peuvent pas distinguer le *rouge* du *vert*.

Seebeck, Georges Wilson, Prevost, Goubert, Dor ont dressé des statistiques où la moyenne des daltoniens varie de 4,65 à 5,60 p. 100.

M. A. Favre a dressé plusieurs statistiques qui lui ont permis d'arriver à ces conclusions.

1° Le daltonisme est plus fréquent chez l'homme que chez la femme.

2° La moyenne des daltoniens chez les adultes dépasse en France 10 p. 100. Chez les enfants elle est de 24,09 p. 100.

Tandis qu'en France le nombre des daltoniens est si élevé, à Alger et dans les autres pays chauds il est de beaucoup inférieur. On en trouve 2,75 p. 100. Enfin, contrairement à tout ce qui a été observé en Europe, les hommes ont sur les femmes au Sénégal un avantage marqué pour la notion des couleurs. Et l'explication de ce fait pourrait se trouver dans les habitudes des deux sexes de cette colonie.

(*Gazette hebdomadaire de médecine et de chirurgie*).

**Traitement de l'ectropion.** — M. FIEUZAL compare les résultats de la tarsorrhaphie et de la blépharoplastie dans les cas d'ectropion invétéré. Il est arrivé à cette conclusion, basée sur un certain nombre d'observations, que dans les ectropions matériels invétérés, la tarsorrhaphie est un moyen très-utile, mais insuffisant pour restaurer des paupières tenues ouvertes par le tissu cicatriciel. Contrairement à M. Verneuil, il pense qu'on ne peut venir à bout de surmonter la rétraction cicatricielle qu'en faisant d'abord la tarsorrhaphie, et en y adjoignant la blépharoplastie, et même, dans bon nombre de cas, la greffe dermo-épidermique et les sutures de Snellen. On peut affirmer aujourd'hui, qu'à l'aide de la combinaison de ces divers procédés; il n'y a plus d'ectropions qui soient au-dessus des ressources de l'art. M. Fieuzal cite 5 observations qui justifient l'emploi des moyens qu'il vient d'indiquer pour mettre fin à des ectropions contre lesquels une première tarsorrhaphie s'est constamment montrée impuissante.

Il prie donc M. Verneuil de vouloir bien faire connaître les motifs de l'abandon qu'il fait aujourd'hui de la blépharoplastie, après avoir magistralement décrit, dans le *Dictionnaire encyclopédique*, les procédés applicables aux divers ectropions.

M. Verneuil répond que, dans les cas qu'il a eu à opérer, la tarsorrhapie a réussi, qu'il a eu non-seulement des succès immédiats, mais des succès persistants, puisqu'il a revu plusieurs de ses opérés six années après l'opération. Il préfère donc la tarsorrhaphie à tous les autres procédés, parce qu'elle est plus simple, plus facile à pratiquer et qu'elle lui a toujours donné de très-bons résultats.

**Nécrologie.** — Nous avons la douleur d'annoncer à nos lecteurs la mort prématurée de notre éditeur, M. Asselin, enlevé dans toute la force de l'âge à sa famille et à ses nombreux amis. Cette perte sera très-sensible à tous ceux de nos confrères qui ont eu l'occasion de se trouver en relation avec lui, et qui avaient pu apprécier les nobles qualités de son cœur et de son esprit.

# INDEX BIBLIOGRAPHIQUE.

## THÈSES SOUTENUES A LA FACULTÉ DE PARIS 1877.

Pierron (Henry). — *Des paralysies de la troisième paire (Essai de sémiotique).*

Gacitua (Frédéric). — *Essai sur les kystes de l'orbite.*

Barbot (Léon). — *Etude sur le sarcome de l'orbite.*

Malgat. — *De la papille optique. Etude sur les modifications de la papille suivant les âges, les sexes, certains états physiologiques et pathologiques.*

*Le Rédacteur en chef, Gérant :* GALEZOWSKI.

Paris. — Typ. A. PARENT, rue Monsieur-le-Prince, 31.

# TABLE

## ALPHABÉTIQUE ET ANALYTIQUE

### DES MATIÈRES CONTENUES

#### DANS LE TOME IV (2ᵉ SÉRIE).

##### (Année 1877).

---

FIN DE LA TABLE.

Paris. — Typ. A. PARENT, rue Monsieur-le-Prince, 31.

Lightning Source UK Ltd.
Milton Keynes UK
UKHW012128061118
331891UK00009B/528/P